21 世纪医学类精编教材

病原生物学与免疫学

主编 王 华 焦嫦亮 先国兰

U0259968

吉林科学技术出版社

图书在版编目（CIP）数据

病原生物学与免疫学／王华，焦嫦亮，先国兰主编
. -- 长春：吉林科学技术出版社，2020. 8
ISBN 978-7-5578-7340-0

Ⅰ.①病… Ⅱ.①王… ②焦… ③先… Ⅲ.①病原微
生物②医学-免疫学 Ⅳ.①R37②R392

中国版本图书馆 CIP 数据核字（2020）第 158141 号

病原生物学与免疫学

BING YUAN SHENG WU XUE YU MIAN YI XUE

主　　编　王　华　焦嫦亮　先国兰
出 版 人　宛　霞
责任编辑　郭　廓
封面设计　曾宪春
制　　版　北京荣玉印刷有限公司
开　　本　787 mm×1092 mm　1/16
字　　数　350 千字
印　　张　13
印　　数　1-1500 册
版　　次　2020 年 8 月第 1 版
印　　次　2021 年 5 月第 2 次印刷
出　　版　吉林科学技术出版社
发　　行　吉林科学技术出版社
地　　址　长春市福祉大路 5788 号出版集团 A 座
邮　　编　130118
发行部电话/传真　0431-81629529　81629530　81629531
　　　　　　　　　　　　81629532　81629533　81629534
储运部电话　0431-86059116
编辑部电话　0431-81629520
印　　刷　保定市铭泰达印刷有限公司
书　　号　ISBN 978-7-5578-7340-0
定　　价　45. 00 元
如有印装质量问题　可寄出版社调换

前　言

　　《病原生物学与免疫学》由医学免疫学、医学微生物学和人体寄生虫学课程构成，是护理、助产等专业重要的医学基础课程。本教材依据护理、助产专业学生学习专业课程及其他相关课程的需要，按照科学发展观及专业人才培养建设的要求所编写，力求积极推进大学程和教材的改革，既反映新知识、新方法和新技术，又能培养高素质技能型人才。

　　本书在编写中力求突出"三基"讲透，难点、要点讲够，新知识、新进展点不漏。教材坚持贴近岗位、贴近学生和贴近社会的原则，以有利于学生学、教师教，尽可能做到"教学做"一体化，力求让使用本书的读者感到：重点突出、难点清楚、新进展点能切入。让学生既学到本课程基础知识，又通过实践养成严格的无菌观念，培养严格的无菌操作的习惯，为护理学生临床工作打下坚实的理论和实际动手能力。同时根据教师在教学中所发现的问题及各学校教师的反馈意见与建议，合理组织内容，进一步提炼文字，使教材更加易教、易学、易懂，更能体现当今先进的教学理念。

　　本书共分为十九章，具体内容是：基础免疫学、临床免疫学、免疫学防治、微生物学绪论、细菌的形态与结构、细菌的生长繁殖与代谢、消毒灭菌、细菌的遗传与变异、细菌的感染与抗菌免疫、细菌感染的微生物学检查和防治原则、常见病原性细菌、其他原核细胞型微生物、病毒概论、常见病毒、真菌、寄生虫学概述、医学原虫、医学蠕虫、医学节肢动物。本书编写体例灵活，突出启发式教学的思想，调动学生学习的积极性。在内容上力求文字简练清晰，通俗易懂，内容力争深入浅出，既注重理论性，又注重实用性。

　　本书在编写过程中引用了相关资料，在此谨向有关作者表示衷心的感谢。对书中存在的缺点和疏漏，恳请广大读者批评指正。

编　者

目　　录

第一章　基础免疫学

第一节　免疫学绪论

一、免疫的概念

近代免疫学认为:免疫是机体的一种生理功能,能够区分"自己"或"非己",对"非己"物质产生免疫应答并予以清除,而对"自己"物质呈现负免疫应答以维持内环境稳定。免疫具有二重性,在异常情况下会导致机体的损伤。

二、免疫的基本功能

1.免疫防御　免疫防御是指机体防御病原生物感染、并清除入侵病原微生物和其他有害物质的能力。过高可引起超敏反应,过低可引起免疫缺陷,易导致机会感染。

2.免疫自稳　机体能通过清除体内出现的变性、衰老和死亡细胞,维持内环境相对稳定,以维护机体生理平衡的功能。如果这种功能发生紊乱,易得自身免疫性疾病。

3.免疫监视　机体免疫系统具有识别、清除突变细胞和持续性感染细胞的功能。此功能失调可导致肿瘤或持续性感染的发生。

三、免疫系统

人体免疫系统是一个"网络系统",涉及许多彼此间相互依赖、相互作用的组分(表1-1)。

1.免疫器官

(1)中枢免疫器官:包括骨髓和胸腺,是免疫细胞发生、分化、发育和成熟的场所。

1)骨髓:不仅是所有免疫细胞发生的场所,而且是除 T 细胞以外的免疫细胞分化成熟的场所,也是免疫应答中抗体产生的主要场所,是血清抗体的主要来源。

2)胸腺:是 T 细胞发育成熟的主要场所。

表 1-1　人体免疫系统的组成

免疫器官		免疫细胞	免疫分子	
中枢	外周		膜型分子	分泌型分子
胸腺	脾脏	固有免疫细胞	TCR 免疫球蛋白	
骨髓	淋巴结	吞噬细胞	BCR	补体
	黏膜相关淋巴组织	树突状细胞	MHC 分子	细胞因子
	皮肤相关淋巴组织	NK 细胞	CD 分子	
		NKT 细胞	黏附分子	

续表

免疫器官		免疫细胞	免疫分子	
中枢	外周		膜型分子	分泌型分子
		其他细胞	细胞因子受体	
		适应性免疫应答细胞		
		T 细胞		
		B 细胞		

（2）外周免疫器官：包括淋巴结、脾脏和黏膜免疫系统等，是成熟 T 细胞、B 细胞等免疫细胞定居的场所，也是产生免疫应答的场所。

1）淋巴结：广泛存在于全身非黏膜部位的淋巴通道上，T 细胞、B 细胞及其他免疫细胞有组织地分布其中。树突状细胞（dendretic cell，DC）等抗原提呈细胞（antigen presenting cell，APC）摄取抗原后可迁移至淋巴结，并将加工处理过的抗原提呈给 T 细胞，使其活化、增殖、分化为效应 T 细胞。淋巴结中的 B 细胞可识别游离的或被滤泡树突状细胞（follichalar dendritic cell，FDC）捕获的抗原，在 T 细胞的辅助下，活化、增殖、分化为浆细胞，并分泌抗体。髓窦中的巨噬细胞可吞噬并清除由组织进入淋巴液的病原体和毒素，具有重要的过滤功能。

2）脾脏：负责对血源性抗原产生免疫应答，还可清除血液中衰老死亡的血细胞、免疫复合物等，从而使血液得到净化。脾脏也是 B 细胞外周发育的重要场所。

3）黏膜免疫系统：也称黏膜相关淋巴组织（mucosal-associated lymphoid tissue，MALT），主要指呼吸道、消化道及泌尿生殖道的黏膜上皮淋巴细胞、黏膜固有层中无被膜的弥散淋巴组织，以及扁桃体、阑尾等集聚化的淋巴组织。该系统对入侵黏膜表面的病原体产生免疫应答，在局部免疫中发挥重要作用。

（3）淋巴细胞归巢与再循环：成熟淋巴细胞离开中枢免疫器官后，可选择性迁移并定居于外周免疫器官或组织的特定区域，称为淋巴细胞归巢。定居在外周免疫器官的淋巴细胞，可由淋巴循环进入血液循环，在毛细血管后微静脉处穿越高内皮静脉（high endothelial venule，HEV），重新分布于全身淋巴器官和组织。淋巴细胞在血液、淋巴液、淋巴器官和组织间反复循环的过程称为淋巴细胞再循环。

2.免疫细胞　免疫细胞主要由执行非特异性免疫功能的固有免疫细胞和具有特异性免疫功能的适应性免疫细胞组成。

3.免疫分子　抗体、BCR 和 TCR 分子作为特异性免疫分子，均包含可变区和恒定区。可变区是特异性结合表位的区域。

具有非特异性免疫功能的免疫分子有很多，如补体、细胞因子、MHC 分子、CD 分子等。

四、免疫应答的种类及特点

机体的免疫细胞通常处于静止状态，必须被抗原活化，经免疫应答产生效应细胞和分子后，才能执行免疫功能。免疫应答是免疫系统识别和清除抗原的过程。根据免疫应答识别的特点、获得形式及效应机制，分为固有免疫应答和适应性免疫应答两类。

固有免疫是机体出生就具有的，在长期进化过程中逐渐形成。固有免疫细胞不经历克隆扩增而能快速应答，是机体抵御病原体入侵的第一道防线。

适应性免疫应答分为三个阶段：①识别阶段，指 APC 加工、处理并提呈抗原给特异性 T 细胞的阶段；②活化、增殖和分化阶段，指被特异性抗原选择、活化的 T 细胞、B 细胞经历克隆增殖，并终末分化为效应细胞的阶段;③效应阶段,是抗体和效应 T 细胞清除抗原并产生免疫记忆的阶段。与固有免疫应答相比,适应性免疫应答具有特异性、多样性和记忆性等显著特点。

固有免疫与适应性免疫相辅相成,密不可分。固有免疫往往是适应性免疫的先决条件和启动因素,适应性免疫的应答产物大大促进固有免疫应答的效应。

第二节　固有免疫系统

固有免疫系统不仅是快速反应的早期屏障,而且还是获得性免疫系统的激活者和调控者。

一、固有免疫系统的组成

1.组织屏障

(1)皮肤黏膜屏障:为机体防御入侵者的第一道防线。皮肤是机体外表面的主要屏障,黏膜是机体内表面的重要屏障。

(2)血—脑屏障:能阻挡血液中的病原体和其他大分子物质进入脑组织及脑室,保护中枢神经系统。婴幼儿血—脑屏障尚未发育完善,易发生中枢神经系统感染。

(3)血—胎屏障:由子宫内膜的基蜕膜和胎儿绒毛膜滋养层细胞组成,可阻挡母体感染的病原体进入胎儿内。在妊娠 3 个月内胎儿发育尚不完善,风疹病毒、巨细胞病毒等可进入胎儿体内,引起畸胎或流产。

2.固有免疫细胞

(1)吞噬细胞:主要包括单核—巨噬细胞和中性粒细胞两大类。

1)单核—巨噬细胞:包括血液中单核细胞和组织器官中的巨噬细胞。单核细胞来源于骨髓,占血液中白细胞总数的 3%~8%,胞质中富含溶酶体,进入组织器官后发育为巨噬细胞。

巨噬细胞的生物学功能主要包括:①直接识别、吞噬并清除病原体。巨噬细胞可通过其表面 PRR 受体,直接识别病原体来源的 PAMF' 和衰老、损伤或凋亡的自身细胞表面的特定分子结构;还可通过表面 Fc 受体和补体受体,识别抗体或补体结合的病原体,通过吞噬或吞饮作用将抗原摄入胞内形成吞噬体。在吞噬体内,可通过氧依赖和氧非依赖的自由基杀伤病原体。吞噬体还可与溶酶体融合形成吞噬溶酶体,在多种水解酶的作用下,进一步使细菌消化降解。②加工和提呈抗原。巨噬细胞是专职 APC,可将摄入的外源性抗原和内源性抗原(是指在 APC 的内或外)加工处理,并以抗原肽-MHC Ⅱ/Ⅰ 类分子复合物的形式展示于细胞表面,供 CD4$^+$和 CD8$^+$T 细胞识别。③参与和促进炎症反应。巨噬细胞可表达多种细胞因子和趋化因子受体,被募集至感染部位并被活化,从而吞噬和清除病原体。巨噬细胞可还分泌多种炎性细胞因子如 IL-8、IL-1β、TNF-α、IL-6 等参与炎症反应,甚至分泌多种胞外酶引起组织细胞损伤。④抗肿瘤和抗病毒作用。当巨噬细胞被脂多糖及 IFN-γ 等细胞因子激活后,可将活性氧、氮自由基和酶类物质释放至胞外,杀伤肿瘤或病毒感染细胞。此外,活化巨噬细胞还可通过分泌大量 TNF-α 诱导肿瘤或病毒感染细胞发生凋亡,在抗肿瘤和病毒特异性抗体参与下,通过抗体依赖的细胞介导的细胞毒性作用(antibody-dependent cell-mediated cytotoxicity,ADCC)效应杀伤肿瘤和病毒感染细胞。⑤免疫调节作用。活化的巨噬细胞可分泌多种细胞因子对其他免疫细胞功能进行调节。如 IL-1β 促进 T 细胞、B 细胞活化、增殖和分化;IL-6 促进 B 细胞增殖分化;IL-12、IL-15 和 IL-18 促进 T 细胞、NK 细胞增殖和分化;分泌 IL-10 抑制单核—巨噬细胞的活化、NK 细胞活化等。

2)中性粒细胞:占循环白细胞总数的 60%~70%,但存活期仅数天,组织中所需的中性粒细胞可以不断从血液中补充。中性粒细胞有很强的趋化作用和吞噬功能,当病原体入侵时,它们可在趋化因子的作用下迅速穿越血管内皮细胞进入感染部位,展现出极强的吞噬杀伤作用。中性粒细胞表面有 Fc 受体和补体受体,也可通过调理作用促进和增强其杀菌作用。

(2)NK 细胞:主要分布于外周血和脾脏,能杀伤肿瘤细胞、病毒感染细胞、细菌、寄生虫和真菌。它们可以直接通过穿孔素/颗粒酶途径、Fas/FasL 途径、TNF-α/TNFR-I 途径诱导靶细胞凋亡,亦可通过 ADCC 发挥作用。NK 细胞是机体抗肿瘤和病毒感染细胞的第一道防线。

NK 细胞不表达特异性抗原识别受体,其活化由其表面活化性受体转导的活化性信号和抑制性受体转导的抑制性信号之间的平衡来决定。活化信号通常是靶细胞表面一些特殊的糖类或蛋白分子;而自身细胞则因为表面 MHC I 类分子与杀伤细胞免疫球样蛋白样受体结合(killer Ig-like receptor,KIR),传递抑制信号而免受攻击。当细胞受到病毒感染或成为肿瘤细胞时,往往会下调 MHC I 类分子表达以逃逸 CTL 细胞攻击,或同时诱导表达 MHC I 类相关抗原分子(MHC class I chain-related protein A,MICA)激活 NK 细胞。

(3)$\gamma\delta$T 细胞:$\gamma\delta$T 细胞表面抗原受体缺乏多样性,主要识别某些病原体或感染/突变细胞表达的共同抗原,如热休克蛋白、CD1 提呈的脂类抗原等。它们还可直接识别某些多肽抗原,无需 MHC 提呈。$\gamma\delta$T 细胞是皮肤黏膜局部抗病毒感染的重要效应细胞,对肿瘤细胞也有一定的杀伤作用,其杀伤机制与 NK 细胞基本相同。此外,活化的 $\gamma\delta$T 细胞可分泌多种细胞因子参与免疫调节。

(4)NKT 细胞:是指表面具有 NK1.1 的 T 细胞,主要分布于肝、骨髓和胸腺。其 TCR 分子缺乏多样性,抗原识别谱窄,可识别 CD1 分子提呈的脂类和糖类抗原,不受 MHC 限制。NKT 细胞可以非特异性杀伤肿瘤细胞和病毒或胞内寄生菌感染的细胞,也可分泌 IL-4、IFN-γ 等细胞因子参与免疫调节和炎症反应。

(5)B1 细胞:表面具有 CD5 和 IgM,但无 IgD,来源于胚肝,主要存在于腹腔、胸腔和肠壁固有层,具有自我更新能力。其 BCR 缺乏多样性,抗原识别谱窄,主要识别某些细菌表面共有的糖类抗原,48 h 内即可产生以 IgM 为主的低亲和力抗体,不产生免疫记忆。

(6)其他细胞:嗜碱性粒细胞约占循环白细胞的 0.2%,可被招募至组织。肥大细胞存在于黏膜和结缔组织中。尽管二者的形态特征和分布有所不同,但功能非常相似,均可释放组胺、肝素和过敏性嗜酸性粒细胞趋化因子,为参与 I 型超敏反应的重要效应细胞。嗜酸性粒细胞占循环白细胞的 1%~3%,在抗寄生虫感染中发挥重要活性。另外,其释放的组胺酶和芳基硫酸酯酶,可灭活肥大细胞释放的组胺和白三烯,具有抑制炎症的作用。

3.固有免疫分子

(1)补体系统:是最重要的固有免疫分子,包含 30 余种蛋白质,主要由肝脏合成,存在于血液和组织中。补体蛋白大多是酶原类物质,在发挥作用前必须激活。补体激活有三条途径,最终汇集于共同的末端途径。

1)经典途径:最早发现的补体激活途径。免疫复合物(immune complex,IC)是其主要激活物,该途径必须等抗体产生后才发挥作用。

C1 复合物是这条途径激活的关键成分,由一个 C1q 与两个 C1r 和 C1s 分子组成。C1 生理状态下与抑制剂结合,其激活需满足以下条件:①C1 结合到 IgM 或 1gG3、IgG1 及 IgG2 的补体结合位点;②单个 C1 分子必须同时与两个以上补体结合位点结合才能活化;③仅 IC 可激活补体,游离抗体不能激活补体。

活化的 C1s 裂解 C4,产生的大片段 C4b 可共价黏附于附近的细胞表面。在有镁离子存在时,C2 能结合到 C4b,随即被附近的 c1s 分子裂解,产生的大片段 C2a 可与 C4b 结合形成 C $\overline{4b2a}$ 复合物,即经典途径中的 C3 转化酶,可以裂解 C3。C3 转化酶从 C3 分子上切去一个 C3a 小片段,C3b 分子通过共价键与 C $\overline{4b2a}$ 结合,形成新的复合物 C $\overline{4b2a3b}$,即为经典途径的 C5 转化酶,其切割产物 C5b 进入末端途径。

2)旁路途径:进化最早的补体激活途径。其激活物包括某些细菌内毒素、酵母多糖、葡聚糖、凝聚的 IgA 和 IgG4 等,可以在病原体入侵早期发挥作用。

C3 在旁路途径中起着关键作用。由 C3 缓慢自发性水解产生或由其他补体激活途径产生的 C3b 可与 B 因子形成复合物,复合物中的 B 因子可被 D 因子酶解,从而产生 C$\overline{3bBb}$,即旁路途经的 C3 转化酶,能非常有效地把 C3 蛋白转变成 C3b,继续结合到细菌表面,形成了一个正反馈环,放大反应。当更多的 C3b 分子加入到 C$\overline{3bBb}$分子中,便形成了 C5 转化酶。

3)凝集素激活途径:最晚发现的一条途径。这条途径的核心成分是甘露糖结合凝集素(mannose binding lectin,MBL),可识别多种病原体表面所特有的甘露糖等糖类分子,也可以在感染早期发挥作用。

正常血清中 MBL 水平极低,在感染早期,巨噬细胞和中性粒细胞可产生 TNF-αa、IL-1 和 IL-6 等细胞因子,导致机体发生急性期反应,并诱导肝细胞分泌 MBL。MBL 可与 MBL 相关丝氨酸蛋白酶(MBL associated serine protease,MASP)结合。当 MBL 与甘露糖结合后,MASP 就发挥水解酶的功能,裂解 C3 产生 C3b,随后的步骤与经典途径一致。

三条激活途径的末端途径相同,其主要过程为:先由 C6、C7、C8 依次加入 C5b,形成亲脂性孔道,C9 加入后形成具有完全溶解活性的攻膜复合物(membrane attack complex,MAC)。MAC 是由 12~15 个 C9 分子和 1 个 C5b678 复合体结合组成的,在细胞膜上形成内径约 11 nm 的孔道,允许可溶性小分子物质、离子和水分子通过,不允许蛋白质等大分子从胞质逸出。水和离子进入细胞引起渗透性溶解,最终造成细胞溶解和破坏。

补体系统的作用具有非特异性,为防止其攻击自身细胞,补体的级联反应受到严格调控。①补体激活过程中的中间产物极不稳定,是补体级联反应的重要自限因素。例如,C3b 在 60μs 内不能结合到细胞表面,则会被灭活。②自身细胞表面具有许多调控蛋白来抑制补体的功能。例如,衰变加速因子(decayaccelerating factor,DAF)可以和其他补体调控蛋白一起作用,加快 C3 转化酶的分解;CD59 可以阻止 MAC 在自身细胞表面钻孔。

除了裂解细菌,补体系统还有其他功能。①调理活性,当 C3b 黏附到病原体表面时,它能被血清蛋白切割为一个较小片段,灭活的 iC3b。在吞噬细胞表面有补体受体能结合 iC3b,从而促进吞噬作用。②引起炎症反应,补体的裂解片段能作为趋化因子募集其他免疫细胞。C3a 和 C5a 是 C3 和 C5 的裂解时释放出的小片段,它们招募巨噬细胞和中性粒细胞,并激活这些细胞,增强它们的吞噬杀伤功能,还能与肥大细胞和嗜碱性细胞结合,诱导其脱颗粒,释放组胺和其他活性介质,促进炎症反应。③免疫黏附作用,C3b 可与 IC 形成复合物,该复合物可与红细胞、血小板表面的补体受体结合,继而转运至肝脏和脾脏,被巨噬细胞清除。免疫黏附是机体清除循环 IC,防止 IC 在组织中的沉积引发超敏反应的重要机制。④参与免疫调节,补体参与 B 细胞的发育成熟和免疫记忆功能。

作为天然免疫的重要组分,补体系统不仅在机体早期抗感染免疫机制中发挥重要作用,而且还参与适应性免疫应答的启动、效应和维持。补体通过与适应性免疫相互作用,有助于机体形成完备的免疫应答机制,以完善免疫系统的功能。

(2)其他固有免疫分子:机体中还存在溶菌酶和防御素等固有免疫分子,对细菌、真菌和某些有包膜病毒具有直接杀伤作用。细胞因子亦参与固有免疫,如直接抗病毒的 IFN-α/p,诱导和促进炎症反应的 IL-1、IL-6、TNF-α 和 IL-8 等,诱导和增强抗肿瘤作用的 IFN-γ、GM-CSF、IL-12 和 IL-21 等。

二、固有免疫应答

1.固有免疫应答的时相 机体接触病原体后,固有免疫应答的发生可大致分为 3 个阶段:瞬时固有免疫应答阶段、早期固有免疫应答阶段和适应性免疫应答诱导阶段。

瞬时固有免疫应答发生于感染 0~4 h 内。皮肤黏膜及其分泌液中的抗菌物质和正常菌群作为物理、化学和微生物屏障,可阻挡外界病原体对机体的入侵,具有即刻防御作用。少数病原体突破屏障结构,进入皮肤和黏膜下组织后,可被局部的巨噬细胞迅速吞噬清除。有些病原体可激活补体而被溶解破坏,补体裂解产物可引发局部的炎症反应。在促炎因子的作用下,局部血管内中性粒细胞被活化,穿过血管内皮进入感染部位。绝大多数病原体感染终止于此时相。

早期固有免疫应答发生于感染后 4~96 h 之内。在某些细菌成分如脂多糖(1ipopolysaccharide,LPS)、感染部位产生的 IFN-γ 和粒细胞-巨噬细胞集落刺激因子(granulocyte-macrophage colony-stimulating factor,GM-CSF)等作用下,感染周围组织中的巨噬细胞被募集到炎症反应部位并被活化,增强局部的抗感染能力。同时局部血管通透性增强,血小板和内皮细胞活化,形成血栓阻止炎症扩散;内源性致热源可引起机体发热;大量中性粒细胞入血;刺激肝脏合成急性期蛋白,如 C-反应蛋白,MBL 等;某些 B1 细胞还可在 48 h 内产生 IgM 为主的抗体;NK、NKT 及 γδT 细胞可杀伤破坏病毒感染和某些胞内感染的细胞。

适应性免疫应答诱导阶段发生于感染 96 h 之后。此时,活化的巨噬细胞和 DC 上调表面的MHC 分子及共刺激分子,进入附近的外周免疫器官,为特异性免疫应答的启动做好准备。

2.固有免疫系统成员的协同效应 为了更有效地抵御病原体入侵,固有免疫系统各成员间必须进行合作。在细菌感染期间,NK 细胞识别 LPS 等分子,产生大量 IFN-γ,活化巨噬细胞,促使它们产生大量 TNF。TNF 可与巨噬细胞表面受体结合,促使巨噬细胞分泌 IL-12。TNF 和 IL-12 共同影响 NK 细胞,继而促进 IFN-γ 分泌。

吞噬细胞和补体系统也有协同作用。C3b 能调理病原体,增强吞噬细胞的吞噬能力,而激活的巨噬细胞也可以产生 C3、B 因子和 D 因子等补体蛋白。在炎症反应中,巨噬细胞分泌炎性物质可增加血管的渗透性,促进更多补体蛋白释放到组织中。

第三节 适应性免疫系统

适应性免疫系统包括 T、B 两种特异性淋巴细胞和 APC。APC 是能摄取加工抗原,并通过 MHC分子提呈给 T 细胞,启动适应性免疫应答的细胞。专职 APC 包括 DC,巨噬细胞和 B 细胞。T 细胞是具有高度异质性的群体,其中 CD4+Th 细胞和 CD8+CTL 细胞被 APC 激活,增殖、分化为效应 T 细胞,通过释放细胞因子和细胞毒性介质产生特异性细胞免疫效应。B 细胞直接识别抗原后,在 CD4+Th细胞的辅助下,增殖分化为浆细胞,产生抗体介导特异性体液免疫效应。适应性免疫应答清除抗原的效率更高,且有免疫记忆性。

一、特异性细胞免疫

1.MHC 分子 参与特异性免疫应答的 MHC 分子有 I 类和 II 类两种类型。MHC I 类分子在机体绝大多数有核细胞表面表达,能将内源性抗原提呈给 CTL 细胞;MHC II 类分子仅表达在专职 APC及活化 T 细胞表面,负责将外源性抗原提呈给 Th 细胞。不同 MHC 分子结合不同基序的抗原短肽。MHC 分子存在交叉提呈现象,表现为 MHC I 类分子提呈外源性抗原,在肿瘤及病毒特异性免疫应答中发挥重要作用。

2.专职 APC 专职 APC 包括 DC、巨噬细胞和 B 细胞,它们组成性表达 MHC 分子和共刺激分子,刺激 T 细胞活化。

(1)DC:是目前发现功能最强、唯一激活初始 T 细胞的抗原提呈细胞。皮肤、黏膜组织中 DC 为未成熟 DC,仅低水平表达 MHC 分子和共刺激分子,但具有强大的抗原摄取和加工能力。它们通过模式识别受体(pattern recognition receptor,PRR)识别病原体特有的分子模式(pathogen-associated molecular pattern,PAMP),吞噬病原体,向局部引流淋巴结迁移并成熟,上调 MHC 和共刺激分子的表达,显著增强抗原提呈能力。

(2)巨噬细胞:活化 T 细胞进入感染部位后在局部巨噬细胞的刺激下,分化形成效应细胞,发挥免疫功能。

(3)B 细胞:初始 B 细胞主要捕获可溶性抗原,在辅助性 Th2 细胞的帮助下,活化 B 细胞提呈抗原肽给 Th2 细胞,通过接受 Th2 细胞的 CD40L 和 IL-4 的刺激,分化形成浆细胞。与其他 APC 相比,由于 BCR 对抗原具有很高的亲和力,B 细胞可以富集低浓度抗原。

3.T 细胞

(1)T 细胞表面分子

1)TCR-CD3 复合体:TCR 可分为 αβ 和 γδ 两型,αβ TCR 特异性识别 MHC 分子提呈的抗原肽。αβ TCR 分子在识别抗原时,既识别特异性抗原肽,又识别 MHC 分子的多态性部位,具有"双识别"的特性。CD8$^+$T 细胞仅识别 MHC I 类分子提呈的抗原,具有 MHC 限制性。Γδ 分子多态性较低,识别 CD1 分子提呈的非肽抗原和热休克蛋白等,无 MHc 限制性。TcR 在胞质区很短,不能有效传递抗原结合信号。CD3 分子由 γ、δ、ε、ζ、η 五种肽链组成,可以与 TCR 形成复合体。CD3 分子的胞内区很长,含有免疫受体酪氨酸活化基序(immune receptor tyrosine-based activation motif,ITAM)。因此,T 细胞通过 TCR 识别特异性抗原,经 CD3 分子传递活化信号。

2)CD4 和 CD8:成熟 T 细胞只能表达 CD4 或 CD8,CD4 与 MHC II 类分子结合,CD8 分子与 MHC I 类分子结合。它们不仅可加强 T 细胞和 APC 之间的亲和力,还参与 TCR 介导的信号传递,所以被称为共受体。CD4 还是 HIV 壳膜蛋白 gp120 的受体,是人类免疫缺陷病毒(human immunodeficiency virus,H1V)侵入并感染 CD4$^+$T 细胞的重要机制。

3)共刺激分子:传递 T 细胞活化所必需的共刺激信号。目前研究最清楚的共刺激分子是 CD28 和 CTLA-4,它们的配体都是表达于 APC 表面的 CD80/86 分子。CD28 表达于 90%CD4+T 细胞和 50%CD8$^+$T 细胞,提供活化信号。CTLA-4 只在活化 T 细胞中表达,其与 CD80/86 的亲和力显著高于 CD28,但传递抑制信号,抑制 T 细胞的活化。

4)黏附分子:T 细胞表面具有 CD2、LFA-1 等大量黏附分子,可以与 APC 表面的 CD58 和 ICAM-1 相互作用,增强两者间的亲和力,参与免疫突触的形成。

(2)T 细胞的发育成熟:T 细胞由骨髓产生,迁移至胸腺发育成熟。在胸腺皮质中,前体 T 细胞首先进行 TCR 重排,如果成功重排 γ、δ 链,则发育为 γδ T 细胞;如果不成功,则尝试重排 β 链,如果成功,则前体 T 细胞增殖,继续重排 α 链并表达成 CD3、CD4 与 CD8 分子,表达 αβ TCR-CD3 复合体。如果不能重排出功能性 β 链,前体 T 细胞凋亡。CD4 与 CD8 双阳性前体 T 细胞在皮质中经历阳性选择,不能识别自身 MHC 分子的细胞凋亡,由此获得 MHC 限制性。阳性选择的同时,如果前体 T 细胞 TCR 识别 MHC II 类分子,则发育成 CD4 单阳性 T 细胞;如果 TCR 识别 MHC I 类分子,前体 T 细胞表达 CD8 分子,发育成 CD8 单阳性 T 细胞。

单阳性 T 细胞在 CCR7 等趋化因子的帮助下进入皮质-髓质交界处,并进行阴性选择,能够以较高亲和力识别自身抗原肽-MHC 复合物的细胞被克隆删除。髓质胸腺上皮细胞(medullary epithelial cell,mTEC)在阴性选择中发挥重要作用。mTEc 会表达转录调控因子 AIRE,使绝大多数组织特异性表达的基因得以在胸腺表达,这样,经过阴性选择的 T 细胞不能识别外周的自身抗原,获得了自身耐受性。

经过阴、阳性选择后,成熟 T 细胞数量仅占进入胸腺前体 T 细胞的 1%~3%,它们输出外周后定居在淋巴组织中,发挥特异性细胞免疫功能。

（3）T 细胞亚群

1）根据 T 细胞所处的活化阶段：分为初始、效应和记忆 T 细胞（memory T cell，Tm）。初始 T 细胞是从未接受抗原刺激的成熟 T 细胞，处于细胞周期的 G_0 期，存活期短，参与淋巴细胞再循环。初始 T 细胞在外周淋巴器官内接受抗原刺激而活化，并最终分化为效应 T 细胞（effector T cell，Teff）和 Tm 细胞。Teff 存活期亦较短，表达高水平的高亲和力 IL-2R 和黏附分子，不参与淋巴细胞再循环，而是向外周炎症组织迁移。Tm 细胞亦处于细胞周期的 G_0 期，但存活期长。再次免疫应答时，它们向外周炎症组织迁移，接受抗原刺激后可迅速活化增殖，并分化为 Teff 和 Tm 细胞。

2）根据 TCR 的不同：αβT 细胞占成熟 T 细胞的 90%～95%，分布于外周血和外周淋巴组织，介导特异性细胞免疫和参与免疫调节。γδ T 细胞仅占成熟 T 细胞的 5%～10%，主要分布于皮肤和黏膜组织，识别 CD1 分子提呈非肽抗原热休克蛋白等，无 MHC 限制性，具有抗感染和抗肿瘤作用。

3）根据共受体的不同：可分为 CD4⁺T 细胞和 CD8⁺T 细胞。CD4⁺T 细胞活化后主要分化为辅助性 T 细胞（T helper，Th）和调节性 T 细胞（regulatory T cell，TYeg），CD8⁺T 细胞活化后分化为细胞毒性 T 细胞（cytotoxic T lymphocyte，CTL）。

4）根据效应功能的不同：可分为 Th 细胞、CTL 细胞和 Treg。Th 细胞主要通过分泌不同细胞因子来调节免疫系统，又可以分为 Th1 细胞、Th2 细胞、Th17 细胞和滤泡辅助 T 细胞（follieular help T cell，Tfh）。Th1 细胞主要分泌 IL-2、IFN-γ 等细胞因子，介导细胞免疫应答，主要表现为增强巨噬细胞的吞噬杀伤活性，提高 CTL 细胞的杀伤能力，并参与迟发型超敏反应。Th2 细胞主要分泌 IL-4、IL-5、IL-10 和 IL-13 等细胞因子，促进 B 细胞的增殖分化和抗体的生成，并在超敏反应和抗寄生虫感染中发挥重要作用。Th17 细胞分泌 IL-17 等细胞因子，在自身免疫性疾病和感染性疾病中发挥调节作用。Tfh 细胞主要分泌 IL-21，在淋巴滤泡中辅助 B 细胞分化为浆细胞产生抗体。需要指出的是，Th 细胞的各种亚群不是一成不变的，在一定细胞因子环境下可以相互转变。

CTL 细胞指表达 αβ TCR 的 CD8⁺T 细胞，介导特异性杀伤效应，对抗肿瘤、抗病毒具有重要意义。

Treg 的表型特征为 CD4⁺CD25+Foxp3⁺，根据产生场所不同，又可分为在胸腺内诱导分化的自然调节性 T 细胞（natural Treg，nTreg）和由外周抗原刺激产生的诱导性调节性 T 细胞（inducible Treg，iTreg）。Treg 通过直接接触和分泌 IL-10、TGF-β 等细胞因子来发挥免疫调节作用，抑制 CD4⁺T 细胞、CD8⁺T 细胞、B 细胞及 NK 细胞等的活性，是免疫应答的重要负调节因子。

（4）T 细胞对抗原的识别：T 细胞与 APC 的结合分为非特异性结合和特异性结合两个阶段。首先由黏附分子介导 T 细胞与 APC 间发生短暂而可逆的结合，为 TCR 结合特异性抗原肽-MHC 复合物创造机会。未能识别相应抗原的 T 细胞与 APC 分离，再次进入淋巴细胞循环。若 T 细胞发现对应特异性抗原肽-MHC 复合物，则稳定并延长 APC 与 T 细胞间的结合（可持续数天），从而诱导抗原特异性 T 细胞活化和增殖。

在 APC 与 T 细胞相互作用的过程中，多种信号分子聚集在富含神经鞘磷脂和胆固醇的脂筏中，并相互靠拢成簇，形成免疫突触。其中心区为 TCR 和抗原肽-MHc 复合物、CD4/CD8、CD28 及其配体分子，周围环形分布着大量黏附分子。这种结构有助于增强 T 细胞与 APC 间的亲和力，并促进 T 细胞的信号转导，有利于 T 细胞的激活。

（5）T 细胞的活化与分化：T 细胞的充分活化需要三个信号：①特异性抗原结合信号。②共刺激信号，如缺乏此信号，T 细胞将进入无能状态。③细胞因子信号，多种细胞因子参与 T 细胞的增殖与分化过程，其中最重要的是 IL-2。IL-2R 由 α、β、γ 链组成，静止 T 细胞仅表达低水平的中等亲和力 IL-2R（由 βγ 链组成），活化 T 细胞可表达高亲和力 IL-2R（由 αβγ 链组成），并分泌 IL-2。通过自分泌和旁分泌作用，IL-2 与 T 细胞表面 IL-2R 结合，诱导 T 细胞增殖和分化。

初始 CD4⁺T 细胞活化后形成 Th0 细胞，在局部微环境不同细胞因子的调控下分化。IL-12 和

IFN-γ 等可促进 Th0 细胞向 Th1 细胞极化;IL-4 等可促进 Th0 细胞向 Th2 细胞极化;TGF-β 和 IL-6 (小鼠)或 IL-1β 和 IL-6(人)可诱导 Th0 细胞向 Th17 细胞极化,TGF-β 和 IL-2 可诱导 Th0 细胞向 Treg 极化。Th1 细胞和 Th2 细胞应处于相对平衡状态,Th1 细胞分泌的 IFN-γ 可促进更多 Th1 细胞形成,同时抑制 Th2 细胞的增殖;相反,Th2 细胞分泌的 IL-4 和 IL-13 可促进 Th2 细胞的形成,同时抑制 Th1 细胞的形成。许多疾病的发生和结局与 Th1/Th2 失衡有直接关系,如类风湿关节炎和多发性硬化症与 Th1 细胞因子分泌过多有关,而特应性皮炎和支气管哮喘与 Th2 细胞因子分泌过多有关。

初始 CD8$^+$T 细胞的激活有两种方式:①依赖 Th 细胞方式,靶细胞一般低表达或不表达共刺激分子,不能有效激活初始 CD8$^+$T 细胞。待其凋亡后,靶胞内产生的病毒抗原和肿瘤抗原,以及脱落的供体细胞同种异体 MHC 抗原等可被 APC 摄取,通过 MHC Ⅱ 类分子提呈给 Th 细胞。活化的 Th 细胞还释放细胞因子作用于初始 CD8$^+$T 细胞,促进其增殖。②不依赖 Th 细胞方式,主要是高表达共刺激分子的病毒感染 DC,可不需要 Th 的辅助而直接刺激 CD8$^+$T 细胞产生 IL-2,诱导其自身增殖并分化为 CTL 细胞。

(6)T 细胞的免疫效应

1)Th 细胞的效应:效应性 Th1 细胞主要通过分泌细胞因子及表面高表达共刺激分子 cD40L 分子发挥效应,在宿主抗胞内病原体感染中起重要作用。Th1 细胞分泌 IFN-γ 及表面 CD40L 分子,充分激活巨噬细胞,使其产生更强的呼吸爆发效应,产生更多的反应性自由基,彻底清除胞内病原体。Th1 细胞产生 IL-3 和 GM-CSF,促进骨髓干细胞分化为单核细胞。Th1 细胞还可产生 TNF-α 等细胞因子,促进单核细胞募集到炎症部位发挥活性。Th1 细胞产生 IL-2 等细胞因子,促进 Th1 细胞、Th2 细胞、CTL 细胞和 NK 细胞的活化增殖,放大免疫效应。Th1 细胞分泌的 IFN-γ 可促进 B 细胞产生调理性抗体,增强巨噬细胞的吞噬功能。Th1 细胞产生的 TNF-α 等可活化中性粒细胞,促进其杀伤病原体。

2)Th2 细胞的效应:①Th2 细胞产生 IL-4、IL-5、IL-10、IL-13 等细胞因子,辅助 B 细胞分化为浆细胞,产生不同类型抗体。②Th2 细胞分泌的细胞因子可激活肥大细胞、嗜碱性粒细胞和嗜酸性粒细胞,参与超敏反应和抗寄生虫感染。

3)Th17 细胞的效应:①Th17 细胞分泌 IL-17,刺激上皮细胞、角朊细胞等分泌防御素等抗菌物质,增强抗感染能力。②Th17 细胞产生 IL-1β、IL-6、TNF 等炎症因子诱导局部炎症反应。③Th17 细胞分泌粒细胞集落刺激因子(granulocyte colony-stimulating factor, G-CSF)和 GM-CSF 等活性因子,刺激骨髓生成更多的髓系细胞,并激活中性粒细胞和单核细胞。④Th17 细胞分泌 IL-8 等趋化因子,募集中性粒细胞和单核细胞至炎症部位。

4)CTL 细胞的效应:外周淋巴组织内生成的效应 CTL 细胞在趋化因子作用下向感染灶聚集,可以高效、特异地杀伤被病毒或某些胞内寄生菌感染的宿主细胞、肿瘤细胞等。效应 CTL 细胞高表达黏附分子(如 LFA-1、CD2),可有效结合表达相应受体的靶细胞。一旦 TCR 特异性识别抗原,TCR 的激活信号可增强效-靶细胞表面黏附分子的水平及亲和力,有效形成免疫突触。活化 CTL 发生极化,其高尔基体与胞质中的细胞毒颗粒等均向效-靶细胞接触部位重新排列,从而保证 CTL 分泌的非特异性效应分子仅特异作用于直接接触的靶细胞,不影响邻近正常细胞。

CTL 主要通过两条途径杀伤靶细胞:①穿孔素/颗粒酶途径,穿孔素储存于胞质颗粒中,其序列与补体 C9 分子有同源性,也可以形成类似于 MAC 的孔道,颗粒酶 B 等通过此孔道进入靶细胞,激活凋亡相关的信号传导,导致靶细胞凋亡。②Fas/FasL 途径,效应 CTL 可表达 FasL,并分泌 TNF-α、TNF-β。这些效应分子可分别与靶细胞表面的 Fas 和 TNF 受体结合,通过激活胞内 caspase 信号转导途径,诱导靶细胞凋亡。

(7)效应 T 细胞的转归

1）T 细胞记忆：T 细胞进行克隆扩增后，部分可分化为 Tm 细胞。Tm 细胞的表型为 CD45RACD45RO⁺，而初始 T 细胞表型为 CD45RA⁺CD45RO⁻。当 Tm 细胞再次遇到相同抗原时，可迅速活化、增殖并分化为 Teff，产生更快、更强、更有效的再次免疫应答，但 Tm 细胞的产生和维持机制尚未完全阐明。

2）T 细胞活化后诱导的细胞凋亡（activation-induced cell death，AICD）：受抗原刺激形成的 Teff 不仅引起靶细胞凋亡，而且随着体内抗原的清除，其本身也通过 AICD 从体内清除，以维持免疫细胞数量平衡，有助于控制免疫应答强度。AICD 与 Teff 表面 FasL 及 Fas 的诱导表达有关。另外，抗原被清除后，活化 T 细胞亦可由于缺少抗原刺激而启动线粒体凋亡途径诱导自身凋亡。

二、特异性体液免疫

1.B 细胞　B 细胞有三个主要功能：产生抗体、提呈抗原和参与免疫调节。B 细胞被抗原激活可分化为浆细胞产生抗体，发挥中和毒素或病毒、激活补体、调理吞噬作用以及 ADCC 作用来清除病原体。活化 B 细胞可作为 APC 激活 T 细胞。体内还存在一群分泌抑制性细胞因子（TGF-β、IL-10）的调节性 B 细胞，可对免疫应答进行调节。

（1）B 细胞表面分子

1）BCR-Igα/Igβ 复合体：BCR 就是膜表面免疫球蛋白（membrane-bound immunoglobulin，mIg），直接识别抗原表位。未成熟 B 细胞主要表达 mIgM，成熟 B 细胞表达 mIgD 和 mIgM。与 TCR 一样，BCR 的胞内区很短，无法将抗原刺激信号传导入核。Igα/Igβ 的胞内区很长，含有 ITAM 基序，可募集下游信号分子，转导特异性抗原刺激信号。

2）共受体：B 细胞表面 CD19、CD21 及 CD81 通过非共价偶联成复合体，形成 B 细胞的共受体。CD19/CD21/CD81 复合体中，CD19 可转导活化信号；CD21 即补体受体 2（complement receptor 2，CR2），可结合 C3 活化后形成的 C3d 片段，亦为 EB 病毒受体，与 EB 病毒感染 B 细胞有关；CD81 为 4 次跨膜分子，其主要作用可能是连结 CD19 和 CD21，稳定 CD19/CD21/CD81 复合物。

3）共刺激分子：B 细胞的活化同样需要共刺激信号，主要由 Th 细胞表面分子 CD40 配体（CD40 ligand，CD40L）和 B 细胞表面 CD40 等分子间的相互作用产生。CD40 属肿瘤坏死因子受体超家族成员，组成性表达于成熟 B 细胞，CD40L 表达于活化 T 细胞。B 细胞活化后可高表达 CD80 和 CD86 分子，提供 T 细胞活化的共刺激信号。

4）黏附分子：活化 B 细胞向 T 细胞提呈抗原及 Th 细胞对 B 细胞的辅助，均需要细胞间的接触，此过程需要黏附分子 ICAM-1 与 LFA-1 之间的相互作用。

5）其他分子（CD20，CD22，CD32）：CD20 是 B 细胞特异性标志，表达于除浆细胞外的各发育分化阶段的 B 细胞，在 B 细胞增殖分化中有重要作用。CD22 特异性表达于 B 细胞，胞内段含有免疫受体酪氨酸抑制基序（immune receptor tyrosine-based inhibition motif，ITIM），向 B 细胞传递抑制信号，为 B 细胞的抑制性受体。CD32 即 FcγRII，可负反馈调节 B 细胞分化和抗体分泌。

（2）B 细胞亚群：根据 B 细胞是否表达 CD5 分子，B 细胞主要可分为 B1 细胞和 B2 细胞。B1 细胞主要参与固有免疫；B2 细胞是传统 B 细胞，为参与特异性体液免疫应答的主要细胞。

B1 细胞占 B 细胞总数的 5%～10%，主要定居于腹膜腔、胸膜腔和肠道固有层中。B1 细胞出现较早，胚胎期即可产生，CD5 分子阳性，具有自我更新能力，主要针对碳水化合物（如细菌多糖等）产生应答，无需 Th 辅助，不发生类别转换（class switch recombination，CSR）和体细胞高频突变（somatic hypermutation），产生低亲和力 IgM 抗体。在无外源性抗原刺激的情况下，B1 细胞自发分泌针对微生物脂多糖和某些自身抗原的 IgM 型抗体，被称为天然抗体。B1 细胞属固有免疫细胞，在免疫应答早期发挥作用，并与自身免疫病的发生有关。B2 细胞发育较晚，不表达 CD5 分子，主要定居于淋巴器官。在抗原刺激和 T 细胞辅助下，分化为浆细胞，产生多种类型的高亲和力抗体，介导特异性体液免疫功能。

（3）B细胞对胸腺依赖性抗原的应答：胸腺依赖性抗原（thymus-dependent antigen，TD-Ag）刺激B细胞产生抗体依赖辅助性T细胞，故只有B2细胞产生应答。

初始B2细胞通过BCR直接特异性识别并结合可溶性抗原，当BCR被多价抗原交联后，Igα/Igβ胞内段ITAM基序中的酪氨酸被磷酸化，将抗原刺激信号转导入核。共受体CD19/CD21/CD81复合体中的CD19分子促进BCR~Igα/Igβ复合体转导的信号，降低B细胞活化所需的阈值，提高B细胞对抗原刺激的敏感性。

B2细胞在识别、结合抗原的同时会内化抗原并进行加工处理，以抗原肽-MHCⅡ类分子复合物展示在细胞表面，并且上调共刺激分子与黏附分子的表达，成为抗原提呈细胞。随后活化的B2细胞随即向T细胞区迁移，寻找具有相同抗原特异性的T细胞，刺激T细胞活化。活化的Th细胞通过高表达CD40L分子、黏附分子和分泌IL-4等细胞因子辅助B2细胞活化、增殖、分化，最终形成浆细胞。

B细胞活化后发生克隆增殖，1周左右在淋巴滤泡内形成生发中心。生发中心内活化的B2细胞每6~8 h分裂一次，被称为生发中心母细胞。生发中心母细胞分裂增殖产生的子代细胞体积小，称为生发中心细胞。随着生发中心细胞的增加，生发中心可分为两个区域：一个是暗区，分裂增殖的生发中心母细胞在此紧密聚集，滤泡树突状细胞（FDC）很少；另一个为明区，生发中心细胞在此聚集不紧密，但与众多FDC接触。B2细胞在生发中心可完成体细胞高频突变和抗体亲和力成熟过程，最终形成分泌高亲和力IgG/IgA/IgE的浆细胞和记忆性B细胞。

（4）B细胞对胸腺非依赖性抗原（thymus-independent antigen，TI-Ag）的免疫应答：细菌多糖等TI抗原在激活B细胞产生抗体时无需T细胞的辅助。根据激活B细胞方式的不同，TI抗原又可分为TI-1抗原和TI-2抗原。

TI-1抗原不仅能与BCR结合，还能通过其有丝分裂原成分与B细胞上的丝裂原受体结合，引起B细胞的增殖和分化，因此又被称为B细胞丝裂原，如脂多糖（lipopolysaccharide，LPS）。成熟或未成熟B细胞均可被TI-1抗原激活，诱导产生低亲和力的IgM。高浓度TI-1抗原仅通过丝裂原可使B细胞活化，诱导B细胞的多克隆增殖，产生混合抗体；低浓度TI-1抗原能激活抗原特异性B细胞，产生特异性抗体。TI-1抗原单不足以诱导类别转换、抗体亲和力成熟及记忆性B细胞生成。

TI-2抗原多为细菌荚膜多糖，具有高度重复的结构。B1细胞是体内对TI-2抗原应答的主要细胞，TI-2抗原仅能激活成熟B1细胞。TI-2抗原通过其高度重复结构使B1细胞的BCR发生广泛交联而被激活，但BCR过度交联会使成熟B1细胞产生耐受。另外，尽管TI-2抗原无需T细胞辅助就能直接激活B1细胞，但T细胞分泌的细胞因子可显著增强B1细胞对TI-2抗原的应答，并促进B1细胞产生类别转换，由分泌IgM转换为IgG。B1细胞对TI-2抗原的应答具有重要的生理意义。许多胞外菌具有胞壁多糖，能抵抗吞噬细胞的吞噬消化。B1细胞针对TI-2抗原产生的抗体可发挥调理作用，促进巨噬细胞对其吞噬。由于人体内B1细胞至5岁左右才发育成熟，故婴幼儿易感染含TI-2抗原的病原体。

（5）特异性体液免疫应答中抗体产生的一般规律：抗原初次刺激机体所引发的应答称为初次应答。初次应答中所形成的记忆淋巴细胞再次接触相同抗原刺激后可产生迅速、高效、持久的应答，即再次应答。

初次应答中抗体产生的过程可分为四个阶段：①潜伏期，指抗原刺激后至血清中能测到特异性抗体前的阶段。此期可持续数小时至数周，时间长短取决于抗原的性质、抗原进入机体的途径、所用佐剂类型及宿主的状态等；②对数期，此阶段抗体数量呈指数增长，抗原的性质与剂量是决定抗体增长速度的重要因素；③平台期，此期抗体浓度基本维持在一个稳定的较高水平；④下降期，由于抗体被降解或与抗原结合而被清除，血清中抗体浓度慢慢下降，此期可持续几天或几周。

与初次应答比较,再次应答时抗体的产生过程有如下特征:①潜伏期短,大约为初次应答的一半;②抗体浓度迅速增加,很快到达平台期,且平台高(有时可比初次应答高10倍以上);③抗体维持时间长;④诱发再次应答所需抗原剂量小;⑤再次应答主要产生高亲和力的IgG抗体,而初次应答主要产生低亲和力的IgM抗体。

再次应答的强弱主要取决于两次抗原刺激的间隔长短:间隔短则应答弱,因为初次应答后存留的抗体可与再次刺激的抗原结合,形成抗原—抗体复合物而迅速被清除;间隔太长则反应也弱,因为记忆细胞有一定的寿命。再次应答的效应可持续存在数个月或数年,故大多数情况下机体一旦被病原体感染后,在相当长时间内可具有防御该病原体的免疫力。

2.免疫球蛋白 抗体(antibody,Ab)是B细胞受到抗原刺激后、分化为浆细胞而产生的一类免疫效应分子,能与相应抗原发生特异性结合,主要存在于血清等体液中,参与特异性体液免疫。1968年,世界卫生组织将具有抗体活性或化学结构与抗体相似的球蛋白统一命名为免疫球蛋白(immuno-globulin,Ig)。所有抗体都是Ig,但Ig并不都具有抗体的活性。

(1)Ig的分子结构:Ig的单体分子由4条肽链通过二硫键连接而成,N端都在一起,其中分子质量较大的称为重链(heavyr chain,H),分子质量较小的为轻链(light chain,L)。同一天然Ig分子中的两条H链和两条L链的氨基酸序列完全相同。根据重链结构和免疫原性的不同可将Ig分为5类,即γ、μ、α、ε和δ链,分别对应于Iga、IgM、'IgA、IgE和IgD;根据轻链结构和免疫原性的不同则可分为κ型和λ型。

1)可变区和恒定区:Ig重链和轻链N端氨基酸序列变化很大,称为可变区(variable region,V区);其余序列相对恒定,称为恒定区(constant region,C区)。在重链和轻链的可变区内,各有3个区域的氨基酸变异度最大,称为超变区,其余的区域氨基酸变化较小,称为骨架区。重链和轻链超变区共同构成抗原结合位点,因为抗原结合位点与抗原表面决定抗原特异性的特殊结构(称为表位)互补,所以超变区又称为互补决定区(complementarity-determining region,CDR)。

2)Ig的结构域:重链和轻链都包含若干球形结构域,每个结构域由约110个氨基酸组成。轻链有V_L和C_L两个结构域;IgG、IgA和IgD的重链有4个结构域,分别称为V_H、C_H1、C_H2、C_H3;IgM和IgE还多一个C_H4。

3)铰链区:C_H1与C_H2之间的区域为铰链区,此部位与抗体分子的构型变化有关。当抗体与抗原结合时,该区通过活动改变"Y"形两个臂之间的距离。一方面促进抗原结合位点易与抗原表位结合,另一方面使抗体分子变构,暴露其补体结合位点。免疫球蛋白铰链区的柔韧性主要与该部位含较多脯氨酸残基有关。

4)Ig的特殊结构:血清IgM是五聚体,分泌型IgA(seeretory IgA,sIgA)是二聚体,这些单体之间依靠连接链(joining chain,J链)连接。slgA还有一种特殊结构称分泌片,由局部黏膜的上皮细胞合成。具有促进上皮细胞从组织中吸收IgA,并将其分泌到黏膜表面的作用,还可保护消化道黏膜sIgA免受蛋白酶降解。

(2)Ig的水解片段:木瓜蛋白酶可在IgG分子重链链间二硫键近氨基端处将其切成大小相近的3个片段,其中2个相同片段可与抗原特异性结合,即抗原结合片段(Fab);剩下Fc片段为可结晶片段,不结合抗原表位,但与抗体分子的其他生物学活性有关。胃蛋白酶则可以在IgG分子重链链间二硫键近羧基端将其切成2个大小不同的片段,一个是具有双价抗体活性的F(ab')$_2$片段,小片段无任何生物学活性,称为pFc'片段。由于F(ab')$_2$片段既保留了特异性结合抗原的生物学活性,又避免了Fc片段可能引起的不良反应,因而被广泛用于生物制品。如白喉抗毒素、破伤风抗毒素经胃蛋白酶消化后超敏反应发生的概率降低。

(3)Ig的功能

1)V区的功能:主要识别并特异性结合抗原分子,其中cDR起决定性作用。

2)C 区的功能:①激活补体系统。人 IgG1-3 和 IgM 与相应抗原结合后,可发生构象改变而暴露补体结合位点,从而通过经典途径激活补体。激活补体的能力为 IgM>IgG1>IgG3>IgG2。IgA、IgE 和 IgG4 本身难于激活补体,但形成聚合物后可通过旁路途径激活补体系统。通常 IgD 不能激活补体。②结合 Fc 受体。IgG 和 IgE 可与表面具有相应 Fc 受体的细胞结合,产生不同的生物学效应。IgG(特别是 IgG1 和 IgG3)可通过其 Fab 段与细菌结合,Fc 段与巨噬细胞或中性粒细胞表面相应 FcγR 结合,促进吞噬细胞对细菌的吞噬,这种效应被称为调理作用。NK 细胞、巨噬细胞和中性粒细胞等表达 FcγR,通过与已结合在病毒感染细胞和肿瘤细胞等靶细胞表面的 IgG 抗体的 Fc 段结合,促进对靶细胞的杀伤,即 ADCC 作用。IgE 为亲细胞抗体,可在未结合抗原的情况下直接通过其 Fc 段与肥大细胞和嗜碱性粒细胞表面的高亲和力 FcεR 结合,并使其致敏。若刺激 IgE 产生的相同变应原再次进入机体,则可与致敏细胞表面特异性 IgE 结合,促使这些细胞合成和释放生物活性物质,引起 I 型超敏反应。③穿过胎盘和黏膜。在人类,只有 IgG 可以通过胎盘,是一种重要的自然被动免疫机制,对于新生儿抗感染具有重要意义。

(4)各类免疫球蛋白的主要特性与免疫学功能

1)IgM:是个体发育中最早合成和分泌的抗体。血清 IgM 是五聚体,分子质量最大,称为巨球蛋白。IgM 理论上具有 10 个 Fab 片段,但由于空间位阻,实际结合的抗原表位数为 5。IgM 激活补体的能力最强,一个 IgM 五聚体就可以同时结合两个以上 C1 复合物的头部,启动补体经典激活途径。IgM 是机体在感染早期产生的免疫球蛋白,可作为感染性疾病的血清学早期诊断指标。

2)IgC:出生后 3 个月开始合成,3~5 岁接近成人水平。IgG 是血清和胞外液中含量最高的 Ig,占血清总量的 75%~80%。IgG 半衰期 20~23 d,是再次免疫应答的主要抗体,亲和力高,体内广泛分布,是机体抗感染的"主力军"。IgG 是唯一能通过胎盘屏障从母体进入胎儿的抗体。某些自身抗体如抗甲状腺球蛋白抗体、抗核抗体可引起 Ⅱ、Ⅲ 型超敏反应。

3)IgA:分为血清型和分泌型两型。分泌型(sIgA)为二聚体,由 J 链连接,经黏膜上皮细胞分泌至外分泌液中。其主要参与黏膜免疫,阻止病原菌黏附于黏膜细胞。SIgA 在黏膜表面可中和毒素。新生儿易患呼吸道、胃肠道感染可能与 IgA 合成不足有关。婴儿可从母亲初乳中获得 SIgA,是重要的自然被动免疫。

4)IgE:血清中含量最低。IgE 是一种亲细胞性抗体,易与组织中肥大细胞和血液中嗜碱性粒细胞高亲和力抗体结合,引起这些细胞脱粒,释放组胺等活性介质,从而引起 I 型过敏反应。IgE 在抗寄生虫感染中具有重要作用,蠕虫、血吸虫和旋毛虫等寄生虫感染后,可诱导机体产生大量 IgE 抗体。

5)IgD:很少分泌,在血清中的含量极低,而且极不稳定,容易降解。mIgD 作为成熟 B 细胞 BCR 的组分之一,是 B 细胞的重要表面标志。

(5)人工制备抗体

1)多克隆抗体:采用传统免疫方法,将抗原物质经不同途径注入动物体内,经数次免疫后分离动物血清,即获得多克隆抗体,是由多克隆 B 细胞产生抗体,具有高度的异质性。多克隆抗体具有来源广泛、制备容易、作用全面,具有中和抗原、免疫调理、介导 ADCC 作用等优点,但由于其特异性不高、易发生交叉反应、不易大量制备,应用受限。

2)单克隆抗体:Kohler 和 Milstein 在 1975 年建立了体外淋巴细胞杂交瘤技术,用人工的方法将产生特异性抗体的 B 细胞与骨髓瘤细胞融合,形成 B 细胞杂交瘤。这种杂交瘤细胞既具有骨髓瘤细胞无限繁殖的特性,又具有 B 细胞分泌特异性抗体的能力。由单一克隆化的杂交瘤细胞产生的抗体即为单克隆抗体,简称单抗,只针对单一抗原表位。单抗具有纯度高、特异性高、亲和力恒定、重复性强、效价高、成本低并可大量生产等优点。缺点是其鼠源性,对人具有较强的免疫原性。

3)基因工程抗体:通过基因工程技术制备的抗体,包括人一鼠嵌合抗体、人源化抗体、双特异性抗体和单链抗体等。基因工程抗体既有均一性、特异性强的特点,又能克服鼠源性的弊端,是目前治疗性抗体的主要来源。

第四节　免疫耐受与免疫调节

免疫耐受指免疫系统接受抗原刺激后所表现的特异性无应答状态,也称负免疫应答。免疫调节是免疫系统具有感知免疫应答的强度并实施调控的能力,是免疫系统在识别抗原、启动应答和产生记忆以外的另一项重要功能。

一、免疫耐受

免疫耐受具有抗原特异性,只对特定的抗原不应答,但对其他抗原仍保持正常免疫应答。免疫耐受与免疫抑制截然不同,后者无抗原特异性,即机体对各种抗原均呈无反应性。机体对外来抗原的免疫应答和对自身抗原的免疫耐受,对机体保持自身内环境稳定具有重要的意义。

1.免疫耐受的类型

(1)天然免疫耐受:Owen 于 1945 年报道异卵双胎小牛的胎盘血管相互融合,血液自由交流,出生后两头小牛体内均存在两种不同血型抗原的红细胞,构成血细胞嵌合体。如果将一头小牛的皮肤移植给其孪生小牛,亦不产生排斥。这种天然免疫耐受的形成是由于胚胎期未成熟淋巴细胞视接触的抗原为自身抗原,诱导出对该抗原的特异性耐受状态。

(2)获得性免疫耐受:是通过人工诱导而形成的。获得性免疫耐受与抗原剂量、抗原类型、抗原免疫途径及抗原表位的特点均有关系。抗原剂量过低或过高,均呈现特异性无应答状态。通常 T 细胞耐受易于诱导,所需抗原剂量低,耐受持续时间长(数月至数年);而诱导 B 细胞耐受需要大剂量抗原,且持续时间短。耐受的形成还与抗原分子的性质、抗原进入机体的途径有关。另外,机体的免疫状态对耐受的诱导成功与否也有影响。

2.免疫耐受的机制

(1)中枢耐受:是指在胚胎期,或 T 细胞、B 细胞在发育过程中遇到抗原后所形成的耐受。T 细胞、B 细胞分别在胸腺和骨髓中发育成熟,二者在表达功能性抗原识别受体阶段,如果分别与微环境基质细胞表面表达的自身抗原肽-MHC 分子或自身抗原表位结合,则启动凋亡程序,导致自身反应性 T 细胞、B 细胞被清除。

(2)外周耐受

1)克隆清除及免疫忽视:如果自身反应性 T 细胞、B 细胞不能在中枢器官清除,它们将进入外周免疫器官及组织。若特异性抗原识别受体对自身抗原具有高亲和力,而生理条件下外周微环境缺乏共刺激信号,这些自身反应性细胞会发生凋亡而被克隆清除;若其特异性抗原识别受体对自身抗原的亲和力低,或自身抗原浓度低,则自身反应 T 细胞与特异性抗原并存,称为免疫忽视。

2)克隆无能:外周免疫耐受中,自身反应性细胞常以克隆无能或克隆不活化状态存在。这主要是由于不成熟 DC 及组织细胞虽然表达自身抗原,但不能有效提供共刺激信号,从而使自身反应性细胞呈现克隆无能状态。部分克隆无能细胞易发生凋亡而被清除,部分克隆无能细胞长期存活,在 IL-2 作用下,进行活化并克隆扩增,导致自身免疫性疾病。

3)Treg 的作用:Treg 可通过分泌 TGF-β 和 IL-10 直接抑制 CD4$^+$或 CD8$^+$T 细胞的活性,也可表达 CTLA-4 分子抑制 APC,从而间接抑制 T 细胞的活性。

4)免疫豁免部位:脑及眼前房部位等特殊部位,移植同种异型抗原时不被排斥,被称为免疫豁免部位。免疫豁免部位的细胞不能随意穿越屏障,进入淋巴循环和血液循环;而免疫效应细胞也不能随意进入这些隔离部位。另外,这些部位产生大量的抑制性细胞因子(如 TGF-β 和 IL-10),抑制免疫细胞的功能。

3.免疫耐受的临床意义　免疫耐受的诱导、维持和破坏与许多临床疾病的发生、发展及转归密切相关。通过诱导和维持免疫耐受,可防治超敏反应性疾病、自身免疫性疾病及移植排斥反应;而通过终止免疫耐受,可激发机体对感染性病原体及肿瘤抗原的免疫应答,从而有利于病原体的清除和肿瘤的防治。

一、免疫调节

免疫调节涉及免疫细胞之间、免疫细胞与免疫分子之间及免疫系统与其他系统之间的相互作用,构成一个相互协调、相互制约的网络结构,使免疫应答维持合适的强度,从而保证机体内环境的稳定。

1.分子水平的调节　T 细胞、B 细胞和 NK 细胞表面既有活化性受体,也有对活化性信号进行反馈调节的抑制性受体,从而保证机体产生适度的免疫应答。例如,T 细胞表面共刺激分子除 CD28 外,还有抑制性的 CTLA-4。CTLA-4 同样与 CD80/86 分子结合,但传递抑制性信号。CTLA-4 在 T 细胞活化后约 24 h 表达,抑制活化的 T 细胞。B 细胞表面表达抑制性 FcγRII-B 受体,当足够抗体产生时,可形成大量 IC 复合物,复合物中抗原与 BCR 结合,而抗体则与 FcγRII-B 受体结合,抑制抗体的进一步生成。

NK 细胞同样表达活化性受体 NCR、NKG2D 和抑制性受体 KIR、CD94/NKG2A 等,NK 细胞的活性由这两种受体传递信号之间的平衡来决定。一般活化性受体胞内段含有 ITAM 基序,当其酪氨酸发生磷酸化后,即可向细胞传导活化信号;而抑制性受体胞内段含有 ITIM 基序,抑制活化信号的传导。抑制性受体的活化通常是较晚发生的事件,既保证激活信号有充分时间发挥作用,也使得免疫应答保持在适度的范围内。

2.细胞水平的调节

(1)发挥调节作用的 T 细胞:Treg 在反馈性调节中居核心地位。nTreg 是在胸腺诱导的,主要通过直接接触抑制 APC 或 T 细胞的活性。nTreg 可抑制自身免疫病的发生,还参与肿瘤的发生和诱导移植耐受。iTreg 一般在外周由抗原及多种因素激发而产生,可以来自初始 T 细胞,也可从自然调节性 T 细胞分化而来,其分化和发挥功能依赖于 TGF-β、IL-10 等抑制性细胞因子的参与。Th1 和 Th2 是效应 T 细胞,但同时也具有免疫调节作用,二者相互抑制。

(2)独特型网络与免疫调节:抗原进入机体后,选择出表达特定 BCR 的 B 细胞发生克隆扩增,大量分泌特异性抗体(Ab1)。当数量足够大时,Ab1 可作为抗原在体内诱发抗一抗体(Ab2)的产生。因 Ab2 针对 Ab1 特有的 CDR 区表位(独特型表位),故被称为抗独特型抗体。抗独特型抗体可分别针对骨架区抗体(α 型,称 Ab2α)和 CDR 区抗体(β 型,称 Ab2β)。Ab2β 抗体的结构与抗原相似,并能与抗原竞争 Ab1,被称为抗原的内影像。Ab2α 和 Ab2β 都可作为一种负反馈因素,对 Ab1 的分泌起抑制作用。大量 Ab2 的产生又可以诱生 Ab3,如此反复,构成独特型网络。独特型网络也适用于 TCR 及 T 细胞克隆间的相互作用及调节。

利用独特型网络原理可进行免疫干预。一是应用抗原内影像 Ab2β 所具有的结构特点,诱导产生 Ab3(与 Ab1 有相同独特型),增强机体对抗原的特异性应答。主要用于抗感染免疫,特别针对那些不宜直接对人体接种的病原体。二是诱导 Ab2 或抗独特型 T 细胞的产生,以最终减弱或去除体内原有 Ab1(或相应 T 细胞克隆)所介导的抗原特异性应答,主要用于防治自身免疫病。

(3)AICD 的负反馈调节:Fas 分子一旦与配体 FasL 结合,即可启动死亡信号传导。Fas 可表达在多种细胞表面,活化的淋巴细胞 Fas 表达上调,但 FasL 的大量表达通常只见于活化 T 细胞(特别是活化的 CTL)和 NK 细胞。高表达 FasL 的活化 CTL 细胞在杀伤靶细胞的同时,会启动对高表达

Fas 的活化淋巴细胞的清除,这就是 AICD 作用。AICD 是一类高度特异性的生理性反馈调节,其目标是限制抗原特异性淋巴细胞数量。Fas 或 FasL 基因发生突变时,会形成自身免疫性淋巴细胞增生综合征(autolmmune lymphoproliferative syndrome,ALPS)。

3.神经-内分泌-免疫系统整体水平的调节　免疫系统行使功能时,往往与其他系统,特别是神经和内分泌系统发生相互作用。例如,紧张和精神压力可加速免疫相关疾病的进程,内分泌失调也影响免疫性疾病的发生和发展。神经递质、内分泌激素与免疫细胞、免疫分子之间存在广泛的联系。

(1)神经内分泌因子影响免疫应答:免疫细胞表达接受各种激素信号的受体,皮质类固醇和雄激素等可通过相应受体下调免疫反应;而雌激素、生长激素、甲状腺素、胰岛素则增强免疫应答。

(2)抗体和细胞因子作用于神经内分泌系统:针对神经递质受体和激素受体的抗体将和相应配体发生竞争,并可出现类似于抗独特型抗体的结构,以网络形式相互制约。

(3)细胞因子与激素网络:多种细胞因子如 IL-1、IL-6 和 TNF-α 通过下丘脑-垂体-肾上腺轴线,刺激糖皮质激素的合成,后者可下调 Th1 和巨噬细胞的活性,使细胞因子分泌量下降,反过来导致皮质激素合成减少,解除对免疫细胞的抑制。

第二章 临床免疫学

第一节 超敏反应

已致敏的机体受到相同抗原再次刺激时,出现生理功能紊乱或组织细胞损伤的异常适应性免疫应答,称为超敏反应。根据超敏反应的发生机制和临床特点,分为Ⅰ、Ⅱ、Ⅲ、Ⅳ四型。目前国内外由超敏反应引起的疾病发病率明显上升。

一、Ⅰ型超敏反应

Ⅰ型超敏反应又称变态反应或速发型超敏反应,其特点是:①由 IgE 介导、肥大细胞和嗜碱性粒细胞释放生物活性介质而引起的局部或全身反应;②发生快,消退亦快;③常引起生理功能紊乱,几乎不发生组织细胞严重损伤;④具有明显个体差异和遗传倾向。

1.参与Ⅰ型超敏反应的主要成分

(1)变应原:指能诱导机体产生 IgE 的抗原物质,主要包括:①某些药物或化学物质,如青霉素、磺胺等小分子药物,它们可在体内与某些蛋白结合而成为变应原;②吸入性变应原,如植物花粉、尘螨排泄物、生活用品的纤维、真菌菌丝及孢子、昆虫毒液、动物皮毛等;③食物变应原,如牛奶、鸡蛋、海产类食物、食物添加剂、防腐剂、保鲜剂和调味剂等;④由动物血清制备的抗毒素,注入机体后能诱发Ⅰ型超敏反应。

(2)IgE 及其受体:IgE 主要由鼻咽、扁桃体、气管和胃肠道黏膜下固有层淋巴组织中的浆细胞产生,这些部位也是变应原易于侵入并引发Ⅰ型超敏反应的部位。IgE 受体分为 FcεRⅠ和 FctRⅡ两种。IgE 主要与分布在肥大细胞和嗜碱性粒细胞表面的。FctRⅠ高亲和力结合,使其致敏。结合 IgE 的细胞被称为致敏靶细胞。

(3)肥大细胞与嗜碱性粒细胞:肥大细胞主要分布于呼吸道、胃肠道和泌尿生殖道的黏膜上皮及皮下结缔组织近血管处。嗜碱性粒细胞主要分布于外周血中,数量较少。两种细胞均高表达 FceRⅠ,胞质中含有嗜碱性粒颗粒,颗粒中储存组胺、激肽原酶等生物活性介质。

(4)嗜酸性粒细胞:主要分布于呼吸道、胃肠道和泌尿生殖道的黏膜皮下的结缔组织处,循环血中仅少量存在。活化后表达 FceRⅠ并释放胞内颗粒。颗粒内容物主要包括嗜酸性粒细胞阳离子蛋白、主要碱性蛋白、嗜酸性粒细胞过氧化物酶、胶原酶等。另外嗜酸性粒细胞释放的组胺酶和芳基硫酸酯酶,可灭活肥大细胞释放的组胺和白三烯,对Ⅰ型超敏反应起到一定的抑制作用。

2.发生机制

(1)机体致敏:变应原进入机体后,诱导特异性 B 细胞产生 IgE 类抗体应答。IgE 以其 Fc 段与肥大细胞或嗜碱性粒细胞表面的 FceRⅠ结合,使机体处于对该变应原的致敏状态。通常致敏状态可维持数月甚至更长。如长期不接触相应变应原,致敏状态可逐渐消失。

(2)IgE 受体交联引发细胞活化:相同变应原再次进入机体,与致敏靶细胞上 2 个或 2 个以上相邻 IgE 结合,导致 FcεRⅠ交联,启动靶细胞的活化信号。

（3）释放生物活性介质：活化的肥大细胞或嗜碱性粒细胞可释放预先存在于颗粒内的介质和新合成活性介质。预存于细胞内的介质主要是组胺和激肽原酶。组胺为引起速发相症状的主要介质，可以使小血管扩张、毛细血管通透性增加、平滑肌收缩、支气管痉挛。激肽原酶催化血浆激肽原转变为缓激肽，其刺激平滑肌收缩、引起支气管痉挛；扩张血管、毛细血管通透性增强；吸引嗜酸性粒细胞、中性粒细胞向局部趋化。

新合成的介质包括白细胞三烯（LTs）、前列腺素 D2（PGD2）和血小板活化因子（PAF）等。LTs 是花生四烯酸经脂氧合酶途径形成的介质，可使支气管平滑肌强烈而持久地收缩，是引起迟发相支气管痉挛的主要介质，也可引起毛细血管扩张、通透性增强和黏膜腺体分泌增加。PDG2 是花生四烯酸经环氧合酶途径形成的产物，使平滑肌收缩、血管扩张和通透性增加。PAF 是羟基化磷脂在磷脂酶 A2 和乙酰转移酶作用后形成的产物，使血小板活化释放组胺、5-羟色胺等血管活性胺类物质。

（4）局部或全身 Ⅰ型超敏反应：由活化的肥大细胞和嗜碱性粒细胞释放的生物活性介质作用于效应组织和器官，引起局部或全身性的过敏反应。根据反应发生的快慢和持续时间的长短，分为速发相和迟发相两种反应类型。速发相反应通常在接触变应原后数秒内发生，可持续数小时，主要由组胺、前列腺素等引起，表现为毛细血管扩张、血管通透性增强、平滑肌收缩、腺体分泌增加。迟发相反应在变应原刺激 46 h 后，可持续数天以上，表现为局部以嗜酸性粒细胞（约占 30%）、中性粒细胞、嗜碱性粒细胞等浸润的特征性炎症反应。活化的肥大细胞和嗜碱性粒细胞可释放嗜酸性粒细胞趋化因子（ECF）、中性粒细胞趋化因子招募嗜酸性粒细胞和中性粒细胞达到炎症部位。

3.Ⅰ型超敏反应发生的遗传和环境因素　受环境中普通抗原物质刺激后易发 Ⅰ型超敏反应的个体，被称为特应性个体。特应性个体具有异常高水平的血清 IgE，多有家族遗传性。易感因素分析表明，环境因素和家族因素在哮喘的发生危险中各占 50%。位于 5Q31-33 的紧密连锁基因群，编码多种细胞因子，其中 IL-4 基因启动子变异，可导致 IgE 抗体大量产生。编码 FcεRIβ 亚单位基因多态性与哮喘和湿疹的发生密切相关。环境因素的影响表现为儿童早期接触感染性疾病，有助于防止特应症和过敏性哮喘的发生。

4.临床常见疾病

（1）全身性过敏反应：多见于药物、异种动物血清过敏性休克。以青霉素过敏反应最为常见。青霉素降解产物（青霉烯酸或青霉噻唑醛酸）与体内蛋白质共价结合后，可刺激机体产生 IgE，使肥大细胞和嗜碱性粒细胞致敏。当机体再次接触青霉素时，即可触发过敏反应，重者可发生过敏性休克而死亡。青霉素制剂在弱碱性溶液中易形成青霉烯酸，因此使用前应临时配置，放置 2 h 后不宜使用。临床发现少数人在初次注射青霉素时发生过敏性休克，可能与平时吸入空气中青霉菌孢子，或曾使用过被青霉素污染的医疗器械所致。临床上应用破伤风抗毒素、白喉抗毒素等动物免疫血清时，有些患者可因曾经注射过相同血清被致敏而发生过敏性休克。

（2）呼吸道过敏反应：最常见于支气管哮喘和过敏性鼻炎，常因吸入花粉、尘螨、真菌和毛屑等变应原或呼吸道病原微生物引起。支气管哮喘急性发作属速发相反应，48 h 后进入迟发相，出现以嗜酸性粒细胞和中性粒细胞浸润为主的炎症反应。

（3）胃肠道过敏反应：少数人进食鱼、虾、蟹、蛋、奶等食物后发生过敏性胃肠炎，出现恶心、呕吐、腹痛和腹泻等症状，严重者可发生过敏性休克。

（4）皮肤过敏反应：主要包括荨麻疹、湿疹和血管神经性水肿，多由药物、食物和肠道寄生虫引起。

5.防治原则

（1）避免接触变应原：通过询问过敏史或皮肤试验，寻找出变应原。避免再次接触，是预防 Ⅰ型超敏反应最有效的方法。

（2）脱敏治疗：对于已经查明的变应原，如异种动物血清、花粉或尘螨等，可采用小剂量、间隔较长时间、反复多次注射的方法进行脱敏治疗。但脱敏是短暂的，经一定时间后机体又可重新被致敏。脱敏的机制可能是：通过改变抗原进入途径，诱导机体产生大量特异性 IgG 类抗体，降低 IgE 抗体应答；或 IgG 类抗体与相应变应原结合，阻断变应原与致敏靶细胞上 IgE 结合；或与诱导调节性 T 细胞产生有关。

（3）药物防治

1）抑制生物活性介质合成和释放：阿司匹林为环氧合酶抑制剂，可抑制 PGD2 等介质合成。色甘酸钠可稳定细胞膜，阻止致敏靶细胞释放生物活性介质。肾上腺素、异丙肾上腺素和前列腺素 E 激活腺苷酸环化酶促进 cAMP 合成，而甲基黄嘌呤和氨茶碱抑制磷酸二酯酶阻止 cAMP 分解。两者均可升高 cAMP 水平抑制靶细胞脱颗粒和生物活性介质的释放。

2）拮抗生物介质的活性：苯海拉明、氯苯那敏、异丙嗪、氯雷他定等为组胺受体拮抗剂，可拮抗已释放组胺的生物学活性。

3）改善器官反应性：肾上腺素不仅可解除支气管痉挛，还可使外周毛细血管收缩而提高血压，在抢救过敏性休克时具有重要作用。葡萄糖酸钙、氯化钙、维生素 c 等除可解除痉挛外，还可降低毛细血管通透性和减轻皮肤和黏膜的炎症反应。

（4）免疫疗法：根据 I 型超敏反应的发生机制，考虑的免疫生物疗法有：将 IL-12 和变应原分子疫苗共同使用，促进 Th2 型免疫应答向 Th1 型转换，下调 IgE 的产生；将变应原疫苗和 DNA 重组载体制备成 DNA 疫苗，诱导 Th1 型免疫应答；人源化 IgE 单克隆抗体抑制致敏靶细胞释放介质，治疗持续性哮喘；可溶性 IL-4 受体与 IL-4 结合，降低 Th2 细胞应答，减少 IgE 产生。

二、II 型超敏反应

II 型超敏反应是由抗体（IgG 或 IgM 类）与靶细胞表面相应抗体结合后，在补体、吞噬细胞和 NK 细胞参与下，引起的以细胞溶解或组织损伤为主的病理性免疫反应。

1.发生机制

（1）靶细胞及其表面抗原：血细胞和某些上皮细胞、内皮细胞均可成为 II 型超敏反应中被攻击的靶细胞。靶细胞表面的抗原可分为以下几类：①同种异型抗原。如 ABO 血型抗原，Rh 抗原和 HLA 抗原。②异嗜性抗原。外来组织与正常组织细胞之间的抗原，如链球菌胞壁成分与心脏瓣膜、关节组织之间的共同抗原。③自身抗原。感染或理化因素改变的自身抗原。④小分子半抗原。如青霉素、奎尼丁等，它们的分子质量很小，本身不足以引起免疫应答，但结合在组织细胞表面后可变成完全抗原，引起超敏反应。

（2）抗体破坏靶细胞的机制

1）激活补体溶解靶细胞：IgG 或 IgM 类抗体与靶细胞表面抗原结合后，通过激活补体活化的经典途径形成攻膜复合物而溶解细胞。

2）调理吞噬作用：抗体与靶细胞特异性结合后，通过其 Fc 段与效应细胞表面存在的 Fc 受体结合，介导调理作用；补体裂解产物亦可通过与补体受体结合而介导调理作用，促进吞噬细胞的吞噬。

3）ADCC 作用：IgG 与靶细胞表面抗原结合后，其 Fc 段与 NK 细胞等细胞表面的 Fc 受体结合，介导 ADCC 作用，杀伤靶细胞。

（3）抗体介导靶细胞功能紊乱：某些疾病（如 Grave's 病）状态下，抗细胞表面受体的抗体与相应受体结合，并不引起靶细胞溶解，而是导致靶细胞功能紊乱，表现为受体介导的对靶细胞的刺激或抑制作用。

2.临床常见疾病

（1）输血反应：多见于 ABO 血型不符的输血。供血者红细胞表面的血型抗原与受者血清中的天然抗体（IgM）结合后，激活补体使红细胞溶解引起溶血反应。反复输血可诱导机体产生抗血小板或抗白细胞抗体,引起非溶血性输血反应。

（2）新生儿溶血症:血型为 Rh⁻ 的母亲由于流产或分娩等原因,接受 Rh⁺胎儿的红细胞刺激后,产生抗 Rh 的 IgG 类抗体。再次妊娠时,如果胎儿血型为 Rh⁺,Rh 抗体通过胎盘进入胎儿体内,溶解红细胞,引起流产、死胎或新生儿溶血。母子间 ABO 血型不符引起的新生儿溶血症也不少见,但症状轻。全身换血可治疗新生儿溶血症,在第一胎分娩后 72 h 内给母亲注射抗 Rh 抗体可以预防第二胎发生新生儿溶血症。

（3）血细胞减少症:甲基多巴胺类药物,或某些病毒如流感病毒、EB 病毒感染后,可使红细胞膜表面成分改变,从而刺激机体产生抗体。这种抗体和体内红细胞结合后,激活补体而导致自身免疫性贫血。当青霉素、磺胺、安替比林、奎尼丁和非那西丁等药物和血细胞膜蛋白或血浆蛋白结合后,成为完全抗原而刺激机体产生相应抗体。抗体与结合药物的红细胞、粒细胞或血小板作用,激活补体引起药物溶血性贫血、粒细胞减少症或血小板减少性紫癜。

（4）肺出血-肾炎综合征:病毒、药物或有机溶剂等损伤肺泡基底膜后,机体对基底膜产生自身 IgG 类抗体。该抗体与肺泡基底膜及肾小球基底膜结合后,激活补体或通过调理吞噬作用,导致肺出血和肾炎。

（5）甲状腺功能亢进:又称 Grave's 病。是一种特殊的 Ⅱ 型超敏反应。该病患者体内产生针对甲状腺细胞表面甲状腺刺激素受体(TSHR)的自身抗体,该抗体与 TSHR 结合后,可刺激甲状腺细胞分泌大量甲状腺素,引起甲状腺功能亢进。

（6）重症肌无力:该病患者体内产生抗乙酰胆碱受体的自身抗体。当自身抗体与神经肌肉接头处的乙酰胆碱受体结合,可干扰乙酰胆碱的活性,减少受体的数量,导致肌肉无力。

三、Ⅲ型超敏反应

Ⅲ型超敏反应又称免疫复合物型超敏反应。由抗原和抗体结合形成中等大小的可溶性 IC 复合物,沉积于局部或全身多处毛细血管基底膜后,激活补体,并在中性粒细胞、血小板、嗜碱性粒细胞等参与下,引起充血水肿、局部坏死和中性粒细胞浸润为主的炎症反应和组织损伤。

1.发生机制

（1）免疫复合物沉积的条件

1）抗原抗体比例和免疫复合物分子质量:可溶性抗原与抗体比例不同,形成免疫复合物的大小各异。当抗原抗体比例合适时,形成大分子 IC,易被吞噬细胞清除;抗原(或抗体)过剩则形成小分子 IC,从肾小球滤过;抗原(或抗体)略多于抗体(或抗原)时,形成中等大小的免疫复合物,不易被吞噬,而随血流沉积于不同组织部位的基底膜。

2）抗原物质持续存在:长期反复感染、用药或接触外源性抗原等均使抗原不断刺激机体产生抗体,所形成的免疫复合物在血液循环中滞留时间较长,且过量 IC 不易被清除,有利于免疫复合物的沉积。

3）组织学结构和血流动力学因素:肾小球基底膜和关节滑膜等处的毛细血管压较高,动脉交叉口、脉络膜丛和眼睫状体等处易产生涡流,有利于免疫复合物的沉积。

4）机体清除免疫复合物的能力:导致机体清除可溶性免疫复合物能力降低的因素包括补体功能障碍或补体缺陷,吞噬细胞功能异常或缺陷。

（2）免疫复合物引起机体损伤的机制

1）补体的作用:补体经典激活途径产生的 C3a 和 C5a,可与肥大细胞或嗜碱性粒细胞上的 C3a 和 C5a 受体结合,使其释放组胺等活性物质,致局部毛细血管通透性增加,渗出增多,引起水肿。同时,C3a 和 C5a 可招募中性粒细胞到达免疫复合物沉积部位。

2）中性粒细胞的作用:中性粒细胞招募到免疫复合物所在部位,吞噬免疫复合物的同时,释放多种溶酶体酶,包括蛋白水解酶、胶原酶和弹性蛋白酶等,损伤血管及局部组织。

3)血小板和嗜碱性粒细胞的作用:肥大细胞和嗜碱性粒细胞释放的血小板活化因子,可使局部血小板聚集。激活、促进血栓形成,引起局部出血、坏死。血小板活化还可释放血管活性胺类物质,进一步加重水肿。

2.临床常见疾病

(1)局部免疫复合物病

1)Arthus 反应:为实验性Ⅲ型超敏反应。用马血清经皮下反复免疫家兔数周后,会在局部出现红肿、出血和坏死等剧烈炎症反应。原因主要是,马血清反复免疫家兔可诱导机体产生大量抗体,再次注射马血清后,血中抗体和局部抗原在血管壁相遇,结合为 Ic 并沉积,引起局部血管炎。

2)类 Arthus 反应:胰岛素依赖型糖尿病患者在局部反复注射胰岛素后,刺激机体产生相应 IgG 类抗体。若再次注射胰岛素,在局部出现红肿、出血和坏死等类似 Arthus 反应的炎症反应。

(2)全身免疫复合物病

1)血清病:通常在初次注射大量异种动物抗毒素血清(如抗破伤风毒素和抗蛇毒血清)后 1~2 周发生,其主要症状是发热、皮疹、淋巴结肿大、关节肿痛和一过性蛋白尿等。这是由于患者体内新产生的针对抗毒素的抗体和大量未排出的抗毒素结合形成大量中等大小免疫复合物所致。停止注射抗毒素后症状可自行消退。临床应用 TNF-α 单抗和大剂量青霉素、磺胺类药物也可引起血清病样反应。

2)急性免疫复合物肾小球肾炎:一般在 A 族链球菌感染后 2~3 周发生。由于体内产生抗链球菌抗体,该抗体可与体内链球菌可溶性抗原结合形成循环免疫复合物,沉积在肾小球基底膜上,引起免疫复合物型肾炎。其他病原微生物如葡萄球菌、肺炎双球菌、乙型肝炎病毒或疟原虫感染后也可发生。

3)系统性红斑狼疮(systemic lupus erythematosus,SLE):SLE 患者体内出现多种自身抗体,如抗核抗体、抗史密斯抗体等。自身抗体与相应自身抗原结合形成免疫复合物,沉积于全身多处血管基底膜,导致组织损伤,引起多器官病变。

四、Ⅳ型超敏反应

Ⅳ型超敏反应是一种由特异性致敏 T 细胞介导的细胞免疫应答类型。效应性 T 细胞与特异性抗原结合后,引起以单个核细胞浸润为主要特征的炎症反应。该超敏反应发生较慢,通常在接触相同抗原 24~72 h 后出现炎症反应,又称迟发型超敏反应(Delayed type hypersensitivity,DTH)。

1.发生机制

(1)抗原致敏:引起Ⅳ型超敏反应的抗原主要有胞内寄生菌、病毒、寄生虫和化学物质。这些抗原物质经 APC 摄取、加工和提呈给 T 细胞识别,使 T 细胞分化形成效应性 T 细胞(致敏 T 细胞)。效应 T 细胞主要为 $CD4^+Th1$ 细胞、$CD8^+CTL$、$CD4^+Th2$ 细胞和 Th17 细胞参与。

(2)T 细胞介导的炎症反应和组织损伤

1)Th1 细胞介导的炎症反应:效应性 Th1 细胞再次接触抗原后活化,释放多种细胞因子和趋化因子,如 IFN-γ、TNF-α 和 LTα 等。这些细胞因子的释放可招募淋巴细胞和巨噬细胞到达抗原部位,并使巨噬细胞活化,进一步释放炎症因子 IL-1 和 IL-6,加重炎症反应。

2)Th17 细胞介导的炎症反应:Th17 细胞活化后可招募到炎症部位,通过分泌 IL-17 募集单核细胞和中性粒细胞达到炎症部位,参与组织损伤。

3)CTL 的细胞毒作用:CTL 细胞和靶细胞相互作用后被激活,通过释放穿孔素和颗粒酶,使靶细胞溶解和凋亡;或通过其表面 FasL 与靶细胞表面 Fas 结合,导致靶细胞凋亡。

2.临床常见疾病

（1）感染性迟发型超敏反应：多见于结核杆菌等胞内寄生物感染。胞内感染结核杆菌的巨噬细胞在 Th1 细胞释放的 IFN-γ 作用下被活化，可将结核杆菌杀死。如果结核杆菌抵抗活化巨噬细胞的杀伤效应，则可发展为慢性感染，形成肉芽肿。肉芽肿的中央为由巨噬细胞融合所形成的巨细胞，在缺氧和巨噬细胞的细胞毒作用下，可形成干酪样坏死。

（2）接触性迟发型超敏反应：典型代表性疾病为接触性皮炎。由于接触小分子半抗原物质，如油漆、染料、农药、化妆品和某些药物（磺胺和青霉素）等引起。小分子半抗原与体内蛋白质结合成完全抗原，经朗格汉斯细胞摄取递呈给 T 细胞，并刺激细胞活化、分化为效应 T 细胞。机体再次接触相应抗原可发生接触性皮炎，导致局部皮肤出现红肿、皮疹、水疱，严重者可出现剥脱性皮炎。

第二节　自身免疫性疾病

自身免疫是机体免疫系统对自身成分发生免疫应答，存在于所有个体，在通常情况下不对机体产生伤害。自身免疫病是机体对自身成分发生免疫应答所导致的疾病状态。自身免疫病可分为器官特异性自身免疫病和系统性自身免疫病。器官特异性自身免疫病指自身靶抗原为某一器官的特定组分，病理损害和功能障碍局限于该器官，如桥本甲状腺炎、Grave's 病和胰岛素依赖糖尿病（insulin-dependent diabetesmellitus，IDDM）。系统性自身免疫病的自身靶抗原为多各器官组织的共有成分（如细胞核、线粒体等），故病变可累及多个系统和器官，引起多器官损害，如系统性红斑狼疮（SLE）。

自身免疫病和其他疾病相比，有以下特点：①患者体内可检测到自身抗体和（或）自身反应性 T 细胞；②自身抗体和（或）自身反应性 T 细胞介导对自身细胞或组织成分的适应性免疫应答，造成组织器官损伤或功能障碍；③病情转归与自身免疫应答强度密切相关；④反复发作，慢性迁延。

一、自身免疫性疾病的损伤机制及典型疾病

自身免疫病的病理损伤主要由自身抗体和（或）自身反应性 T 细胞所致，其损伤机制与超敏反应相同。

1.自身抗体引起的自身免疫性疾病

（1）自身抗体引起的细胞破坏性自身免疫性疾病：一些自身抗体可以启动自身细胞的破坏而引发自身免疫性疾病。如自身免疫性溶血性贫血是由抗红细胞表面抗原的自身抗体（IgG 或 IgM）引起的溶血性疾病。药物和 Rh 血型不合引起的溶血性贫血都属这类疾病。自身免疫性血小板减少性紫癜是由抗血小板表面成分抗体引起的血小板减少性疾病，患者可发生凝血功能障碍。自身免疫性中性粒细胞减少症是由抗中性粒细胞抗体引起的中性粒细胞减少性疾病，患者易患化脓性感染。

自身抗体可通过下述方式引起的自身细胞的破坏：①自身抗体识别和结合细胞膜上的抗原后激活补体导致直接溶解细胞效应；②结合自身抗体的细胞表达 FcR 被吞噬细胞清除；③结合自身抗体的细胞被 NK 细胞等通过 ADCC 作用杀伤；④结合自身抗体的细胞经抗原抗体复合物激活补体，产生具有趋化作用的因子 C5a，招募中性粒细胞到达并释放酶和活性介质引起细胞损伤。

（2）针对细胞表面受体的自身抗体引起的自身免疫性疾病：有些自身抗体可通过刺激细胞表面受体的功能而引发自身免疫性疾病。例如，Grave's 病是由血清中针对促甲状腺激素受体（thyroid stimlalating hormone receptor，TSHR）的自身 IgG 抗体引起的自身免疫性疾病。患者体内自身 IgG 抗体持续作用于甲状腺细胞的 TSHR，刺激甲状腺细胞分泌过多的甲状腺素，进而发生甲状腺功能亢进。有些自身抗体可阻断细胞受体的功能引发自身免疫性疾病。重症肌无力患者体内抗乙酰胆碱受体的抗体在神经肌肉接头处结合乙酰胆碱受体，使之内化并降解，致使肌肉细胞对运动神经元释

放的乙酰胆碱的反应性进行性降低。

（3）细胞外成分自身抗体引起的自身免疫性疾病：细胞外抗原的自身抗体也可引起自身免疫性疾病。肺出血肾炎综合征是由抗基底膜Ⅳ型胶原自身抗体引起的自身免疫性疾病。Ⅳ型胶原广泛地分布在身体各处，包括肺和肾脏基底膜。由抗基底膜Ⅳ型胶原自身抗体启动的免疫应答可使患者肾小球基底膜受损而发生肾炎。约40%的肺出血肾炎综合征的患者发生肺出血，发生肺出血的患者几乎都是吸烟者。在正常情况下，肺基底膜位于血管内皮细胞和肺泡上皮细胞之间，血管内皮细胞间形成的紧密连接使血液中的抗基底膜Ⅳ型胶原抗体不能到达基底膜。吸烟可损伤肺泡毛细血管内皮细胞，使抗基底膜Ⅳ型胶原抗体得以结合于基底膜，引起损伤性炎症，进而导致肺出血。

（4）自身抗原抗体复合物引起的自身免疫性疾病：自身抗体与自身抗原结合形成的IC复合物可引起自身免疫性疾病。如SLE患者体内产生针对多种细胞核抗原物质的自身IgG类抗体。这些抗体和细胞核抗原物质形成的大量的IC复合物，沉积在皮肤、肾小球、关节、脑等器官的小血管壁，引起肾小球等多器官病变。

2.自身反应性T细胞引起的自身免疫性疾病 体内存在的针对自身抗原的自身反应性T细胞在一定条件下可引发自身免疫病。IDDM患者体内存在的自身反应性T细胞持续杀伤胰岛β细胞，致使胰岛素的分泌严重不足。髓鞘碱性蛋白（MBP）特异性Th1细胞在小鼠可引起实验性变态反应性脑脊髓炎（EAE），过继转移MBP特异性的Th1细胞克隆可使正常小鼠发生这种疾病。人类多发性硬化症的发病机制和EAE相似。

值得注意的是，有些自身免疫性疾病的发生是自身抗体和自身反应性T细胞共同作用的结果，如有些重症肌无力患者的体内既存在抗乙酰胆碱受体的自身抗体，也存在乙酰胆碱受体自身反应性T细胞。

二、自身免疫性疾病发生的相关因素

1.隐蔽抗原的释放 体内某些自身抗原（如精子、眼晶状体、神经髓鞘磷脂碱性蛋白等）处于特殊解剖部位，自胚胎期从未与机体免疫系统接触，被称为隐蔽抗原。在手术、外伤或感染等情况下，隐蔽抗原释放入血流或淋巴液，得以与免疫系统接触，从而产生自身免疫应答，引发自身免疫性疾病。

2.自身抗原发生改变 物理、化学及生物等因素可以使自身抗原发生改变，这种改变的自身抗原可引起自身免疫病。

3.分子模拟作用 一些微生物和正常宿主细胞或细胞外成分有相类似的抗原表位，感染人体后激发的免疫应答产物也能攻击人体细胞或细胞外成分，引起自身免疫病，这种现象被称为分子模拟。

4.表位扩展 某些表位隐藏于抗原大分子的内部，称为隐蔽表位。由于此类表位并不暴露或低水平表达，相应特异性的淋巴细胞克隆可存在于成熟淋巴细胞库中。病理情况下，APC摄取损伤的组织碎片，经加工处理后，可能将自身抗原的隐蔽表位提呈给自身反应性T细胞识别。因此随疾病的进展，免疫系统可能不断扩大识别自身抗原表位的范围，此现象称为表位扩展（epitope spreading）。

5.免疫忽视的打破 免疫忽视是指机体对低水平自身抗原不发生自身反应性免疫应答的现象。免疫忽视可被一些因素打破，如多克隆刺激剂、共刺激分子和细胞因子。

6.遗传因素 自身免疫性疾病有家族遗传倾向，其易感性与遗传因素密切相关。如同卵孪生子患同一种自身免疫病的概率明显比异卵孪生子高；某些自身免疫病与性染色体相关；某些动物品系高发自身免疫性疾病，如NOD小鼠易自发IDDM。

HLA等位基因和人类自身免疫性疾病发生的关系密切，如HLAⅡ类分子DR3与SLE、IDDM、重症肌无力、Grave's 病相关;DR4 与 IDDM、类风湿性关节炎、寻常性天疱疮相关;B27 与强直性脊柱炎、急性前部葡萄膜炎相关;DR2 与肺出血肾炎综合征、多发性硬化症相关。

7.性别　女性发生多发性硬化和 SLE 的可能性比男性大 10～20 倍,给 SIE 小鼠应用雌激素可加重其病情。在妊娠时,类风湿关节炎的病情通常减轻。而男性发生强直性脊柱炎的可能性比女性大 3 倍。

三、自身免疫性疾病的治疗

1.预防和控制微生物感染　多种微生物可诱发自身免疫性疾病,所以采用疫苗和抗生素控制微生物的感染,尤其是微生物持续性感染,可降低某些自身免疫病的发生率。

2.应用免疫抑制剂　一些真菌代谢物(如环孢霉素 A 和 FK506)对多种自身免疫性疾病的治疗有明显的临床疗效。这些药物通过抑制 IL-2 基因的转录表达,进而抑制 T 细胞的分化和增殖。糖皮质激素可抑制炎症反应,可减轻自身免疫性疾病的症状。

3.应用细胞因子及其受体的阻断剂　TNF 单克隆抗体(英夫利昔单抗,infliximab)对类风湿关节炎有明确的疗效,已成为商品化的药物。可溶性 TNF 受体－IgG1Fc 融合蛋白(依那西普,etanercept)和 IL-1 受体拮抗蛋白亦对类风湿关节炎有明确的疗效。

第三节　免疫缺陷病

免疫缺陷病是由先天性免疫系统发育不良或后天因素而引起免疫细胞的发生、分化、增殖、调节和代谢异常,并导致机体免疫功能降低或缺陷,临床上表现为免疫功能不全的一组临床综合征。

一、免疫缺陷病的分类及共同特征

1.分类　免疫系统中任何一个成分的缺失或功能不全,包括免疫细胞、免疫分子或信号转导分子的缺陷,都可能导致免疫缺陷病。一般将免疫缺陷病分为原发性免疫缺陷病(primary immunodeficiency disease,PIDD)和获得性免疫缺陷病(acquired immunodeficiency disease,AIDD)两大类。

世界卫生组织将 PIDD 分为五类,分别是抗体免疫缺陷(50%)、细胞免疫缺陷(20%)、联合免疫缺陷(18%)、吞噬细胞缺陷(10%)和补体系统缺陷(2%)。PIDD 是免疫系统的遗传缺陷或先天性发育不全,常伴有其他组织器官的发育畸形,所以又称为先天性免疫缺陷病。其免疫缺陷可发生于免疫系统发育成熟的各个环节,多为 x 连锁隐性遗传或常染色体隐性遗传,儿童居多,严重者危及生命。

继发性免疫缺陷病主要为其他疾病或某些理化因素所致的免疫功能障碍,常见病因有各种感染、恶性肿瘤、消耗性疾病、长期使用免疫抑制剂和某些抗生素所导致的免疫功能障碍。

2.共同特征

(1)对入侵病原体的易感性明显增加:感染是最常见的表现,多反复发作,难以控制,是患者死亡的主要原因。患者易感染的病原体种类主要取决于免疫缺陷的类型,如体液免疫、吞噬细胞、补体缺陷时,患者易发生细菌性感染,以化脓性细菌感染为主;而细胞免疫缺陷患者则易发生病毒或其他细胞内寄生病原体的感染。

(2)易发恶性肿瘤和自身免疫病:尤以 T 细胞免疫缺陷者为甚。免疫缺陷病患者恶性肿瘤的发病率是同年龄正常人群的 100～300 倍,以白血病和淋巴系统肿瘤居多,而伴发自身免疫病者可高达 14%。

(3)遗传倾向:多数 PIDD 有遗传倾向,约 1/3 为常染色体遗传,1/5 为性染色体隐性遗传。15

岁以下 PIDD 患者多为男性。

二、原发性免疫缺陷病

PIDD 是由于先天性免疫系统发育障碍而致免疫功能不全引起的疾病。随着分子生物学技术的发展,目前已对许多 PIDD 的基因突变或缺失进行了定位,对阐明其发病机制、临床诊断和治疗具有重要意义。

1.B 细胞免疫缺陷病　　B 细胞免疫缺陷病以抗体水平的降低或缺失为主要特征,患者外周血 B 细胞减少或缺失,T 细胞数目正常,临床表现为反复化脓性细菌感染。患者常因 B 细胞发育、分化和增殖受阻,或 Th 细胞功能异常,引起抗体合成或分泌缺陷,一般可分为三类:①五类抗体均缺陷;②选择性缺乏某类或某亚类抗体;③总血清免疫球蛋白量正常或稍低,但特异性抗体反应低下。

(1)性联无丙种球蛋白血症:又称 Bruton 综合征,为最常见的先天性 B 细胞免疫缺陷病。该病为 X 性联隐性遗传,多见于男性婴幼儿。患儿在出生后 6~9 月起发病,以血循环中缺乏 B 细胞及 γ 球蛋白为主要特征,临床表现为反复持久的化脓性感染,某些患儿还伴有自身免疫病。

患者体内无成熟 B 细胞和浆细胞,淋巴结中无生发中心,血清中五种抗体皆缺乏,接种抗原后不产生抗体应答,但因 T 细胞数量和功能正常,对病毒、真菌等细胞内寄生物有一定抵抗力。该病治疗主要依赖免疫球蛋白的替代治疗和抗生素的应用。

(2)选择性免疫球蛋白缺陷病

1)选择性 IgA 缺陷病:该病是最常见的选择性免疫球蛋白缺陷病,为常染色体显性或隐性遗传。该病的主要免疫学特征表现为:①血清 IgA 水平低,其余抗体水平正常,sIgA 含量很低。②细胞免疫功能正常。该病的确切发病机制尚不十分清楚,大多数患者无明显症状,或仅表现为反复呼吸道、消化道、泌尿道感染,少数患者出现反复严重感染,伴有类风湿性关节炎、SLE 等自身免疫病和哮喘、过敏性鼻炎等超敏反应。该病预后良好,少数患者可自行恢复。

2)选择性 IgG 亚类缺陷:该病一般是 B 细胞分化为浆细胞异常所致,极少数是因为 IgG 恒定区基因纯合子缺陷造成,患者 B 细胞不能分泌 IgG 的某些亚类。虽然患者血清总 IgG 水平正常,但某一种或几种 IgG 亚类缺失,其中以 IgG3 亚类缺乏较常见。多数患者无临床表现,少数患者可发生反复化脓性感染。

3)性联高 IgM 综合征:该病常为 x 性联隐性遗传,多见于男性。发病机制是 X 染色体上 CD40L,基因突变或缺失,使 T 细胞不能辅助 B 细胞增殖和发生类别转换。患者 B 细胞总数正常,但只能分泌 IgM,所以血清 IgM 水平增高,而 IgG、IgA、IgE 水平低下,IgD 正常或增高。外周血和淋巴组织中有大量分泌 lgM 的浆细胞,血清中含大量抗中性粒细胞、血小板和红细胞的自身抗体。临床表现为反复发生化脓性感染,尤其是呼吸道感染。

4)普通变异型免疫缺陷病:该病是最常见的低丙种球蛋白血症,呈散发性或家族性发病,有家族史的患者可有常染色体显性或隐性遗传。临床表现多样,幼年和成年均可发病,多为反复发作的呼吸道和消化道细菌感染,部分患者常伴有慢性肉芽肿和自身免疫病。大多数患者存在 T 细胞功能缺陷。

2.T 细胞免疫缺陷病　　原发性 T 细胞缺陷是涉及 T 细胞发育、分化和功能障碍的遗传性缺陷病。单独的 T 细胞免疫缺陷病较为少见。因为 T 细胞缺陷不仅会导致效应 T 细胞缺乏,也会间接导致单核一巨噬细胞和 B 细胞功能障碍。虽然有些 T 细胞缺陷的患者免疫球蛋白水平正常,但对抗原的刺激却不产生特异性抗体,这种患者对胞内菌的易感性增高。以 T 细胞缺陷为主的疾病包括 Di-George 综合征和 T 细胞信号转导缺陷等。

(1)先天性胸腺发育不良(DiGeorge 综合征):为典型 T 细胞缺陷性疾病,起因于染色体 22q11 缺失,胚龄 6~8 周时第三和第四对咽囊管发生障碍,导致胸腺、甲状旁腺、主动脉弓、唇和耳等发育不全。主要临床特征有心脏和大血管畸形、胸腺、甲状旁腺等发育不良,具有鱼状唇、眼间距宽和耳朵位置偏低等面部特征,新生儿24 h内可出现手足抽搐和反复发作的感染。免疫学特征表现为先天性胸腺发育不良,T细胞数目降低,外周血中缺少T细胞,而B细胞数量正常,但抗体水平可能减少。临床表现为易反复感染病毒、真菌、原虫及胞内寄生菌,接种卡介苗、牛痘、麻疹等减毒活疫苗可发生严重不良反应,甚至导致死亡。胚胎胸腺移植可有效治疗该病。

(2)T细胞活化及功能缺陷:某些患者外周血T细胞数目虽然正常,但细胞活化及功能障碍,这是因为T细胞上的某些膜蛋白或细胞内信号转导分子表达异常或缺失所致。患者出现细胞免疫缺陷的各种症状,严重时可发生联合免疫缺陷。

3.联合免疫缺陷病　联合免疫缺陷病是一类因T细胞、B细胞均出现发育或功能缺陷,影响T细胞、B细胞间相互作用所致的疾病,多见于新生儿和婴幼儿。

(1)重症联合免疫缺陷病(severe combined immunodeficiency disease,SCID):是一组来源于骨髓造血干细胞的T细胞、B细胞发育异常所致的疾病。这类疾病可以是常染色体隐性遗传或x性联隐性遗传。患者易患严重感染而死亡。

1)X性联重症联合免疫缺陷病(X-linked SCID,XSCID):XSCID是SCID中最为常见者,约占SCID的50%,为X性联遗传缺陷。该病发病机制是IL-2Rγ链基因突变。XSCID患者的主要免疫学特征表现为:T细胞缺乏或数目的显著下降;B细胞数目正常而功能却异常,如Ig水平降低,对特异性抗原应答能力下降。骨髓移植可治愈本病。

2)MHc分子缺陷引起的SCID:①MHCⅠ类分子缺陷,该病是由于TAP基因突变所引起的,属常染色体隐性遗传病。TAP基因突变导致内源性抗原不能经TAP转运至内质网中,影响MHCⅠ类分子表达于淋巴细胞表面,患者常表现为CTL细胞和NK细胞减少。②MHCⅡ类分子缺陷,属常染色体隐性遗传病,以MHCⅡ类分子表达障碍为特征。患者表现为迟发型超敏反应能力低下,对TD抗原的抗体应答反应缺失,对各种微生物的易感性增高。

3)伴酶缺陷的联合免疫缺陷:该类疾病均为常染色体隐性遗传病,包括腺苷酸脱氨酶缺乏和嘌呤核苷磷酸化酶缺乏所致联合免疫缺陷,后者较少见。本病患者的T细胞、B细胞均受损,但对B细胞的影响较轻。

(2)共济失调毛细血管扩张症:为常染色体隐性遗传疾病,临床表现以进行性小脑共济失调、眼结膜和面部毛细血管扩张、反复呼吸道感染为特征。患者T细胞数量和功能下降,血清IgA、IgG2和IgG4减少或缺失,自身抗体增多,迟发型超敏反应减弱,肿瘤发生率增高。

(3)Wiskott-Aldrich综合征(Wiskott-Aldrich syndrome,WAS):又称伴湿疹、血小板减少的免疫缺陷病,属x性联免疫缺陷病。WAS基因缺陷的临床表现以湿疹、反复细菌感染和血小板减少为特征,可伴有自身免疫病及恶性肿瘤。疾病早期对多糖抗原的抗体应答缺失,晚期淋巴细胞数目减少及功能障碍,出现SCID。

4.吞噬细胞功能缺陷病　吞噬细胞缺陷病包括吞噬细胞数减少和功能障碍。此类患者易患各种化脓菌感染,特别是机会菌感染。

(1)原发性粒细胞减少症:包括婴儿先天性中性粒细胞减少症、家族性重症中性粒细胞减少症和周期性中性粒细胞缺乏症。

(2)吞噬细胞功能障碍:吞噬细胞的趋化、黏附和杀菌等特性发生改变均可能导致吞噬细胞功能缺陷,分别产生相应疾病,如白细胞黏附缺陷、慢性肉芽肿病和Chediak-Higashi综合征。

慢性肉芽肿病是常见的吞噬细胞功能缺陷病,绝大多数是性联隐性遗传病,为编码NADPH氧化酶系统的基因缺陷所致。表现为中性粒细胞的功能不全,其主要临床特征为反复发作的化脓性感染,在淋巴结、肺、脾、肝、骨髓等多个器官中形成化脓性肉芽肿病灶或伴有瘘管形成。

5.补体系统缺陷病　补体系统(固有成分、调控蛋白和补体受体)中任一成分均可发生遗传性缺陷,产生免疫缺陷病。大多数补体缺陷属常染色体隐性遗传,少数为常染色体显性遗传。

补体固有成分缺陷患者主要表现为单纯抗感染能力低下,易发生化脓性细菌感染。参与经典途径的早期补体成分 C1、C4、c2 缺陷常引发肾小球肾炎、SLE、类风湿关节炎等免疫复合物病;C3、P 因子、D 因子、C5~C9 缺陷多导致反复化脓性细菌感染。

补体调节蛋白或补体受体缺陷者,还表现某些特有的症状和体征,如 C1INH 缺陷所致的遗传性血管神经性水肿、DAF(CD55)、膜反应性溶解抑制物(MIRL、CD59)缺陷引起的阵发性夜间血红蛋白尿。

三、继发性免疫缺陷病

SIDD 是出生后由某些原因导致的免疫功能低下。引发 SIDD 的常见原因包括感染、肿瘤、营养不良、蛋白合成不足或消耗增加、使用免疫抑制药物,以及电离辐射、手术麻醉、脾切除、中毒、妊娠、老年等。继发性免疫缺陷病多数是暂时性的,消除病因后能够恢复。少数继发性免疫缺陷病则不容易恢复,如由人类免疫缺陷病毒(human immunodeficiency virus,HIV)引起的获得性免疫缺陷综合征(acquired immune deficiency syndrome,AIDS)。

AIDS 是因 HIV 感染造成细胞免疫严重缺陷,最终使患者发生机会性感染、肿瘤和神经系统病变为特征的一种临床综合征,患者以 CD4$^+$细胞的减少为主要特征。本病流行广泛,病死率很高,受到高度重视。

四、免疫缺陷病治疗原则

免疫缺陷病基本治疗原则为:尽可能减少感染并及时控制感染;通过过继免疫细胞或移植免疫器官以替代受损或缺失的免疫系统组分。

1.抗感染　保护性隔离,采取有效措施预防感染。应用合适的抗生素治疗反复发作的细菌、真菌、原虫、病毒等病原体感染,以控制感染,缓解病情。

2.替代治疗　包括输注血浆、红细胞、白细胞、免疫球蛋白、细胞因子制品等,可使免疫功能得到改善,只能补其所缺,但不能持久。

3.免疫重建　移植免疫器官、组织、细胞或基因,重建机体免疫功能。目前已使用骨髓移植、干细胞移植、胎肝移植和胎儿胸腺组织移植治疗原发性免疫缺陷病。

4.基因治疗　许多原发性免疫缺陷病是单基因缺陷所致,其突变基因或缺失基因已被克隆,其突变位置已经确立,给基因治疗打下了基础。将正常的目的基因片段整合到患儿干细胞基因组内,被目的基因转化的细胞经过有丝分裂,使转化的基因片段能在患儿体内复制而持续存在,并发挥功能。理论上讲,凡骨髓移植成功的疾病均是基因治疗的指征,通过基因治疗原发性免疫缺陷病可获得良好疗效。

第四节　肿瘤免疫

Ehrlich 早在 1909 年就指出机体具有保护自己、抵抗癌变细胞的能力,并提出了肿瘤免疫的概念。1970 年 Burnet 分析并提出肿瘤的免疫监视学说,为肿瘤免疫学理论的建立打下了基础。随着单克隆抗体的问世,细胞因子的发现和研究,特别是 20 世纪 80 年代中后期,分子生物学和免疫学迅速发展并交叉渗透,进一步推动肿瘤免疫学的发展。人们对肿瘤抗原的性质、MHC 分子在肿瘤抗原识别和提呈中的作用,T 细胞的活化和杀伤机制等方面有了更多的了解。

一、肿瘤抗原

肿瘤抗原是指细胞癌变过程中出现的新抗原物质的总称。目前人们利用 CTL 细胞筛选技术、血清学鉴定重组 cDNA 表达文库技术（serological analysis of alatologous tlamor antigens by recombinant cDNAexpression cloning，SEREX）、基因差异筛选技术等一系列方法发现了 3 000 多种肿瘤抗原，其中部分肿瘤抗原已经在肿瘤的诊断、预防和治疗中发挥重要作用。根据肿瘤抗原的抗原特异性和产生机制，可以对肿瘤抗原进行分类。

1.根据肿瘤抗原的特异性分类

（1）肿瘤特异性抗原（tumor specific antigen，TSA）：TSA 是指只表达于肿瘤细胞而不表达于正常细胞的肿瘤抗原，这类抗原通过近交系小鼠间进行肿瘤移植的方法得到证实。采先用化学致癌剂甲基胆蒽诱导小鼠皮肤发生肉瘤，当肉瘤生长至一定大小，予以手术切除。将此切除的肿瘤组织移植给正常同系小鼠后可生长出肿瘤。若将此肿瘤植回原来的肿瘤小鼠，则此移植肿瘤会被排斥，表明该肿瘤具有诱导机体产生特异性免疫排斥反应的抗原。癌基因或抑癌基因突变形成的新蛋白常被认为是肿瘤特异性抗原。慢性粒细胞白血病最大的遗传学特点是存在特异性费城（Ph）染色体，即第 22 号染色体的断点集中区（bcr）易位到第 9 号染色体的原癌基因 c-abl，形成 bcr-abl 融合基因。BCR-ABL 融合蛋白具有异常酪氨酸激酶活性，与细胞的转化及肿瘤细胞表型的维持密切相关。

（2）肿瘤相关抗原（tumor associated antigen，TAA）：TAA 是指既表达于正常细胞、也表达于肿瘤细胞的抗原，但肿瘤细胞表达量明显高于正常细胞的肿瘤抗原。此类抗原只表现出量的变化而无严格的肿瘤特异性。胚胎抗原是其中的典型代表，如癌胚抗原（carcino-embryonic antigen，CEA）、甲胎蛋白（alpha-fetoprotein，AFP）。20 世纪 90 年代初，第一个能够被 CTL 细胞识别的黑色素瘤相关抗原基因从一个黑色素瘤患者的黑色素瘤细胞系中分离出来，被命名黑素瘤相关抗原（melanoma associated antigens，MAGEs）。迄今已经发现了几十种 MAGE 基因。通常在正常成熟组织中不表达 MAGE-1（睾丸和胎盘除外），但在黑素瘤等许多组织的肿瘤细胞表面却能不同程度的表达。这类基因在胚胎阶段表达并发挥重要作用后，被基因甲基化等机制灭活，一旦机体发生肿瘤，这些基因再次被激活，所以 MAGE 基因在肿瘤组织中的表达是肿瘤发生的结果。MAGE 是"沉默基因"活化表达的产物，其表达主要与启动子的去甲基化有关。MAGE 与 MHC 分子共表达于某些肿瘤细胞表面，由于这些基因编码的蛋白可被机体免疫系统识别并攻击，可以作为机体攻击肿瘤细胞的免疫靶点。

2.根据编码肿瘤抗原的基因分类

（1）正常细胞基因编码的肿瘤抗原

1)"沉默基因"表达的肿瘤抗原：沉默基因指正常细胞不表达，而细胞发生癌变时表达的基因，如 MAGE。

2)胚胎抗原：是胚胎发育期由胚胎组织产生的正常成分，出生后其编码基因受阻遏而逐渐不表达，或表达量很低。当细胞癌变时，受抑制的基因脱阻遏，胚胎抗原重新合成，大量表达于肿瘤细胞表面，或分泌到组织液中，成为相应肿瘤的标志物。胚胎抗原可分为两种，一种是分泌性抗原，由肿瘤细胞产生和分泌，如肝癌细胞产生的 AFP；另一种是肿瘤细胞表达的膜抗原，如结肠癌细胞表达的 CEA。

AFP 是一种分泌性糖蛋白，分子质量为 70 kDa，主要是由胎肝和卵黄囊产生的。正常成人血清中含量极微（<20 ng/mL）。肝细胞发生癌变时，AFP 在血清中的含量急剧增加，常超过 500 ng/mL，在腹水中也检测高浓度的 AFP。胃癌、肺癌、肝炎、肝硬化患者及孕妇血清中也可检出 AFP，但明显低于肝癌患者。肝癌患者血清 AFP 升高比临床症状出现早 3~8 个月，因此可作为肝癌早期普查、诊断、疗效判断和监视复发的一项重要免疫学指标。

CEA 是一种膜结合性糖蛋白，分子质量为 180 kDa。最初在结肠癌、直肠癌组织和 2~6 个月胎儿肠、胰和肝脏等组织中检出高水平 CEA,故称为癌胚抗原。细胞癌变时所分泌的 CEA 大量进入血液,使血清 CEA 水平增高。血清 CEA 增高也可见于内胚层来源的恶性肿瘤(如食管癌、胃癌、肝癌和胰腺癌)及其他一些非肿瘤性疾病(如肾病、肝硬化、肠息肉和消化道炎症等),所以 CEA 不是消化道特异性的肿瘤抗原。由于早期结肠癌血清 CEA 的检测率低,一般不用于临床诊断。CEA 动态水平的观察,有助于疗效评估及肿瘤复发、转移的监测。

(2)突变细胞基因编码的肿瘤抗原:少数调控细胞生长的癌基因或抑癌基因突变后会导致细胞发生癌变。由这些突变基因编码的新的肿瘤特异性蛋白常被认为是 TSA。*Ras* 癌基因和 *p*53 抑癌基因是恶性肿瘤中最常见的基因突变。野生型 P53 蛋白在维持细胞正常生长、抑制恶性增殖中起重要作用。*p*53 基因突变后导致 P53 蛋白空间构型发生改变,失去抑制细胞生长的功能,从而引起细胞恶性增殖。Ras 基因突变参与多种肿瘤的发生,如 90%胰腺癌有 *K-Ras* 基因突变。

(3)病毒基因编码的肿瘤抗原:某些病毒感染会诱发相应肿瘤。EB 病毒与 B 细胞淋巴瘤、鼻咽癌的发生有关;人乳头状瘤病毒(HPV)与人宫颈癌的发生有关;乙型肝炎病毒(HBV)与肝细胞癌有关;属于反转录病毒的人嗜 T 淋巴细胞白血病病毒(HTLV-I)与 T 细胞白血病有关。由病毒诱发的肿瘤抗原可归纳为两类,一类是由病毒基因编码的肿瘤抗原;另一类是病毒诱发宿主细胞产生的肿瘤抗原。

二、机体对肿瘤细胞的免疫应答

正常人体每天有 $10^{-9} \sim 10^{-7}$ 的细胞可能发生突变,一般不会发展成肿瘤。机体免疫系统能识别并及时清除突变细胞,防止肿瘤的发生,此即 Burnet 提出的"免疫监视"学说。临床资料亦支持这一观点,如有些恶性黑素瘤、神经母细胞瘤、肾上腺瘤等患者出现肿瘤自发性消退的现象。正常细胞发生恶变后,机体可产生针对肿瘤抗原的固有免疫应答和适应性免疫应答。

1.固有免疫应答　参与抗肿瘤的固有免疫应答细胞包括巨噬细胞、NK 细胞、γδT 细胞等,是抗肿瘤免疫监视功能的第一道防线。γδT 细胞的分化发育先于 αβT 细胞,分布在全身上皮组织内,其杀伤肿瘤细胞的细胞毒作用不受经典 MHC 分子限制,并且能杀伤对 NK 细胞不敏感的肿瘤细胞。NK 细胞能选择性地杀伤 MHCI 类分子表达低下或缺如的肿瘤细胞,其杀伤作用无须抗原预先致敏,不受 MHC 抗原提呈的限制,也不依赖抗体和补体,是在肿瘤发生早期发挥作用的效应细胞之一。巨噬细胞可通过多种途径发挥抗肿瘤作用:①活化巨噬细胞,释放溶酶体酶和氧化代谢产物直接杀伤肿瘤细胞;②处理和提呈肿瘤抗原,激活 T 细胞,产生特异性抗肿瘤免疫应答;③巨噬细胞表面有大量 Fc 受体,可通过 ADCC 作用杀伤肿瘤细胞;④活化的巨噬细胞可释放 TNF、IL-2、IFN-γ 等直接作用于肿瘤细胞或调节抗肿瘤免疫应答。激活的巨噬细胞杀伤肿瘤细胞具有选择性,不影响正常的组织细胞。若使用卡介苗或短小棒状杆菌等制剂激活肿瘤患者的巨噬细胞,则可抑制肿瘤生长,减少肿瘤转移。

2.适应性免疫应答　机体对肿瘤的适应性免疫应答包括细胞免疫和体液免疫,一般认为两者相互协作共同杀伤肿瘤细胞,但以细胞免疫为主,体液免疫仅起协同作用。

(1)细胞免疫应答:参与细胞免疫应答的主要细胞是 αβT 细胞。活化的 Th 细胞可产生大量细胞因子,促进 CTL 细胞活化。CTL 细胞活化后,既可以特异性识别肿瘤抗原,直接杀伤肿瘤细胞,也可分泌 IFN-γ、淋巴毒素等细胞因子间接杀伤肿瘤细胞。

(2)体液免疫应答

1)补体依赖的细胞毒作用:IgM 和某些 IgG 亚类与肿瘤细胞表面抗原结合后,可在补体参与下,溶解肿瘤细胞。

2)ADCC 作用:IgG 抗体通过 Fab 段与肿瘤细胞表面抗原结合,通过 Fc 段与表达 FcγR 的效应细胞(包括 NK 细胞、巨噬细胞和中性粒细胞等)结合发挥 ADCC 效应,使肿瘤细胞裂解。

3)抗体的调理作用:吞噬细胞可通过其表面 Fc 受体的调理作用,增强对肿瘤细胞的吞噬或杀伤。

4)抗体的封闭作用:抗体还能封闭肿瘤细胞或肿瘤新生血管内皮细胞上的某些受体,如转铁蛋白受体、血管内皮生长因子(vasculai endothelial growth factor,VEGF)受体等,干扰肿瘤细胞的营养或黏附特性而抑制肿瘤细胞的增殖。

三、肿瘤的免疫逃逸机制

在肿瘤早期,机体能够诱发强烈的免疫应答,免疫监视在抑制早期肿瘤生长中起积极作用;到肿瘤生长活跃阶段,肿瘤激活免疫系统的同时,又能逃避机体的免疫识别和攻击,处于激活和抑制的平衡阶段,肿瘤的消长取决于这两方面对抗的结果。研究肿瘤的免疫逃逸机制对于提高机体免疫状态、逆转肿瘤的逃逸活性、设计新型抗肿瘤治疗策略具有极大的促进作用。

1.肿瘤抗原表达缺失或减少　TSA 与正常蛋白的差异很小,甚至仅个别氨基酸不同,表达量较低,故其免疫原性非常弱,难以诱发机体产生有效的抗肿瘤免疫应答。某些肿瘤细胞能表达大量 TAA,但因为是胚胎期表达的抗原,机体对其存在先天性免疫耐受,也不能有效地激发有效的免疫应答。

此外,有些免疫细胞或分子使某些肿瘤抗原表位减少或丢失,从而逃逸免疫系统的识别和杀伤,称为抗原调变。肿瘤抗原也可被某些非特异性成分(如唾液黏蛋白等)覆盖,或被封闭性因子"封闭",从而干扰免疫细胞对肿瘤抗原的识别和杀伤。封闭因子可能是封闭抗体、可溶性肿瘤抗原及抗原—抗体复合物。某些肿瘤细胞内参与抗原提呈的分子表达低下,导致肿瘤抗原的加工、处理和提呈障碍,使肿瘤细胞逃逸机体免疫系统的攻击。

2.肿瘤细胞 MHC Ⅰ类分子表达低下或缺失　肿瘤细胞常出现 MHC Ⅰ类分子表达低下或缺失,同时可异常高表达非经典 MHCI 类分子(如 HLA-G、HLA-E、MICA 等)。肿瘤细胞 MHCI 类分子表达降低导致抗原提呈障碍,不能被 cTL 细胞识别。NK 细胞表面 KIR 受体可识别肿瘤细胞表面异常表达的非经典 MHC Ⅰ类分子,从而启动抑制性信号,抑制 NK 细胞的活性。肿瘤细胞 MHC Ⅰ类分子表达低下或缺失和非经典.MHC Ⅰ类分子的高表达,抑制 T 细胞和 NK 细胞对肿瘤靶细胞的识别、杀伤等活性,形成免疫耐受状态,导致肿瘤细胞逃逸。

3.共刺激信号缺乏　多数肿瘤细胞都表达 MHC Ⅰ类分子和肿瘤抗原,是潜在 APC,但肿瘤细胞表面通常会缺乏共刺激分子的表达,不能为 T 细胞提供协同刺激信号,导致 T 细胞无能或凋亡。

4.肿瘤细胞分泌抑制性因子　DC 是机体适应性免疫应答的始动者。肿瘤细胞及其微环境可通过多种途径减少肿瘤患者体内 DC 数量和抑制 DC 成熟,下调或抑制 DC 提呈肿瘤抗原,并且可以诱导抑制性 DC 的产生。肿瘤细胞通过分泌 IL-10、TGF-β 等抑制性细胞因子,抑制肿瘤浸润部位 DC 前体细胞发育,抑制 DC 表达 MHC Ⅱ类分子和协同刺激分子,阻止其向成熟 DC 分化。这些抑制性 DC 能诱导肿瘤浸润淋巴细胞(tumor infiltrating lymphocyte,TIL)等免疫细胞耐受肿瘤抗原。已发现部分 TIL 不能被肿瘤抗原诱导活化,CD3 分子 ζ 链缺失,某些信号转导分子及 IL-2 和 IL-2R 等表达降低。

另外,肿瘤细胞分泌的细胞因子能加重淋巴细胞对凋亡因素的易感性,同时抑制淋巴细胞分泌具有杀伤效应的分子,从而有利于肿瘤细胞逃逸免疫细胞的攻击。

5.肿瘤细胞的凋亡抵抗　Fas 和 FasL 相互作用是细胞凋亡的重要途径之一。肿瘤细胞高表达 FasL,与活化 CTL 细胞表面的 Fas 结合,诱导肿瘤抗原特异性 CTL 细胞进入凋亡程序。表达 FasL 的 CTL 细胞与表达 Fas 的肿瘤细胞接触,原本也可以引起肿瘤细胞凋亡,但由于肿瘤细胞会高表达 Bcl-2 等多种抗凋亡基因或病毒蛋白存在等原因,使得肿瘤细胞抗凋亡机制过度激活,而对 Fas/FasL 易感性较淋巴细胞相对低,结果是淋巴细胞死亡而不是肿瘤细胞凋亡。

6.诱导 Treg　Treg 正常情况下可防止机体免疫系统产生过强的免疫应答,避免对机体引起免疫损伤。很多肿瘤组织出现 Treg 的大量集聚。这些 Treg 能非特异性地抑制 CD4⁺和 CD8⁺T 细胞的活化、增殖和分化,抑制 NK 细胞、单核—巨噬细胞、DC、B 细胞等免疫活性细胞的功能。

四、肿瘤的免疫学诊断与治疗

1.肿瘤的免疫学诊断　利用免疫学技术检测肿瘤抗原及肿瘤标志物、抗肿瘤抗体,有助于进行临床肿瘤患者的诊断及评估机体的免疫功能状态。

（1）检测肿瘤抗原:检测血液和组织细胞上的肿瘤抗原是目前最常用的肿瘤免疫诊断方法。由于 TSA 数量很少,目前临床上常进行 TAA 的检测。AFP 检测对原发性肝癌有诊断价值;CEA 检测有助于直肠结肠癌的辅助诊断;前列腺特异性抗原（Prostate specific;antigen,PSA）检测有助于前列腺癌的诊断;检测 CA19-9 有助于胰腺癌的诊断;检测 CAl25 有助于卵巢癌的辅助诊断。利用流式细胞技术检测细胞表面 CD 分子或细胞内相关抗原,有助于淋巴瘤和白血病等疾病的诊断和组织分型,为疾病治疗提供有价值的线索。

理想的肿瘤抗原检测方法应有如下特性:①敏感性高,能早期检测出肿瘤患者;②特异性强,能准确鉴别肿瘤与非肿瘤患者;③具有器官特异性,方便对肿瘤定位;④血清水平与肿瘤体积大小、临床分期相关,用以判断预后;⑤半衰期短,可反映肿瘤的动态变化,监测治疗效果、复发和转移;⑥测定方法精密度好、准确性高,操作方便。

（2）检测肿瘤抗体:检测肿瘤抗体不仅可辅助诊断疾病,对判断病情发展和转归也有一定价值。在鼻咽癌和 Burkitt 淋巴瘤患者血清中可检测抗。EB 病毒 EBNA-1 的抗体,黑素瘤患者血清中可检测抗黑素瘤抗体。

（3）免疫显像诊断:将放射性核素或纳米颗粒与抗肿瘤细胞的单克隆抗体偶联,从静脉或腔内注入患者体内,将放射性核素导向肿瘤的发生部位,用 γ 照相机等仪器扫描接收相关信号,清晰地显示肿瘤影像,可辅助肿瘤的诊断和治疗。

2.肿瘤的免疫学治疗　肿瘤免疫学治疗的原理主要是激发或增强机体的免疫功能,从而控制和杀伤肿瘤细胞的活性。目前通过手术、化疗和放疗等常规疗法清除大量肿瘤细胞后,结合免疫学方法清除残留或扩散的肿瘤细胞,对延长患者生存期、减少肿瘤复发和转移具有重要意义。

（1）主动免疫疗法:目前肿瘤的主动免疫疗法是利用肿瘤疫苗刺激机体产生特异性抗肿瘤免疫,以达到治疗肿瘤、预防肿瘤转移和复发的目的。常用肿瘤疫苗有以下几类。

1）肿瘤细胞疫苗:将自身或异体的肿瘤细胞,经物理（照射、高温）、化学（酶解）及生物（病毒感染、基因转移等）因素的处理,改变或消除其致瘤性,保留其免疫原性,与佐剂联合应用,对肿瘤治疗有一定疗效。

2）肿瘤抗原疫苗:包括 TAA/TSA 疫苗、MHC 抗原-多肽复合疫苗、热休克蛋白（heat shock protein,HSP）-肽复合体疫苗,以及人工合成肿瘤肽疫苗等。人工合成肿瘤肽疫苗是人工合成 8~12 个氨基酸的特异性多肽,能直接与 MHC Ⅰ 类分子结合诱导特异性细胞毒性 T 淋巴细胞（cytotoxic lymphocyte,CTL）,并能在体内、体外特异杀伤表达其相同特异性表位的肿瘤细胞。

3）病毒疫苗:病毒疫苗不仅可以预防病毒性疾病,更重要的是可以预防或治疗人类许多与病毒感染密切相关的肿瘤,如 HPV 疫苗、HBV 疫苗。

4）抗独特性疫苗:抗独特型抗体的制备不需要分离或鉴别肿瘤抗原,以肿瘤特异性单克隆抗体作为免疫原,制备抗体并筛选具有内影像作用的抗独特型抗体,模拟肿瘤抗原的结构,代替肿瘤抗原成为疫苗,诱发机体产生特异性抗肿瘤免疫应答。

5）DNA 疫苗:是指人工克隆编码 TSA 的 DNA 基因片段,构建真核细胞表达质粒,将此质粒经肌注等方式注入机体,使其在体内细胞中有效表达 TSA。这种抗原模仿病毒蛋白等内源性抗原的递呈方式,解除免疫耐受,诱导机体产生特异性抗肿瘤免疫应答。

(2)被动免疫疗法:是指给患者输注外源性的免疫效应细胞或免疫效应分子(包括抗体、细胞因子)。这些免疫效应物质在机体免疫功能低下的状态下、快速地发挥抗肿瘤作用,不依赖宿主本身的免疫功能状态。

1)基因工程抗体:目前疗效确切的多种人源化单抗已经广泛的应用于临床实践。例如,治疗乳腺癌的 Herceptin(靶向人表皮生长因子受体-2,即 HER-2)、治疗 B 细胞淋巴瘤的 Rituxan(靶向 CD20)、治疗转移性结肠癌的 Erbitux(靶向表皮生长因子受体,即 EGFR)等。

2)免疫导向疗法:是将细胞毒物质与单克隆抗体偶联制成"生物导弹",利用单抗能特异性结合肿瘤抗原的特性,迫使细胞毒物质集中到肿瘤病灶局部,杀伤肿瘤细胞。目前常用的细胞毒物质有:放射性核素、抗肿瘤药物、生物毒素(蓖麻毒素、白喉毒素、绿脓杆菌外毒素、蜂毒)等。免疫导向疗法既可以显像及定位定量检测肿瘤,又可以在肿瘤局部富集细胞毒物质破坏肿瘤细胞,减少全身毒副反应。

3)细胞因子疗法:目前临床常用的细胞因子有 IL-2、TNF、IFN-α 等。细胞因子疗法的原理是某些细胞因子注射体内后可调节、增强一种或多种免疫细胞的功能,发挥更强的抗肿瘤免疫功能。

4)肿瘤被动细胞免疫疗法:是将自身或异体的抗肿瘤效应细胞,如 DC、T 细胞、NK 细胞等,在体外采用特异性抗原、细胞因子、抗 CD3 单抗等激活剂进行诱导、激活和扩增,或进行基因转染修饰,然后转输给肿瘤患者,提高患者抗肿瘤免疫力,以达到治疗和预防复发的目的。

(3)基因疗法:原理是克隆某些可用于肿瘤治疗的目的基因,体外转染受体细胞,然后回输体内;或直接将目的基因体内注射,使目的基因在体内有效表达,增强体内抗肿瘤作用或改善肿瘤微环境,增强抗肿瘤免疫力。目前常用的抗肿瘤基因治疗目的基因有:肿瘤抗原基因(如编码 MAGE、CEA 等的基因)、细胞因子基因(如编码 IL-2、IFN、TNF、CSF 等细胞因子基因)、MHC 基因、共刺激分子基因、肿瘤自杀基因(如 TK 基因等)、抑癌基因(如 RB 基因、p53 基因等)。

第五节　移植免疫

用细胞、组织或器官替代已丧失功能的细胞、组织或器官的方法称为移植。被移植的细胞、组织或器官称为移植物。提供移植物的个体称为供者,而接受移植的个体称为受者。可将移植分为器官移植、组织移植、细胞移植和基因移植(基因治疗)等。目前,器官和组织移植已成为治疗组织、器官功能衰竭最有效的措施。移植免疫就是研究受者接受异种或同种异体移植物后产生的免疫应答和由此引起的移植排斥反应,以及延长移植物存活的措施和原理等问题。

一、移植的类型

根据供、受者间的相互关系和遗传背景的差异分为四类。

1.自体移植　移植物取自自身的组织或细胞。移植后不会发生免疫排斥,移植物可长期存活。

2.同基因移植　移植物取自遗传背景完全相同的同卵双生的个体或纯系动物。移植后不会发生免疫排斥,移植物可长期存活。

3.同种异体移植　移植物取自遗传背景不同的个体。移植后受者对移植抗原发生免疫应答,产生移植排斥反应。只有降低或抑制宿主的免疫应答方可延长移植物存活的时间。

4.异种移植　指不同种属个体间的移植,如将猩猩或猪的器官移植给人。由于遗传背景完全不同,发生强烈移植排斥反应,移植物不能存活。近来,科学家们探索转基因动物等方法,以延长移植物存活时间,降低排斥反应。

二、移植抗原

如果移植物表达的分子或分子结构与受者有差异,移植物就会被受者排斥。能引起受者发生免疫应答,导致移植排斥反应的抗原统称移植抗原。

两个遗传背景不同的个体之间进行移植时,存在于组织或细胞上的决定排斥反应的抗原,即组织相容性抗原。同种异体移植抗原主要有下列几种。

1.MHC 抗原　　引起快而强移植排斥反应的组织相容性抗原。同种异体移植排斥反应所识别的抗原主要是表达于移植物细胞表面的 MHC 分子。供、受者间 MHC 抗原一致程度越高,移植成功的机会就越大,反之排斥反应越强。

2.次要组织相容性抗原(minor histocompatibility antigens,mHA)　　引起较弱而缓慢排斥反应的抗原。Y 染色体编码的某些蛋白属典型的 mHA。

3.内皮细胞抗原　　主要是血管内皮细胞表面的抗原,引起超急性排斥反应。

4.血型抗原　　表达在血细胞上的血型抗原。

三、同种异体排斥反应的机制

同种异体移植是临床上最常见的移植类型,受者对移植物的排斥反应是影响移植术成功的主要障碍。同种异体移植排斥反应的本质是由受者 T 细胞表面 TCR 识别移植物细胞表面同种异体抗原所引发的特异性免疫应答,与针对普通抗原的特异性免疫应答具有相同的特征,有特异性、记忆性、可转移性等特点。

移植排斥反应中,T 细胞可以受到来自供体 APC 的直接刺激,或由自身 APC 提呈供体来源抗原。受者 T 细胞识别移植物 APC 表面的同种异体 MHC 分子,称为直接识别;受者 T 细胞识别经受者 APC 加工处理、来源于供者 MHC 分子的肽,称为间接识别。两类不同 APC 的存在,一类来自供体,另一类来自受体。

人体内针对普通外源抗原的特异性 T 细胞前体占 T 细胞库的 $10^{-6} \sim 10^{-4}$,但能识别同种异体 MHC 分子的 T 细胞频率则高达 2%~10%。受者体内存在大量同种异体反应性 T 细胞,能直接识别移植物中供者 APC 表面的同种异体 MHC 分子。可能的机制是由于供者 APC 表面 MHC 分子可与许多抗原肽结合,形成为数众多、可被受者不同 T 细胞克隆交叉识别的 T 细胞表位。由于交叉识别,使得受者体内原本仅针对普通外来抗原的 T 细胞成为数目庞大的同种异体反应性 T 细胞,介导强烈的移植排斥反应。另外,直接识别的机制也与 TCR 识别时的简并性和包容性有关。一般认为,直接识别在急性移植排斥反应的早期发挥重要作用。

四、同种异体移植排斥的类型及其效应机制

1.宿主抗移植物反应　　实质性器官移植后,机体内主要发生宿主抗移植物反应(host versus graft reaction,HVGR)。根据排斥反应发生快慢和病理变化特点,可分为三种类型。

(1)超急性排斥反应:发生于移植后数分钟至数小时内,多数由体液免疫介导。受者体内存在针对供者同种异体抗原的天然抗体,如 ABO 血型抗体。常见于供、受者间 ABO 血型不合,或受者术前经多次输血或妊娠、长期血透或再次移植等原因而产生抗供者 HLA 抗原的抗体、抗内皮细胞和单核细胞抗原的抗体。当移植物与受者血管接通后,预存的天然抗体与移植物血管内皮细胞表面相应抗原结合,可迅速激活补体系统和 ADCC 效应,引起出血、水肿和血管内血栓形成等病理改变,导致移植器官急性坏死。超急性排斥反应一旦启动即难以控制,故应尽量避免,应选择 ABO 血型配合的供受者,并检查受者血清中有无抗供者同种异体抗原的抗体。

(2)急性排斥反应:发生于移植术后数天至两周,其机制类似于机体针对普通抗原产生的免疫

应答,主要病变是毛细血管和动脉内皮细胞坏死所引起的脉管炎,是同种异体移植最常见的排斥反应。

移植器官血管与受者接通后,移植物中表达同种异体抗原的供者 APC 迁移至受者外周淋巴组织,以直接或间接提呈方式激活受者同种异体反应性 CD4⁺T 细胞,使其分化为 Th1 细胞。Th1 细胞辅助 CTL 细胞的活化和分化。受者 CD8⁺CTL 前体也可直接被供者 APC 所表达的同种异体 MHC Ⅰ 类抗原激活。活化的 Th1 细胞和 CTL 细胞迁移至移植物局部,发挥免疫学效应。CTL 细胞可直接识别并杀伤表达同种异体 MHC Ⅰ 类分子的移植物血管内皮细胞和实质细胞。Th1 细胞产生一系列细胞因子,通过活化单核–巨噬细胞等介导迟发型超敏反应,导致移植物组织的局部血管扩张、通透性增加、白细胞黏附聚集等炎症效应,造成组织缺血;浸润的炎性细胞水解细胞外基质,破坏正常组织结构;炎性细胞释放多种细胞因子,通过上调 MHC 分子表达而促进、扩大排斥反应,导致实质细胞受损和功能降低。

机体产生的抗同种异体抗原的抗体和抗内皮细胞表面分子的抗体,亦可通过激活补体系统破坏移植物血管。

(3)慢性排斥反应:发生于移植后数月至数年,其主要病变是移植物组织结构损伤、纤维增生和血管平滑肌细胞增生,可引起移植器官功能不可逆减退或丧失,是影响移植器官长期存活的主要障碍。慢性排斥反应可以发生在急性排斥反应后,也可无急性排斥反应史。慢性排斥反应的发生机制尚未完全清楚。一般认为反复发作的急性排斥反应是导致慢性排斥反应及相关组织损伤的重要原因,特异性抗体或效应细胞对微血管内皮细胞的细胞毒作用,导致血管损伤;慢性迟发型超敏反应诱使巨噬细胞分泌细胞因子,导致动脉血管内膜平滑肌细胞增生,血管壁增厚,间质纤维化。

2.移植物抗宿主反应　移植物抗宿主反应(graft versus host reaction,GVHR)是由移植物中同种异体反应性淋巴细胞(主要是 T 细胞)识别宿主同种异体抗原而发生的一种排斥反应。临床和病理特点为:患者出现皮肤、肝脏、肠道上皮细胞坏死,一旦发生难以逆转。移植物抗宿主病发生于骨髓和胸腺移植后,新生儿接受大量输血时也可能发生 GVHR。移植物中的 T 细胞被宿主的同种异体抗原(包括主要与次要相容性抗原)所激活,并增殖分化为效应 T 细胞,这些激活的效应细胞随血循环游走至受者全身,对宿主组织或器官发动攻击。GVHR 的发生条件包括:①受者与供者间 HLA 型别不相配;②移植物中含足够数量的免疫细胞,尤其是成熟的 T 细胞;③受者处于免疫功能极度低下的状态(免疫抑制或免疫缺陷)。

急性 GVHD 发生在移植后 3~4 周,临床表现为皮疹、小肠结肠炎、肝功能紊乱、严重者肠黏膜脱落、间质性肺炎、对深部真菌的易感性增高,常因感染死亡。慢性 GVHD 可发生在急性 GVHD 后,也可无急性 GVHD 病史,一般在 3 个月内发病,也可 6~12 个月才发病。诱因可以是光照、创伤或病毒感染,临床表现包括硬皮样病变、慢性肝病、干燥综合征等。血清中可检出低滴度的抗核抗体、线粒体抗体及类风湿因子,(200mb´s 试验阳性。

五、同种异体移植排斥的防治

由于在人群中很难找到 HLA 完全一致的供受者,因此,除同卵双生的器官移植外,其他同种异体组织或器官移植都会发生排斥反应。为提高移植成功率、减轻或延缓移植排斥反应,除了提高外科手术水平、防止感染外,主要措施是移植前组织配型和移植前、后免疫抑制疗法,以及各项免疫学与组织学指标的监测。

1.选择组织型别相配的供者　选择组织型别相配的供者,可明显降低同种异体抗原的免疫原性,并尽可能减轻移植排斥反应,提高移植物长期存活率。

(1)ABO 血型抗原配型:ABO 血型抗原不仅表达于红细胞表面,也表达于多种实质脏器组织细胞和血管内皮细胞表面。若 ABO 血型抗原不符,可导致超急性排斥反应。为此,供者和受者的 ABO

血型必须相配。

（2）HLA抗原配型：供、受者间MHCⅠ类和Ⅱ类等位基因产物的差异程度决定移植物的免疫原性。MHCⅠ、Ⅱ类抗原匹配数越多，移植后存活时间越长。为选择合适供者，移植前须对供、受者进行HLA配型。

1）HLAⅠ类基因（抗原）配型：供、受者间HLA-A和HLA-B相配的位点数越多，则移植物存活率越高。HLA-C相配对延长移植物存活无明显重要性。

2）HLAⅡ类基因（抗原）配型：HLA-DR配合的重要性超过HLA-A和HLA-B的配合情况，其机制可能是：HLA-DR分子参与机体成熟T细胞谱的选择。此外，还需检测受者血清中有无抗供者MHC的抗体。

2.免疫抑制疗法　使用放射线照射、免疫抑制剂、抗T细胞血清等方法可降低受者T细胞活性或除去一些T细胞，从而减弱受者抗移植物的免疫应答，延缓或减轻移植排斥反应。目前，终生使用免疫抑制药物已成为同种异体器官移植患者的常规治疗方案。如前所述，同种异型移植排斥反应主要由受者T细胞所介导，故临床使用的药物主要是抑制T细胞功能，包括抗代谢药物（如硫唑嘌呤、环磷酰胺、麦考酚酸酯等）、具有相对选择性的免疫抑制剂（如环孢素A、FK506、西罗莫司等）和针对T细胞表面分子（如CD3、CD25）的抗体等。

免疫抑制剂的使用极大改善了临床器官移植术的预后，但多数患者均须长期、甚至终生给药。多数免疫抑制剂本身具有严重的毒副反应，免疫抑制剂在抑制排斥反应的同时，可能继发诱导致死性感染和肿瘤，所以必须十分谨慎。

3.诱导移植耐受　理论上，诱导机体针对移植物的免疫耐受是防治排斥反应的最佳方案。移植耐受是指在不使用免疫抑制剂的情况下，诱导机体免疫系统对同种异体移植抗原产生特异性无应答。迄今，出现诸多诱导移植耐受的方案，但均尚未能在临床显示明显疗效。

目前处于临床前或临床试验阶段的诱导移植耐受方案包括：①依据供者MHC分子多态区序列，人工合成多肽或可溶性MHC分子，通过大剂量输入受者，阻断特异性TCR识别功能而诱导同种异体反应性T细胞耐受；②给受者输入大剂量可溶性CTLA-4，通过阻断移植物细胞表面CD80/86分子与受者T细胞表面CD28分子的相互作用，以诱导T细胞无能；③阻断CD40-CD40L、CD2-LFA-3等共刺激信号的传递，以诱导T细胞无能。

第三章　免疫学防治

特异性免疫的获得方式有自然免疫和人工免疫两种。自然免疫主要指机体感染病原体后建立的特异性免疫,也包括胎儿或新生儿经胎盘或乳汁从母体中获得抗体。人工免疫则是人为地诱导机体产生特异性免疫,是免疫预防和治疗的重要手段。

免疫预防(immnoprophylaxis)的主要措施是接种疫苗,诱导机体针对某种病原体产生持久的保护性免疫。疫苗(vaccine)是接种后诱导及增强机体对特定疾病的免疫力的生物制剂类的统称。

传统疫苗主要包括:灭活疫苗、减毒活疫苗和类毒素。目前使用的大多数抗病毒疫苗是灭活疫苗或减毒活疫苗。疫苗接种预防感染性疾病虽然取得了令人瞩目的成功,但依然有不少传染病如HIV、结核和疟疾缺乏有效疫苗,而近年来又不断出现新发传染病,如严重急性呼吸综合征(SARS)、禽流感和埃博拉出血热等,因此发展新型高效的抗感染疫苗依然是免疫学的重要目标。

免疫治疗(immunotherapy)是利用免疫学原理,针对机体免疫功能低下或亢进状态,人为地增强或抑制机体的免疫功能,最终达到治疗疾病的目的。

当前免疫治疗的基本策略是在分子、细胞和整体水平,干预或调控机体的免疫功能,包括关键免疫分子的干预、关键免疫细胞的功能和数量的调节以及调控整体的免疫功能。

第一节　新型疫苗

一、亚单位疫苗

病原体中能使机体产生免疫效应的成分只占病原体的一部分,其余成分无免疫保护作用,甚至使机体产生不良反应。仅保留病原体中的有效免疫原成分制作的疫苗称为亚单位疫苗。亚单位疫苗可通过传统的理化方法裂解病原体获得,也可通过 DNA 重组技术制备。利用 DNA 重组技术制备的亚单位疫苗也称为重组抗原疫苗。相比传统的利用完整病原体制备的疫苗,亚单位疫苗更安全,不良反应小,但免疫效果弱,需要多次免疫接种和添加佐剂。常用的亚单位疫苗有乙型肝炎病毒表面抗原疫苗。

二、结合疫苗

结合疫苗主要针对有荚膜多糖的细菌,细菌的荚膜多糖可保护其免受吞噬细胞的吞噬。纯化的荚膜多糖抗原属于 T 细胞非依赖性抗原,不能引起 T 细胞免疫应答,可直接刺激 B 细胞产生 IgM 类抗体,无 Ig 的类别转换,对婴幼儿的免疫效果很差。结合疫苗即通过化学方式把细菌荚膜多糖成分与其他蛋白抗原(通常为灭活的类毒素如白喉类毒素)共价交联,使其成为 T 细胞依赖的抗原,引起T 细胞和 B 细胞的联合识别,促进 B 细胞发生 Ig 类别转换,产生 IgG 类抗体,显著提高了免疫效果。常用的结合疫苗包括脑膜炎球菌疫苗、肺炎球菌疫苗和 B 型流感嗜血杆菌疫苗等。

三、合成肽疫苗(抗原肽疫苗)

合成肽疫苗是根据有效免疫原的氨基酸序列,设计和合成的免疫原性多肽,与载体连接后加佐剂所制成的疫苗。通常包含一个或多个 B 细胞抗原表位和 T 细胞抗原表位。其优势在于安全、稳定、易获取,但也存在着免疫原性弱、半衰期短等缺点。

四、基因工程疫苗

基因工程疫苗是用 DNA 重组生物技术,将病原体的保护性抗原基因转入原核或真核系统,使之充分表达,经纯化后制得的疫苗。减毒活疫苗或亚单位疫苗通常诱导体液免疫应答,很难诱导细胞免疫。发展基因工程疫苗的主要依据是编码病原体保护性抗原的基因能进入机体细胞表达,诱导细胞应答,主要是 CTL 应答,提高免疫效果。主要包括 DNA 疫苗和重组载体疫苗等。

1.DNA 疫苗　　DNA 疫苗(DNA vaccines)构建编码病原体有效免疫原基因的重组质粒制备而成。DNA 疫苗经一定的途径进入机体,可被某些机体细胞摄取,从而表达该抗原,诱导机体产生保护性免疫应答。DNA 疫苗只能用于表达蛋白抗原,而不能表达多糖抗原和脂类抗原。DNA 疫苗可在体内持续表达,能同时诱导体液免疫和细胞免疫,从而起到免疫保护作用。也可以将多个抗原表位基因克隆在同一个表达载体中,制备多价疫苗。目前,针对流感病毒和疱疹病毒的 DNA 疫苗的人体试验正在进行中。

2.重组载体疫苗　　重组载体疫苗(recombinant vector vaccines)与 DNA 疫苗类似,区别是利用减毒的病毒或细菌作为载体,携带编码病原体有效免疫原基因进入机体细胞。接种后,伴随疫苗株在细胞内的增殖,该抗原得以大量表达,从而刺激有效的免疫应答。如果同时将多种病原体相关的免疫原基因插入同一载体,则成为可诱导多种保护性应答的多价疫苗。痘苗病毒是目前使用最广的载体。重组载体疫苗目前用于 HIV、肝炎、麻疹等多种疾病疫苗的研究。

3.转基因植物疫苗　　将编码有效免疫原的基因构建在植物表达载体上,利用农杆菌或者基因枪介导方法,将抗原基因转化到植物细胞中并与植物基因组整合,获得稳定表达免疫原的转基因植株。人类和动物通过摄食达到免疫接种的目的。转基因植物疫苗具备使用方便、花费低廉等优势。

第二节　分子治疗

分子治疗指给机体输入分子制剂,以调节机体的免疫应答,达到治疗疾病的目的。常见的分子制剂有以下几种。

一、分子疫苗

分子疫苗属于治疗性疫苗,包括肿瘤抗原疫苗和病毒抗原疫苗,主要通过给予人工合成的肿瘤相关抗原多肽或病毒抗原肽,激活抗原特异性 T 细胞,诱导特异性 CTL 的抗肿瘤或抗病毒效应。

二、抗　体

治疗性抗体包括多克隆抗体、单克隆抗体和基因工程抗体。

1.多克隆抗体　　多克隆抗体指用抗原免疫动物制备而成的血清制剂,主要包括以下两类。

(1)抗感染的免疫血清:主要用于治疗和紧急预防细菌外毒素所致的疾病,如破伤风抗毒素和白喉抗毒素等。由于其免疫血清是动物来源,反复注射易引起超敏反应。

(2)抗淋巴细胞丙种球蛋白:从免疫血清中纯化的抗淋巴细胞丙种球蛋白,在补体的参与下溶解破坏 T 细胞,主要用于器官移植受者,阻止移植排斥反应的发生,也用于治疗某些自身免疫病。

2.单克隆抗体 单克隆抗体是利用淋巴细胞杂交瘤技术产生的只针对抗原分子上某一单个抗原表位的特异性抗体,由小鼠 B 细胞杂交瘤制备而来。美国食品药品监督管理局(Food and Drug Administration,FDA)于 1986 年批准了第一个治疗用抗 CD3 鼠源性抗体进入市场,但鼠源单抗进入人体后能产生人抗鼠抗体,不仅影响治疗效果,也有发生超敏反应的可能。随着 DNA 重组技术的发展,实现了对鼠源抗体的人源化改造,推动治疗性单抗进入新的发展阶段。目前美国 FDA 批准了多个治疗性单抗,用于治疗肿瘤、抗移植排斥、自身免疫病和过敏性疾病等。

根据针对的分子类型,单克隆抗体可分为以下几类。

(1)抗细胞表面分子的单抗,主要通过识别表达该分子的免疫细胞,在补体参与下溶解破坏该细胞,如抗 CD20 单抗可选择性破坏 B 细胞,临床用于治疗 B 细胞淋巴瘤。

(2)抗细胞因子的单抗,主要针对在疾病中具有关键效应的细胞因子,如重要炎症介质 TNF-α 和 IL-1 β,阻断 TNF-α 或 IL-1 β 与其受体的结合,减轻炎症反应,已成功用于治疗多种自身免疫病。

(3)抗体作为载体的靶向治疗,主要用针对肿瘤特异性标志物的单抗为载体,将具有治疗作用的细胞毒性物质如放射性核素、化疗剂及毒素等靶向携带至肿瘤病灶,特异性杀伤肿瘤细胞,而对正常细胞的损伤较小。

三、细胞因子

细胞因子治疗主要包括外源性细胞因子疗法和细胞因子拮抗疗法。

1.外源性细胞因子治疗 外源性细胞因子疗法主要应用基因重组技术体外表达相应的细胞因子作为药物治疗疾病,如肿瘤、感染及促进造血功能恢复,其中有部分重组细胞因子已被批准用于临床(表 3-2),还有部分正在进行临床前期研究。常见的细胞因子类药物如 G-CSF 促进放化疗后的造血恢复和抗肿瘤,干扰素用于治疗肿瘤和病毒感染。

表 3-2　细胞因子药物及适应证

药物名称	适应证
Epo	慢性肾衰竭导致的贫血、恶性肿瘤或化疗导致的贫血、失血后贫血
IFN-α	白血病、Kaposi 肉瘤、肝炎、恶性肿瘤、AIDS
IFN-β	多发性硬化症
IFN-γ	慢性肉芽肿病、生殖器疣、恶性肿瘤、过敏性皮炎、感染性疾病、类风湿关节炎
IL-1α	放化疗导致的骨髓抑制、恶性肿瘤
IL-2	肾细胞癌、黑素瘤、非霍奇金淋巴瘤、结直肠癌
GM-CSF	自身骨髓移植、化疗导致的血细胞减少症、AIDS、再生障碍性贫血、骨髓增生异常综合征
G-CSF	自身骨髓移植、化疗导致的粒细胞减少症、AIDS、白血病、再生障碍性贫血

2.细胞因子拮抗治疗 细胞因子拮抗疗法主要通过抑制细胞因子的产生、阻断细胞因子与其受体的结合或结合后的信号传导,抑制细胞因子所发挥的病理性作用。例如,重组Ⅰ型可溶型 TNF 受体可通过竞争性地结合 TNF-α,阻断其与细胞表面相应受体的结合,减轻自身免疫性炎症损伤和缓解感染性休克。

第三节　细胞治疗

细胞治疗指给机体输入细胞制剂,以激活或增强机体的特异性免疫应答,常见的细胞治疗方法包括过继免疫细胞治疗、细胞疫苗和干细胞移植等。

一、细胞疫苗

细胞疫苗多用于肿瘤免疫治疗,属于特异性的主动免疫治疗。根据细胞的来源,可分为肿瘤细胞疫苗、基因修饰的疫苗和抗原提呈细胞疫苗等。

1.肿瘤细胞疫苗　　最早应用的肿瘤细胞疫苗为灭活瘤苗,是将自体或异体肿瘤细胞经物理(如放射线照射、高温)或化学(代谢药物处理)的方式处理,改变或消除肿瘤细胞的致瘤性,保留其免疫原性。但由于肿瘤细胞表面肿瘤特异性抗原表达低下或缺少共刺激分子的表达等因素,其诱导特异性免疫应答的能力较弱,因此在此基础上发展了基因修饰的疫苗。

2.基因修饰的疫苗　　基因修饰的疫苗是指用基因修饰的方法改变肿瘤细胞的遗传特性,降低其致瘤性,增强其免疫原性,从而更有效的诱导抗肿瘤免疫应答。例如,将编码 MHC 分子、共刺激分子或具有免疫增强功能的细胞因子(IL-2、IFN-γ、GM-CSF 等)的基因转染肿瘤细胞,使肿瘤细胞表达这些免疫分子,从而增强抗肿瘤效应。

3.抗原提呈细胞疫苗　　树突状细胞(DC)是人体内抗原提呈功能最强的细胞。目前,DC 疫苗治疗肿瘤成为细胞疫苗研发的活跃领域,主要通过肿瘤提取物或合成的肿瘤抗原多肽等体外刺激 DC,也可借助病毒载体将肿瘤相关抗原基因导入 DC 中,再回输给患者,从而有效激活特异性抗肿瘤免疫应答。目前针对肿瘤抗原 PAP 的 DC 疫苗已获美国 FDA 批准,用于临床治疗对激素无应答的恶性前列腺癌。

二、过继免疫细胞治疗

多用于肿瘤免疫治疗,是指将自体免疫细胞在体外扩增、活化后输入患者,直接杀伤肿瘤或激发机体直接抗肿瘤效应,属于特异性的被动免疫治疗。用于过继回输的免疫细胞有多种方式制备。

1.淋巴因子激活的杀伤细胞(lymphokine activated killer cell,LAK)　　分离外周血单个核细胞,在体外经 IL-2 培养后诱导产生的一群具有肿瘤杀死效应的异质性细胞群,以 T 细胞和 NK 细胞为主。其杀伤作用不需要抗原致敏且无 MHC 限制性。

2.肿瘤浸润淋巴细胞(tumor infiltrating lymphocyte,TIL)　　从实体肿瘤组织中直接分离出的浸润淋巴细胞,富含肿瘤特异性 CTL 细胞和 NK 细胞,经体外 IL-2 诱导培养后可大量扩增。它具有比 LAK 细胞更强的特异的杀瘤活性。

3.细胞因子诱导的杀伤细胞(cytokine-induced killer,CIK)　　是将人外周血单个核细胞在体外用多种细胞因子(如抗 CD3 单克隆抗体、IL-2 和 IFN-γ 等)共同培养一段时间后获得的一群以 $CD3^+CD56^+T$ 细胞为主的异质细胞。CIK 细胞在体外可以快速扩增,具有增殖能力强、杀瘤活性高、杀瘤谱广及杀伤作用无 MHC 限制性等特点。

4.过继 T 细胞治疗　　目前最常用的是过继 T 细胞治疗,除了分离培养 T 细胞以外,还可通过基因修饰的方法改良 T 细胞,提高 T 细胞识别肿瘤的特异性,如转染肿瘤特异性 TCR 和转染体外构建的嵌合抗原受体,过继免疫细胞治疗对某些晚期肿瘤如转移性黑素瘤具有较好的疗效,是当前肿瘤生物治疗的一个活跃的研究领域。

三、造血干细胞移植

干细胞自我更新能力强,具有多种分化潜能,在不同条件下可被诱导分化为多种细胞和组织,其中间充质干细胞还具有较强的免疫调节作用。干细胞移植目前已成为肿瘤、血液系统疾病、免疫缺陷及自身免疫病的重要治疗手段。

按造血干细胞的来源部位可分为骨髓移植、外周血干细胞移植和脐血干细胞移植。与骨髓干细胞移植、外周血干细胞移植相比,脐带血干细胞来源丰富、采集简单,对 HLA 配型相合的要求相对降低,异体间移植排斥反应小,移植后发生移植物抗宿主病的危险性较低。按造血干细胞来自患者自身与否可分为自体移植、同基因移植和异基因移植,目前临床移植所用干细胞主要来源于 HLA 型别相同的异体供者。

第四节　生物应答调节剂

生物应答调节剂(tfiological response modifier,BRM)指对免疫功能异常,特别是免疫功能低下者有调节作用,但通常对免疫功能正常者无影响的制剂的统称。自从 BRM 的概念于 1975 年提出以来,BRM 的研究发展迅速,在免疫治疗中占有重要地位,已广泛用于肿瘤、感染、免疫缺陷病、自身免疫病等的治疗。除了上述的治疗性疫苗、单克隆抗体和细胞因子之外,微生物及其产物、人工合成分子及某些中药提取物也属于 BRM。主要的生物应答调节剂如下。

一、化学合成药物

化学合成药物的主要作用是诱导产生 IFN、促进 T 细胞增殖,增强 NK 细胞活性。常见的有以下几种。

1.左旋咪唑　是第一个化学结构明确的生物应答调节剂,对机体细胞免疫功能有明显调节作用,临床治疗类风湿关节炎有一定的疗效。

2.合成多聚核苷酸　是人工合成的多聚核苷酸的双链共聚物,主要包括双链多聚肌苷酸胞苷酸(PolyI:C)和双链多聚腺苷酸尿苷酸(PolyA:U)。PolyI:C 具有免疫佐剂作用,能刺激机体产生 IFN。

二、微生物制剂

细菌和细菌中提取的某些成分具有非特异性刺激免疫功能的作用,如卡介苗、短小棒状杆菌、含 CpG 基序的寡核苷酸(CpG ODN)、二霉菌酸酯海藻糖等。主要作用是活化巨噬细胞、NK 细胞,促进 Th 细胞和 CTL 的活性。微生物制剂类的生物应答调节剂已用于多种肿瘤的辅助治疗,并取得一定疗效。

三、多糖类及中草药

多糖类及中草药包括黄芪多糖、人参多糖、党参多糖等,能激活 T 细胞、巨噬细胞和 DC,提高抗体水平。

四、胸腺激素

胸腺激素包括胸腺素、胸腺生成素,能促进淋巴干细胞分化为 T 细胞,增强成熟 T 细胞对抗原的反应,因而有增强细胞免疫功能的作用,对体液免疫的影响较小。

第五节 免疫抑制剂

免疫抑制剂主要通过影响免疫细胞的增殖、代谢和迁移来抑制机体的免疫功能,常用于抑制器官移植的排斥反应,以及过敏性疾病和自身免疫病。常用的免疫抑制剂包括两大类:化学合成药物和微生物制剂。显示了临床常用的主要免疫抑制剂,以及其免疫抑制机制和主要治疗的疾病种类。考虑到不同的免疫抑制剂作用靶点的差异,临床常采用联合用药,以提高免疫抑制效果,减少不良反应。

一、化学合成药物

1.烷化剂 常用的烷化剂包括环磷酰胺、氮芥和白消安等,其主要作用是通过烷化反应破坏DNA结构,阻断其复制,使包括淋巴细胞在内的体细胞停止分裂甚至死亡。该类药物作用明显,但毒性作用也强,主要用于器官移植和自身免疫性疾病的治疗。

2.抗代谢药物 在核酸代谢拮抗药物中,临床常用的有巯嘌呤和硫唑嘌呤,它们主要通过干扰DNA复制发挥作用,多用于控制移植排斥反应。在叶酸代谢拮抗药物中,甲氨蝶呤是强有力的有丝分裂抑制剂,对增生的细胞有选择性破坏作用,对体液免疫的抑制作用较强。临床除用于肿瘤化疗外,还用于自身免疫性疾病的治疗。

二、微生物制剂

1.环孢霉素A 是从真菌代谢产物中提取出来的,能选择性地作用于Th细胞和B细胞,抑制其对TD抗原和某些TI抗原的应答。临床除用于抑制移植物排斥反应外,还用于自身免疫性疾病的治疗。

2.FK-506 是从放线菌中提取的一种大环内酯类抗生素,可选择性地作用于T细胞,抑制其对TD抗原的免疫应答。对T细胞的抑制作用比环孢霉素A高数十倍,而且对肾脏的毒性较小,在抗移植排斥反应中有更广阔的应用前景。

3.麦考酚酸酯 是麦考酚酸(mycophenolic acid,MPA)的2-乙基酯类衍生物,体内脱酯后形成的MPA能抑制鸟苷的合成,选择性阻断T细胞和B细胞的增殖,用于移植排斥反应和自身免疫性疾病。

4.西罗莫司 可通过阻断IL-2诱导的T细胞增殖而选择性抑制T细胞,用于抗移植排斥反应。

第四章　微生物学绪论

第一节　病原生物与微生物

一、病原生物的概念与病原生物学

(一)病原生物

病原生物是指能引起人和动物疾病的生物,是致病的生物性因素,包括微生物和寄生虫。微生物占绝大多数,包括病毒、衣原体、立克次体、支原体、细菌、螺旋体和真菌;寄生虫主要有原虫和蠕虫。能感染人的微生物超过 400 种,它们广泛存在于人的口、鼻、咽、消化道、泌尿生殖道及皮肤中。每个人一生中可能受到 150 种以上的病原生物感染,在人体免疫功能正常的条件下并不引起疾病,有些甚至对人体有益,如肠道菌群(大肠杆菌等)可以合成多种维生素。这些菌群的存在还可抑制某些致病性较强的细菌的繁殖,因而这些微生物被称为正常微生物群(正常菌群)。但当机体免疫力降低,人与微生物之间的平衡关系被破坏时,正常菌群也可引起疾病,故称它们为条件致病微生物(条件致病病原体)。

(二)病原生物学

病原生物学是研究病原生物的形态、结构、生态学、与人体间相互作用的一门学科,是预防医学和临床医学的一门基础课程。包括医学微生物学和人体寄生虫学。医学微生物学(medi-cal microbiology)是微生物学的一个分支,研究与医学有关病原微生物的生物学特性、致病和免疫机制、传播方式及特异性诊断、防治措施,以控制和消灭感染性疾病和与之有关的免疫损伤等疾病。主要包括细菌学、病毒学、真菌学。人体寄生虫学是研究寄生虫的形态、生活史、致病、诊断、流行和防治等,是研究与医学有关的寄生虫及与宿主、外界因素相互关系的科学。揭示寄生虫病发病机制及流行规律,以达到控制、消灭与预防寄生虫病的目的。

二、微生物的概念与特点

微生物(microorganism)是存在于自然界中的一群体积微小、结构简单、肉眼见不到,必须借助光学显微镜或电子显微镜方能看到的微小生物的总称。

微生物的特点包括:体积微小、结构简单、分布广泛、种类繁多、适应力强、容易变异、繁殖迅速、作用重要等。

微生物的种类很多。依据其结构和化学组成不同可分为三大类。

1.非细胞型微生物

非细胞型微生物无细胞结构,个体最小能通过滤菌器,缺乏独立代谢的酶系统,必须寄生于活的易感细胞内才能增殖,如病毒、亚病毒等。

2.原核细胞型微生物

原核细胞型微生物有细胞结构,细胞分化程度较低,无核膜和核仁,仅有核质或核区,缺乏高级细胞器。此类微生物有细菌和放线菌及衣原体、立克次体、支原体、螺旋体。

3.真核细胞型微生物

真核细胞型微生物有细胞结构,细胞分化程度较高,有完整的细胞核和高级的细胞器,如真菌。

三、微生物与人类的关系

自然界(土壤、空气、水)和人体的体表及与外界相通的腔道中广泛存在着各种微生物。微生物对人类和动、植物的生存、自然界物质循环是有益和必需的,有许多微生物在工业、农业、医药生产、人类日常生活中发挥重要作用。仅少数可引起人类与动、植物的疾病,这些微生物称为病原微生物。对人类致病的称为人类病原微生物,对动物致病的称为动物病原微生物。能同时引起人类和动物疾病的病原微生物称为人兽共患病原微生物。

第二节 医学微生物学及其发展简史

医学微生物学的发展过程大致分为三个时期。

一、微生物学经验时期

古代人类虽然没观察到微生物,但很早就将微生物知识用于工农业生产和疾病防治中,如民间常用的盐腌、烟熏、风干等保存食物的方法,实际上是防止食物因微生物生长繁殖导致腐败变质的有效措施。李时珍在《本草纲目》中指出,对患者的衣服蒸过再穿就不会感染疾病,表明已有消毒的记载。

二、实验微生物学时期

1676年荷兰人列文虎克(Antony Van Leetlwenhoek,1632—1723年)。用自制的放大270多倍的显微镜检查了雨水、污水、齿垢、粪便等,第一次观察到各种形态的微小生物,为微生物学的发展奠定了基础。微生物之父法国微生物学家巴斯德(Louis Pasteur,1822—1895年)1857年首先证明有机物质发酵和腐败是由微生物引起的,巴斯德为防止酒类发酵创用的巴氏消毒法(Pasteurization)至今仍用于酒类、乳制品等食品消毒。巴斯德开创了微生物的生理学时代。德国学者科赫(Robert Koch,1843—1910年)在传染病病原体的确立方面做了大量工作,他创用了固体培养基、染色技术,为病原菌的分离培养和鉴定奠定了基础,并先后确定了多种传染病的病原菌。1892年俄国学者伊凡诺夫斯基(Ivanowsky,1864—1920年)发现了第一个病毒——烟草花叶病毒,随后许多对人类、动、植物致病的病毒相继被发现。1929年英国人弗莱明(Alexander Fleming,1881—1955年)发现了青霉素,1940年弗劳瑞(Flory)提纯了青霉素并证实了临床应用价值,为感染性疾病的治疗带来了一次革命。

三、现代微生物学时期

到了20世纪中期,随着电子显微镜技术、组织培养方法、超速离心技术、分子生物学技术的发展和各种免疫标记、基因探针新技术的建立和改进,医学微生物学研究得到了迅速的发展。类病毒(viroid)、拟病毒(virusoid)等逐渐被认识,并发现了许多新的病原微生物,如军团菌、幽门螺杆菌、人类免疫缺陷病毒、肝炎病毒、汉坦病毒等。目前,多种细菌、病毒的基因测序已完成;应用基因工程技术、人工构建乙型肝炎病毒表面抗原疫苗已应用于临床;分子生物学技术探讨微生物结构和功能的应用对微生物的生物学特性及其活动规律有了更深的认识。

科学技术的不断发展助推医学微生物学领域已取得巨大成绩,但距离控制和消灭传染病的目标还有很大差距。目前,由病原生物引起的多种传染病仍严重威胁人类的健康。近年不断出现新的病原体,原有的病原体因变异、耐药等重新流行,因此人类与病原生物的斗争还需长期不懈努力。21世纪将是生命科学飞速发展的时期,科学技术的进步为医学微生物学发展提供了极为有利的条件,医学微生物学将在预防、控制乃至消灭传染病,保障人类健康方面做出应有的贡献。

第五章 细菌的形态与结构

细菌(bacterium)是一类单细胞原核细胞型微生物。它们形体微小,结构简单,具有细胞壁和原始核质,无核仁和核膜,除核糖体外无其他细胞器。在适宜的条件下有相对稳定的形态与结构。一般将细菌染色后用光学显微镜观察,可识别各种细菌的形态特点,而其内部的超微结构需用电子显微镜才能看到。

了解细菌的形态和结构对研究细菌的生理活动、致病性和免疫性,以及鉴别细菌、诊断疾病和防治细菌性感染等均有重要的理论和实际意义。

第一节 细菌的大小与形态

一、细菌的大小

观察细菌最常用的仪器是光学显微镜,其大小可以用测微尺在显微镜下进行测量,一般以微米(μm)为单位。不同种类的细菌大小不一,多数球菌的直径为 $1\mu m$ 左右,中等大小杆菌的长约为 2.0~$5.0\mu m$,宽约为 0.3~$0.5\mu m$。同一种细菌也因菌龄和环境因素的影响而有差异。

二、细菌的形态

细菌按其外形,分为球菌、杆菌和螺形菌三大类(图 5-1)。

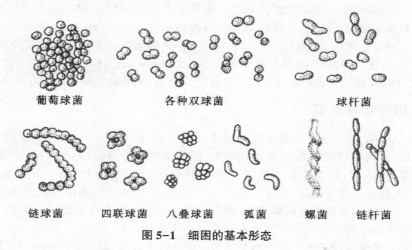

葡萄球菌   各种双球菌   球杆菌

链球菌   四联球菌   八叠球菌   弧菌   螺菌   链杆菌

图 5-1 细菌的基本形态

(一)球菌

球菌(coccus)外观呈圆球形或近似球形,多数直径在 $1\mu m$ 左右。依据分裂平面不同和菌体之间的排列方式可分葡萄球菌、双球菌和链球菌等。

1.双球菌

双球菌(diplococcus)在一个平面上分裂成两个菌体且成对排列,如脑膜炎奈瑟菌。

2.链球菌

链球菌(streptococcus)在一个平面上分裂成多个菌体且粘连成链状,如乙型溶血性链球菌。

3.葡萄球菌

葡萄球菌(staphylococccls)在多个平面上分裂,分裂后菌体无规则地粘连在一起似葡萄状,如金黄色葡萄球菌。

4.四联球菌

四联球菌(tetrads)在两个互相垂直的平面上分裂,四个菌体黏附在一起呈正方形,如四联加夫基菌。

5.八叠球菌

八叠球菌(sarcina)在三个互相垂直的平面上分裂,八个菌体黏附成包裹状立方体,如藤黄八叠球菌。

(二)杆菌

各种杆菌(bacillus)的大小、长短、粗细很不一致。大杆菌如炭疽芽胞杆菌长 3~10μm,宽 1.0~1.5μm;中杆菌如大肠埃希菌长 2~3μm,宽 0.5~0.7μm;小杆菌如布鲁菌长 0.6~1.5μm,宽 0.5~0.7μm。杆菌形态多数呈直杆状,散在分布,两端钝圆。

根据形态差异主要分为链杆菌、棒状杆菌、分枝杆菌、球杆菌。

1.链杆菌

链杆菌呈链状排列,如炭疽芽胞杆菌。

2.棒状杆菌

棒状杆菌末端膨大呈棒状,如白喉棒状杆菌。

3.分枝杆菌

分枝杆菌常呈分枝生长趋势,如结核分枝杆菌。

4.球杆菌

球杆菌菌体短小,近似椭圆形,如百日咳鲍特菌。

(三)螺形菌

螺形菌(spiral bacterium)菌体弯曲,有的菌体长 2~3μm,根据弯曲程度可分为弧菌和螺菌。

1.弧菌

弧菌(vibrio)体只有一个弯曲,呈弧状或逗点状,如霍乱弧菌。

2.螺菌

螺菌(spirillum)菌体有数个弯曲,如鼠咬热螺菌。

第二节　细菌的结构

细菌虽小,仍具有一定的细胞结构和功能,对细菌的生存、致病性和免疫性等均有一定作用。按其结构(图 5-2)分为基本结构和特殊结构,习惯上又把一个细菌生存不可缺少的,或一般细菌通常具有的结构称为基本结构,基本结构包括:细胞壁、细胞膜、细胞质和核质等;而把某些细菌在一定条件下所形成的特有结构称为特殊结构,特殊结构包括荚膜、鞭毛、菌毛、芽胞等。

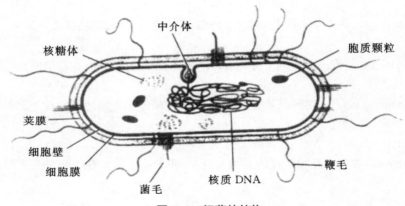

图 5-2　细菌的结构

一、细菌的基本结构

细菌的基本结构,从外到内依次为细胞壁、细胞膜、细胞质和核质等。

（一）细胞壁

细胞壁位于细菌细胞最外层,是一层较厚、无色透明、坚韧而富有弹性、质量均匀的网状结构,平均厚度为 12~30nm,组成较复杂,可承受细胞内强大的渗透压而不被破坏。

1.组成

细胞壁的主要成分为肽聚糖（peptidoglycan）,又称黏肽（mLmopeptide）。细胞壁的机械强度有赖于肽聚糖的存在。肽聚糖是由 N-乙酰葡萄糖胺（G）和 N-乙酰胞壁酸（M）经 β-1,4-糖苷键连接形成的多糖骨架。在 N-乙酰胞壁酸分子上连接四肽侧链,肽链之间再由肽桥或肽链联系起来,组成一个机械性很强的网状结构。四肽侧链的组成及其连接方式随菌种而异。根据革兰染色将细菌分为两大类:革兰阳性（G^+）菌和革兰阴性（G^-）菌,不同细菌细胞壁的组成不同。

（1）革兰阳性菌　G^+菌细胞壁结构见图 5-3。肽聚糖由聚糖骨架、四肽侧链、五肽交联桥构成（三维立体结构）。聚糖骨架是由 N-乙酰葡萄糖胺和 N-乙酰胞壁酸（M）经 β1,4-糖苷键连接而成,在 N-乙酰胞壁酸分子上连接四肽侧链,四肽侧链再由五肽交联桥连接。革兰阳性菌细胞壁肽聚糖经这样的三级链接,构成了交叉的、机械强度相当大的空间框架结构,交联率为 75%,坚固而致密。这种三维立体结构的肽聚糖在革兰阳性菌中高达 50 层,为其细胞壁主要成分。

磷壁酸为革兰阳性菌特有成分,按结合部位不同分为壁磷壁酸和膜磷壁酸,壁磷壁酸一端结合在细胞壁的肽聚糖层上,另一端游离于细胞外;膜磷壁酸一端结合在细胞膜上,另一端游离。磷壁酸抗原性很强,是革兰阳性菌的重要表面抗原;在调节离子通过黏肽层中起作用;也可能与某些酶的活性有关;某些细菌的磷壁酸能黏附在人类细胞表面,其作用类似菌毛,可能与致病性有关。

此外,某些革兰阳性菌细胞壁表面还有一些特殊的表面蛋白,如 A 蛋白等,都与致病性有关。

溶菌酶能切断 β-1,4-糖苷键,引起细菌裂解。青霉素能干扰四肽侧链和五肽交联桥的连接,使细菌不能合成完整的细胞壁,而导致细菌死亡。

$$G^+菌细胞壁结构:磷壁酸+肽聚糖\begin{cases}聚糖骨架:G+M\\四肽侧链\\五肽交联桥\end{cases}$$

（2）革兰阴性菌　G^-菌细胞壁结构见图 5-4。结构较复杂,由肽聚糖和外膜组成,外膜是革兰阴性菌特有成分。①肽聚糖:革兰阴性菌含有 1~2 层由聚糖骨架和四肽侧链构成的肽聚糖链,如大

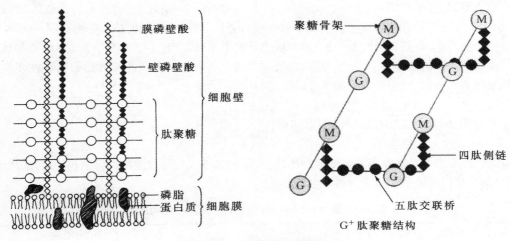

图 5-3　G⁺菌细胞壁结构

肠埃希菌的聚糖骨架组成同其他细菌,但四肽侧链中,第三位氨基酸是二氨基庚二酸(DAP),DAP直接与相邻四肽侧链第四位的 D-丙氨酸相连,没有五肽交联桥连接,因而只形成二维单层平面较疏松的结构;②外膜是 G⁻菌特有成分,位于肽聚糖外侧,由内向外由脂蛋白、脂质双层和脂多糖三部分组成。

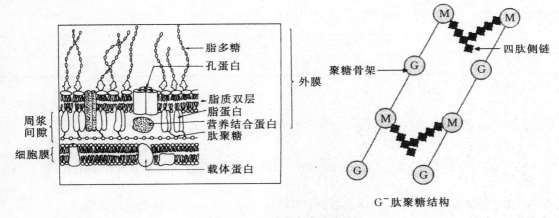

图 5-4　G⁻菌细胞壁结构

脂蛋白(lipoprotein)一端以蛋白质部分共价键连接于肽聚糖的四肽侧链上,另一端以脂质部分经共价键连接于外膜的磷酸上。其功能是稳定外膜并将之固定于肽聚糖层。

脂质双层是革兰阴性菌细胞壁的主要结构,除了转运营养物质外,还有屏障作用,能阻止多种物质透过,抵抗许多化学药物的作用,所以革兰阴性菌对溶菌酶、青霉素等比革兰阳性菌具有较大的抵抗力。一些化学物质如乙二胺四乙酸(EDTA)与 2%十二烷基硫酸钠(SDS)或 45%酚水溶液可以将外膜除去,而留下坚韧的肽聚糖层。此外,外膜蛋白质还可作为某些噬菌体和性菌毛的受体。

脂多糖(lipopolysaccharide,LPS)由脂质双层向细胞外伸出,包括类脂 A、核心多糖、特异性多糖三个组成部分,习惯上将脂多糖称为细菌内毒素。

◎类脂 A:为一种糖磷脂,是由焦磷酸键联结的氨基葡萄糖聚二糖链,其上结合有各种长链脂肪酸。它是脂多糖的毒性部分及主要成分,为革兰阴性菌的致病物质。无种属特异性,各种革兰阴性菌内毒素引起的毒性作用大致相同。

◎核心多糖:位于类脂 A 的外层,由己糖、庚糖、2-酮基-3-脱氧辛酸(KDO)、磷酸乙醇胺等组成。经 KDO 与类脂 A 共价联结。核心多糖具有属特异性,同一属细菌的核心多糖相同。

◎特异性多糖:在脂多糖的最外层,是由数个至数十个低聚糖(3～5 单糖)重复单位所构成的多糖链。革兰阴性菌的菌体抗原(O 抗原)就是特异多糖。各种不同的革兰阴性菌的特异性多糖种类及排列顺序各不相同,从而决定了细菌种或型的特异性。

$$G^- 菌细胞壁结构:脂质双层 \begin{cases} 脂蛋白 \\ 脂多糖 \end{cases} 外膜 + 肽聚糖 \begin{cases} 聚糖骨架:G+M \\ 四肽侧链 \end{cases}$$

革兰阳性菌和革兰阴性菌的细胞壁结构显著不同(表 5-1),导致这两类细菌在染色性、抗原性、毒性、对某些药物的敏感性等方面具有很大差异。

表 5-1　革兰阳性菌与革兰阴性菌细胞壁结构比较

细胞壁	革兰阳性菌	革兰阴性菌
强度	较坚韧	较疏松
厚度	20～80nm	10～15nm
肽聚糖层数	可多达 50 层	1～2 层
肽聚糖含量	多,占细胞壁干重 50%～80%	少,占细胞壁干重 5%～20%
磷壁酸	+	—
脂质双层	—	+
脂蛋白	—	+
脂多糖	—	+
结构	三维空间(立体结构)	二维空间(平面结构)

2.细胞壁的功能

(1)维持菌体固有的形态。细菌一旦失去细胞壁,就变得多形。

(2)保护细菌抵抗低渗环境。

(3)参与菌体内外的物质交换。与细胞膜一起参与物质交换,细胞壁上有很多小孔,容许小分子物质通过。

(4)决定菌体的免疫原性。菌体表面带有多种抗原分子,可诱发机体的免疫应答。

(5)某些成分与细菌的致病性有关。

(二)细胞膜

细胞膜或称胞膜,位于细胞壁内侧,紧包细胞质的具有弹性的半渗透性脂质双层生物膜。主要由磷脂和蛋白质构成,但与真核细胞膜的区别是不含胆固醇。细胞膜有选择性通透作用,与细胞壁共同完成菌体内外的物质交换。膜上有多种呼吸酶,参与细胞的呼吸过程。膜上还有多种合成酶,参与生物合成过程。细菌细胞膜可以形成特有的结构,如中介体等。

1.中介体

用电子显微镜观察,可以看到细胞膜向胞浆凹陷折叠成囊状物,称为中介体。中介体与细胞的分裂、呼吸、胞壁合成和芽胞形成有关。中介体位置常在菌体的侧面或靠近中央横隔处。横隔中介体与核质相连,当细菌分裂时横隔中介体也一分为二,各自带一套核质进入子代细胞;中介体扩大了细胞膜的表面积,相应地增加呼吸酶的含量,可为细菌提供大量能量,有拟线粒体(chondroid)之称,中介体多见于革兰阳性菌。

2.胞质间间隙

在革兰阴性菌的细胞膜与细胞壁之间有一空间,称为胞质间间隙(periplasmic space)。此处聚集了若干种胞外酶,主要是水解酶,与营养物质的分解、吸收和运转有关。能破坏某些抗生素的酶(如青霉素酶)亦集中在此间隙内。

(三)细胞质

细胞膜包裹的溶胶状物质,基本成分是水、蛋白质、脂类、核酸及少量无机盐。其中含有许多重要结构。

1.核糖体

核糖体(ribosome)是细菌合成蛋白质的场所,游离存在于胞质中,是抗生素作用的部位。

2.质粒

质粒(plasmid)是染色体外的遗传物质,存在于细胞质中。为闭合环状的双链 DNA,控制细菌某些特定的遗传特性,与细菌的遗传变异有关。

3.胞浆颗粒

胞浆颗粒(cytoplasmic granules)大多数为营养贮藏物,较为常见的是贮藏高能磷酸盐的异染颗粒(metachromatic granule),嗜碱性较强,用特殊染色法可以看得更清晰。根据异染颗粒的形态及位置,可以鉴别细菌。常见于白喉棒状杆菌,位于菌体两端,故又称极体(polar body)。

(四)核质

核质又称拟核,是细菌的遗传物质,决定细菌的遗传特征。由单一密闭环状 DNA 分子反复回旋卷曲盘绕组成松散网状结构集中在细胞质的某一区域,多在菌体中部。它与真核细胞的细胞核不同点在于无核膜、核仁和有丝分裂期,故不成形,也无组蛋白包绕。一个菌体内一般含有 1~2 个核质。细菌的染色体是裸露的 DNA,功能与真核细胞的染色体相似——决定细菌各种遗传性状。

二、细菌的特殊结构

细菌的特殊结构不是所有细菌都有,故可作为鉴别细菌的依据之一。

(一)荚膜

细菌荚膜见图 5-5。

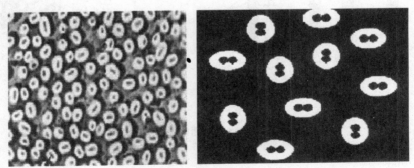

图 5-5 细菌的荚膜

1.特性

有些细菌在一定条件下分泌黏液或胶态物质,在细胞壁外面所形成的一层较厚的稳定的致密保护层。它通常是由多糖类、多肽类或多糖蛋白复合体组成。如果厚度≥0.2μm,边界明显,普通光学显微镜下可见者称为荚膜(capsule);如果厚度<0.2μm,光镜下不能直接看到者称为微荚膜(microcapsule),其功能与荚膜相似,一般由多肽组成。若黏液性物质疏松地附着于细菌细胞表面,边界不明显且易被洗脱者称为黏液层(slime layer)。介于荚膜和黏液层之间的结构称为糖萼,由多糖或糖蛋白组成,是从菌体伸出的疏松纤维网状结构。

细菌一般在机体内和营养丰富的培养基中才能形成荚膜。有荚膜的细菌在固体培养基上形成光滑型(S)或黏液型(M)菌落,失去荚膜后菌落变为粗糙型(R)。荚膜并非细菌生存所必需,如荚膜丢失,细菌仍可存活。

2.荚膜的功能

(1)抗吞噬作用 荚膜具有抵抗宿主吞噬细胞的吞噬和消化作用,因而是细菌的重要毒力因子。如肺炎链球菌,数个有荚膜菌株就可使实验小鼠致死,无荚膜株则高达上亿个细菌才能使小鼠死亡。

(2)黏附作用 荚膜多糖可使细菌彼此之间粘连,也可黏附于组织细胞或无生命物体表面,是引起感染的重要因素。如变异链球菌依靠荚膜将其固定在牙齿表面,利用口腔中的蔗糖产生大量的乳酸,积聚在附着部位,导致牙齿珐琅质的破坏,形成龋齿。荚膜菌株在住院患者的各种导管内黏附定居,是医院内感染发生的重要因素。

(3)抵抗体液中杀菌物质 荚膜处于细菌细胞的最外层,有保护菌体,避免和减少溶菌酶、补体、抗菌抗体、抗菌药物等物质引起的损伤作用。

(二)鞭毛

1.特性

某些细菌在菌体上附有细长并呈波状弯曲的丝状物,少仅1~2根,多者达数百根。这些丝状物称为鞭毛(flagellum,图5-6),是细菌的运动器官。鞭毛长5~20μm,直径12~30nm。鞭毛的长度常超过菌体若干倍。按鞭毛的数目、位置和排列方式不同,可分为四种:①单毛菌,如霍乱弧菌;②双毛菌,如空肠弯曲菌;③丛毛菌,如假单胞菌;④周毛菌,如伤寒沙门菌。

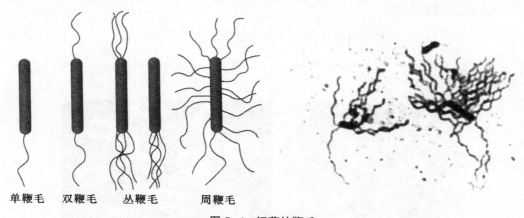

单鞭毛　双鞭毛　丛鞭毛　　周鞭毛

图5-6　细菌的鞭毛

2.鞭毛的功能

具有鞭毛的细菌在液体环境中能自由游动,运动迅速,如单鞭毛的霍乱弧菌每秒移动55μm。细菌的运动有化学趋向性,常向营养物质处前进,并避开有害物质。鞭毛常存在于杆菌及弧菌中,根据其数量、分布可区别细菌。鞭毛抗原有很强的免疫原性,对某些细菌的鉴定、分型及分类具有重要意义。有些细菌的鞭毛与致病性有关,例如,霍乱弧菌、空肠弯曲菌等通过活泼的鞭毛运动穿透小肠黏膜表面覆盖的黏液层,使菌体黏附于肠黏膜上皮细胞,产生毒性物质导致病变的发生。

（三）菌毛

1.特性

许多革兰阴性菌和少数革兰阳性菌菌体表面存在着一种比鞭毛更细、更短而直、硬的丝状物，与细菌的运动无关，称为菌毛（pilus，图5-7）。其化学组成是菌毛蛋白，具有抗原性，其编码基因位于细菌的染色体或质粒上。菌毛与运动无关，在光镜下看不见，使用电镜才能观察到。根据功能不同，菌毛可分为普通菌毛和性菌毛两类。

2.菌毛的功能

（1）普通菌毛　长0.3~1.0μm，直径7nm。具有黏着细胞（红细胞、上皮细胞）和定居于各种细胞表面的能力，它与某些细菌的致病性有关。无菌毛的细菌则易被黏膜细胞的纤毛运动、肠蠕动或尿液冲洗而被排除。失去菌毛致病力亦随之丧失。

（2）性菌毛　有的细菌还有1~4根较长的性菌毛，比普通菌毛长而粗，中空呈管状。性菌毛由质粒携带的一种致育因子（fertmty factor）的基因编码，故性菌毛又称F菌毛。带有性菌毛的细菌称为F$^+$菌或雄性菌，无性菌毛的细菌称为F$^-$菌或雌性菌。性菌毛能在细菌之间通过接合方式传递质粒，细菌的毒性及耐药性即可通过这种方式传递，这是某些肠道杆菌容易产生耐药性的原因之一，与细菌的变异有关。

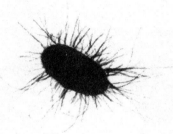

图5-7　细菌的菌毛

（四）芽胞

1.特性

某些细菌在一定的环境条件下，能在菌体内部形成一个圆形或卵圆形小体，称为芽胞（spore，图5-8），是细菌的休眠形式。芽胞形成后细菌即失去繁殖能力，不能再进行二分裂繁殖，但保持细菌完整的生命活性。产生芽胞的都是革兰阳性菌。芽胞折光性强、壁厚、不易着色，经特殊染色光镜下可见。

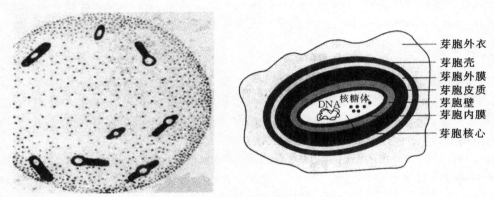

图5-8　细菌的芽胞

2.意义

芽胞的大小、形状、位置随菌种不同而异,有重要的鉴别价值。例如,炭疽芽胞杆菌的芽胞为卵圆形、比菌体小,位于菌体中央;破伤风梭菌芽胞呈圆形、比菌体大,位于顶端,呈鼓槌状;肉毒梭菌芽胞亦比菌体大,位于次极端。

细菌的芽胞对加热、干燥、辐射、化学消毒剂等理化因素均有强大的抵抗力。一般细菌繁殖体在80℃水中迅速死亡,而有的芽胞可耐受100℃煮沸数小时。被炭疽芽胞杆菌污染的牧场,传染性可保持20~30年。被芽胞污染的用具、敷料、手术器械等,用一般的方法不易将其杀死,杀灭芽胞最可靠的方法是高压蒸汽灭菌。进行消毒灭菌时,应以芽胞是否被杀死作为判断灭菌效果的指标。芽胞抵抗力强的原因,可能与下列因素有关:①芽胞含水量少(约40%),蛋白质受热后不易变性;②芽胞具有多层致密的厚膜,理化因素不易渗入;③芽胞核心和皮质层中含有一种特有的化学组分吡啶二羧酸(DPA),与钙生成的盐能提高芽胞中各种酶的热稳定性。

第三节　细菌的形态学检查法

一、显微镜放大法

细菌形体微小,肉眼不能直接看到,必须借助显微镜放大后才能看到。

1.普通光学显微镜

以可见光(日光或灯光)为光源,波长0.4~0.7μm,平均约0.5μm。其分辨率为光波波长的一半,即0.25μm。0.25μm的微粒经油镜放大1000倍后成0.25ram的像,肉眼便能看清。一般细菌都大于0.25μm,故可用普通光学显微镜予以观察。

2.电子显微镜

电子显微镜是利用电子流代替可见光波,以电磁圈代替放大透镜。电子波长极短,约为0.005nm,其放大倍数可达数十万倍,能分辨1nm的微粒。不仅能看清细菌的外形,内部超微结构也可一览无遗。电子显微镜显示的像,可投射到荧光屏上,也可照相拍摄。当前使用的电子显微镜有两类,即透射电子显微镜(transmission electron microscope,TEM)和扫描电子显微镜(scanning electron microscope,SEM)。SEM的分辨率一般较TEM低,但可清楚地显露观察物体的三维立体图像。配合电子显微镜观察使用的标本制备方法有用磷钨酸或钼酸铵进行负染色、投影法(shadowing)、超薄切片(ultrathin section)、冰冻蚀刻法(freeze etching)等。电子显微镜标本须在真空干燥的状态下检查,故不能观察活的微生物。

此外,尚有暗视野显微镜(darkfield microscope)、相差显微镜(phase contrast microscope)、荧光显微镜(fluorescence microscope)等,适用于观察不同情况下的细菌形态和(或)结构。

二、染色法

细菌菌体小且半透明,经染色后才能观察清楚。染色法是染色剂与细菌细胞质的结合,最常用的染色剂是盐类。其中,碱性染色剂由有色的阳离子和无色的阴离子组成,酸性染色剂则相反。细菌细胞富含核酸,可以与带正电荷的碱性染色剂结合;酸性染色剂不能使细菌着色,而使背景着色形成反差,故称为负染(negative staining)。

染色法有多种,最常用的染色法是革兰染色法(Gram stain)。该法是丹麦细菌学家革兰(Hans Christian Gram)于1884年创建,至今仍在广泛应用。标本固定后,先用碱性染料结晶紫初染,再加碘液媒染,使之生成结晶紫—碘复合物。然后用95%乙醇处理,有些细菌被脱色,有些不能。最后用稀释番红或沙黄复染。此法可将细菌分为两大类：不被乙醇脱色仍保留紫色者为革兰阳性菌，被乙醇脱色后复染成红色者为革兰阴性菌。革兰染色法在鉴别细菌、选择抗菌药物、研究细菌致病性等方面都具有重要的意义。

　　革兰染色法的原理尚未完全阐明。但与细菌细胞壁结构密切相关，如果在结晶紫-碘复合物染色之后，乙醇脱色之前去除革兰阳性菌的细胞壁，革兰阳性菌细胞就能够被脱色。目前，对革兰阳性菌和革兰阴性菌细胞壁的化学组分已十分清楚，但对革兰阳性菌细胞壁阻止染料被溶出的原因尚不清楚。

　　细菌染色法中尚有单染色法、抗酸染色法及荚膜、芽胞、鞭毛、细胞壁、核质等特殊染色法。

第六章　细菌的生长繁殖与代谢

细菌具有独立的生命活动能力,其生理活动包括摄取和合成营养物质,进行新陈代谢及生长繁殖。细菌的表面积大,代谢旺盛且多样化,繁殖迅速,可产生各种代谢产物。研究细菌的生理活动,了解细菌的生长繁殖条件、生命活动规律及代谢产物,不仅有助于细菌性疾病的诊断、治疗及致病机制的探索,在疫苗的开发和微生物的控制中也起重要作用。

第一节　细菌的理化性状

一、细菌的化学组成

细菌和其他生物细胞的化学组成相似,由水、无机盐、蛋白质、糖类、脂类、核酸等组成。细菌体内还含有一些特有的化学物质,如肽聚糖、胞壁酸、磷壁酸、D 型氨基酸、二氨基庚二酸、吡啶二羧酸,2-酮基-3-脱氧辛酸、脂多糖等。

二、细菌的物理性状

(一)带电现象

细菌的蛋白质和其他生物细胞的蛋白质相似,具有两性电离的性质。革兰阳性菌的等电点为 2~3,革兰阴性菌的等电点为 4~5,在中性或弱碱性环境中,其 pH 高于细菌的等电点,细菌均带负电荷,而革兰阳性菌带负电荷更多。细菌的带电现象与细菌的染色反应、凝集反应、抑菌和杀菌作用有密切关系。

(二)表面积

细菌体积微小,相对表面积较大,有利于同外界进行物质交换,故细菌生长繁殖迅速。

(三)光学性质

细菌细胞为半透明体,当光线照射在菌体上,一部分光被吸收,另一部分光被折射,故细菌悬液呈混浊状态。菌数越多,浊度越大。

(四)半透性与渗透压

细菌的细胞壁和细胞膜都具有半透膜性质,允许水和部分小分子通过,而对其他物质则有选择性通过作用,利于细菌与外界进行物质交换。细菌吸取营养和排出代谢产物,均有赖于这种通透作用。革兰阳性菌体内渗透压高达 20~25 个大气压,革兰阴性菌可达 5~6 个大气压。细菌具有坚韧的细胞壁,能耐受菌体内的高渗透压,并能保护细菌在低渗透压环境中不致膨胀破裂。

第二节　细菌的营养与生长繁殖

一、细菌的营养

细菌的营养一般包括水、碳源、氮源、无机盐和生长因子等。对细菌进行人工培养,必须为其提供生长繁殖所需要的各种营养物质。

（一）水

细菌所需要的营养物质必须先溶于水,营养物质的吸收与代谢产物的排出都必须有水的参与。

（二）碳源

各种碳的无机物或者有机物都能被细菌吸收和利用,合成菌体成分或者作为能量的主要来源。

（三）氮源

氮源的主要作用是作为合成菌体成分的原料,细菌对氮源的需求仅次于碳源。病原菌主要从氨基酸、蛋白胨等有机氮化物中获得氮,少数病原菌如克雷伯菌亦可以利用硝酸盐甚至氮气,但利用率低。

（四）无机盐

细菌需要各种无机盐以提供生长所需的各种元素,分为常用元素和微量元素。需要浓度在 10^{-4} ~ 10^{-3} mol/L 的元素为常用元素,如磷、硫、钾、钠、镁、钙、铁等;需要浓度在 10^{-8} ~ 10^{-6} mol/L 的元素为微量元素,如钴、锌、锰、铜、钼等。一些微量元素并非所有细菌都需要,不同细菌只需其中的一种或几种。无机盐有以下功能:①构成有机化合物,成为菌体的成分;②作为酶的组成成分,维持酶活性;③参与能量的储存与转运;④调节菌体内外的渗透压;⑤某些元素与细菌的生长繁殖及致病作用密切相关,如结核分枝杆菌的有毒株和无毒株的一个重要区别就是前者含有一种称为分枝菌素的载铁蛋白。

（五）生长因子

许多细菌的生长还需要一些自身不能合成的生长因子,包括维生素、某些氨基酸、嘌呤、嘧啶等。少数细菌还需要特殊的生长因子,如流感嗜血杆菌生长需要X、V两种因子,X因子是高铁血红素,V因子是辅酶Ⅰ或辅酶Ⅱ,两者为细菌呼吸所必需。

二、细菌的生长繁殖

（一）细菌生长繁殖的条件

1.充足的营养条件

充足的营养可以为细菌的新陈代谢及生长繁殖提供必要的原料和充足的能量。

2.合适的酸碱度

每种细菌都有一个可生长的 pH 范围和最适生长 pH。绝大多数病原菌和放线菌生长繁殖最适宜的 pH 为中性或弱碱性(pH 7.2~7.6)。个别细菌如霍乱弧菌在 pH 为 8.4~9.2 时生长最好,而结核分枝杆菌生长最适的 pH 为 6.5~6.8。

3.适宜的温度

各类细菌生长对温度的要求不一,可将细菌分为嗜冷菌、嗜热菌和嗜温菌。大多数病原菌为嗜温菌,最适宜生长的温度为人体体温,即 37℃。

4.必要的气体环境

与细菌生长有关的气体有 O_2 和 CO_2。因细菌酶系统的差异表现出对 O_2 的不同要求,据此可将细菌分为四类。

(1)专性需氧菌 具有完善的呼吸酶系统,需要分子氧作为受氢体来完成需氧呼吸,仅在有氧的环境下生长,如结核分枝杆菌、铜绿假单胞菌。

(2)微需氧菌 在低氧压(5%～6%)生长最好,氧浓度大于10%对其有抑制作用,如空肠弯曲菌、幽门螺杆菌。

(3)兼性厌氧菌 兼有需氧呼吸和无氧发酵两种功能,在无氧和有氧环境中均可生长,但有氧时生长较好,大多数病原菌属此类。

(4)专性厌氧菌 缺乏完善的呼吸酶系统,只能在低氧分压或无氧环境中进行发酵,如破伤风梭菌。

另外,CO_2 对细菌的生长也很重要。有些细菌如脑膜炎奈瑟菌和布鲁菌,在初次培养时需要供给 5%～10% 的 CO_2 才能生长良好。

(二)细菌生长繁殖的规律

1.细菌个体的生长繁殖

细菌一般以简单的二分裂方式进行无性繁殖。细菌在生长条件适宜的情况下繁殖迅速。细菌繁殖一代所需要的时间称代时,一般细菌繁殖的代时为 20～30min。但由于营养物质的消耗和代谢产物的积累,细菌在一定量培养基中生长,只能短时间保持很快的繁殖速度。少数细菌代时较长,如结核分枝杆菌的代时为 18～20h。

2.细菌群体的生长繁殖

细菌群体的繁殖过程遵循一定的规律。在适宜的生长条件下将一定量的细菌接种于液体培养基中,单位时间内检测细菌的数目并制图,可以发现其中的规律性。以细菌培养的时间为横坐标,培养物中活菌数的对数为纵坐标,所绘制出的曲线称细菌的生长曲线(图6-1)。

根据生长曲线,细菌的群体生长繁殖可分为四个时期。

(1)迟缓期 细菌进入新环境后的适应阶段。该期菌体增大,代谢活跃,为细菌的分裂、繁殖及合成准备充足的酶、辅酶和中间代谢产物,但是分裂迟缓,繁殖极少。各细菌迟缓期长短不一,一般为 1～4h。

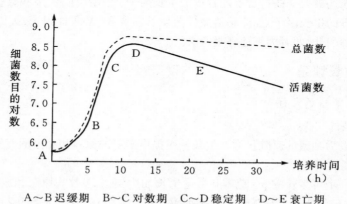

A～B迟缓期   B～C对数期   C～D稳定期   D～E衰亡期

图6-1 大肠埃希菌的生长曲线

(2)对数期 又称指数期,一般细菌对数期在培养后的 8～18h。细菌在该期生长繁殖迅速,活菌数以恒定的几何级数增长,生长曲线图上显示细菌数目的对数呈直线上升,达到顶峰状态。此期细菌的形态、染色性和各种生理活性都比较典型,对外界环境的作用因素也比较敏感。因此,研究细菌的生物学性状应该取此期的细菌。

(3)稳定期 由于培养基中营养物质的消耗和有害物质的积聚,该期细菌繁殖速度减慢,死亡细菌逐渐增加,这样,总的细菌数目减少,而活菌数保持平衡。此时细菌的形态、染色性及生理活性常有所改变。一般细菌的芽胞、外毒素、抗生素等代谢产物都在此期产生。

(4)衰亡期 稳定期后细菌繁殖越来越慢,死亡数越来越多,并超过活菌数。该期细菌形态显著改变,出现衰退型或者菌体自溶,难以辨认,代谢活动趋于停滞,因此,陈旧培养的细菌不能作为诊断参考。

细菌的生长曲线只有在体外人工培养的时候可以观察到。在自然界或人类、动物体内繁殖时,受多种环境因素和机体免疫因素的影响,不会出现在培养基中那样典型的生长曲线。掌握细菌的生长繁殖规律,可以人为地改变培养条件,调整细菌的生长繁殖阶段,获得所需要的细菌生长繁殖情况,更好地研究和利用各种细菌。

第三节 细菌的新陈代谢产物

细菌的新陈代谢是指细菌的分解代谢和合成代谢的总和。其显著特点是代谢旺盛和代谢类型的多样化。细菌的代谢过程以胞外酶水解外环境中的大分子营养物质开始,产生亚单位分子,然后经过主动或被动转运机制进入胞内,这些亚单位分子在一系列酶的催化作用下,经过一种或多种途径转变为共同通用的中间产物丙酮酸,再从丙酮酸进一步分解产生能量或合成新的碳水化合物、氨基酸、脂类和核酸。在上述过程中,底物分解转化为能量的过程称为分解代谢;所产生的能量用于细胞组分的合成称为合成代谢。伴随着代谢过程,还会产生许多在医学上有重要意义的代谢产物。

一、分解性代谢产物和细菌的生化反应

(一)糖代谢产物及其意义

细菌分解糖类,可产生各种酸、醇类、酮类及气体。不同细菌分解糖类的能力不同,产生的代谢产物也各不相同,依此可以鉴别细菌。如大肠埃希菌能分解乳糖产酸产气,而伤寒沙门菌、志贺菌则不分解乳糖;肖氏沙门菌能分解葡萄糖产酸产气,而志贺菌分解葡萄糖只产酸不产气。因此,检测糖代谢产物可以鉴别细菌,这种鉴别细菌的方法称为糖发酵试验。

(二)蛋白质代谢产物及其意义

不同细菌分解蛋白质和氨基酸的能力不同,借此也可以鉴别细菌。如大肠埃希菌能产生色氨酸酶,可以分解色氨酸产生靛基质(吲哚),为靛基质试验阳性;肖氏沙门菌能分解含硫氨基酸产生硫化氢,如胱氨酸、半胱氨酸,为硫化氢试验阳性。

上述通过检测细菌不同的分解代谢产物,以鉴别细菌的生物化学方法,统称为细菌的生化反应。

二、合成代谢产物及其在医学上的意义

(一)热原质

热原质(pyrogen)微量注入人或动物体即可引起机体发热反应的多糖类物质,其主要成分是细菌细胞壁上的脂多糖。热原质耐热,不被高压蒸汽灭菌(121℃ 20min)所破坏,需用250℃ 30min高温处理才能被破坏。注射液、生物制品、抗生素等液体制剂需经吸附或过滤方法去除热原质,而配制这些制品的用水必须采用蒸馏水,玻璃器皿则要求干烤灭菌。因此,在制备和使用注射药品过程中,

要严格进行无菌操作,防止细菌热原质污染。

(二)毒素和侵袭性酶

毒素是病原菌在代谢过程中合成的对宿主细胞具有损伤作用或干扰其生理功能的毒性成分,有内毒素和外毒素两种(详见第十四章)。侵袭性酶是病原菌合成分泌的能损伤机体组织、协助细菌侵袭和扩散的物质,也是细菌重要的致病物质。例如,金黄色葡萄球菌分泌的血浆凝固酶、A群链球菌产生的透明质酸酶等。

(三)色素

某些细菌在营养丰富、氧气充足等条件下合成的有色物质,如金黄色葡萄球菌合成的脂溶性金黄色色素、铜绿假单胞菌产生的水溶性蓝绿色色素等。细菌色素不能进行光合作用,其功能尚不清楚。

(四)抗生素

某些微生物在代谢过程中产生的能抑制或杀灭某些其他微生物或肿瘤细胞的物质,称为抗生素,如真菌产生的链霉素、青霉素,细菌产生的多黏菌素、杆菌肽等。

(五)细菌素

某些菌株产生的一类只对近缘细菌有抗菌作用的蛋白质。因其作用范围狭窄,故主要用于有关细菌的分型和流行病学追踪调查。

(六)维生素

有些细菌如寄居于人体肠道中的大肠埃希菌能合成B族维生素和维生素K,除供给菌体自身需要外,还能分泌到菌体外,供人体吸收利用。

第四节　细菌的人工培养

了解细菌的生理需要,掌握细菌的生长繁殖规律,可用人工方法提供其所需要的条件来进行体外培养。细菌的人工培养在科学研究、工农业、医药等领域都有重要的意义。

一、培养基及其分类

培养基(culture medium)是人工配制的专供微生物生长繁殖使用的混合营养物制品。培养基制成后必须经过灭菌处理。根据培养基用途不同将其分为五类。

(一)基础培养基

含有多种微生物生长繁殖所需要的基本营养成分,能满足一般微生物生长的营养需要,如牛肉膏蛋白胨培养基、营养肉汤、营养琼脂蛋白胨水等。

(二)营养培养基

在基础培养基中加入葡萄糖、血液、血清、酵母浸膏、某些生长因子等营养物质,供营养要求较高的微生物生长,如血平板等。

(三)选择培养基

在培养基中加入某种化学物质,可选择性地使目的菌生长,而抑制其他杂菌生长,如培养肠道致病菌的SS培养基。

(四)鉴别培养基

用于培养和区分不同细菌种类的培养基称为鉴别培养基。利用各种细菌分解糖类和蛋白质的能力及其代谢产物的不同,在培养基中加入特定作用的底物和指示剂,观察细菌的生长情况,从而鉴别不同细菌。如常用的糖发酵管、双糖铁培养基等。也有一些培养基将选择和鉴别功能结合在一起,在选择的同时,起一定的鉴别作用,如 SS 平板中所加的底物乳糖和指示剂中性红就起到鉴别作用。

（五）厌氧培养基

在培养基中加入含有不饱和脂肪酸的肉块或者硫乙醇酸盐、半胱氨酸等还原剂,或在厌氧环境中培养,专供培养专性厌氧菌用,如庖肉培养基等。

此外,培养基根据物理性状不同,分为液体、固体和半固体培养基三类。在液体培养基中加入 2%~3% 和 0.3%~0.5% 的琼脂即制成固体和半固体培养基。

二、细菌在培养基中的生长现象

（一）在液体培养基中的生长现象

在液体培养基中,细菌生长繁殖后可出现均匀混浊生长,多为兼性厌氧菌所形成,如葡萄球菌、大肠埃希菌等;少数链状排列的细菌呈沉淀生长,如链球菌、炭疽芽胞杆菌等;结核分枝杆菌、枯草芽胞杆菌等专性需氧菌在液体表面生长,常形成菌膜。

（二）在固体培养基上的生长现象

将标本或者培养物划线接种在固体培养基表面,因划线的分散作用,使原来混杂在一起的细菌在固体培养基表面分散开生长,称为细菌的分离培养。一般经过 18~24h 后,单个细菌在固体培养基表面生长形成肉眼可见的细菌集团称菌落(colony)。一个菌落是由一个细菌繁殖的后代堆积而成,因而单个菌落是一种细菌的纯培养。多个菌落融合成片称为菌苔。不同细菌形成的单个菌落其大小、形状、颜色、边缘、湿润度、表面光滑度及在血琼脂平板上的溶血情况等各不相同,借此可以对细菌进行初步判断。细菌的菌落一般分为三型,即光滑型菌落、粗糙型菌落和黏液型菌落。

（三）在半固体培养基上的生长现象

在半固体培养基中,经培养可见有鞭毛菌沿穿刺线向周围扩散生长;无鞭毛菌只沿穿刺线生长,而培养基周围清澈透明。此试验也称为细菌动力试验,用来检查细菌是否有鞭毛。

三、人工培养细菌的意义

细菌的人工培养在工农业生产及基因工程中有着广泛的生物学意义,这里着重介绍在医学中的应用。

（一）传染性疾病的诊断

临床上培养细菌的目的主要是对患者做出准确的病原学诊断。

（二）指导临床用药

临床上通过细菌培养结合药敏试验来选择敏感的抗生素,以指导临床正确选药,预防耐药菌株的产生。

（三）制备生物制品

可以应用人工方法培养纯种细菌制备诊断菌液、制备各种菌苗、类毒素等,用于传染病的诊断和预防。

第五节　细菌的分类和命名

一、细菌的分类原则

细菌的分类原则上分为传统分类和种系分类两种。前者以细菌的生物学性状为依据,因对分类性状的选择与重视程度带有一定的主观性,故又称为人为分类;后者以细菌的发育进化关系为基础,故又称为自然分类。具体的分类方法包括以下几种。

(一)表型分类

以细菌的形态和生理特征为依据的分类方法,即选择一些较为稳定的生物学性状,如细菌的形态与结构、染色性、培养特性、生化反应、抗原性等作为分类的标记,它奠定了传统分类的基础。20世纪60年代开始借助计算机将拟分类的细菌按照其性状的相似程度进行归类(一般种的相似程度>80%),以此划分种和属,称为数值分类。

(二)化学分析分类

应用电泳、色谱、质谱等方法,对菌体组分、代谢产物组成与图谱等特征进行分析,例如,细胞壁脂肪酸分析、全细胞脂类和蛋白质分析、多点酶电泳等,为揭示细菌表型差异提供了有力的手段。

(三)基因型分类

分析细菌的遗传物质,揭示细菌的进化信息,是最精确的分类方法。包括 DNA 碱基组成(G+C mol%)、核酸分子杂交(DNA-DNA 同源性、DNA-rRNA 同源性)和 16SrRNA 同源性分析,比较细菌大分子(核酸、蛋白质)结构的同源程度等,其中 16SrRNA 更为重要,因其在进化过程中保守、稳定、很少发生变异,是种系分类的重要依据。

细菌分类层次是界、门、纲、目、科、属、种。种(species)是细菌的基本分类单位,生物学性状基本相同的细菌群构成种;性状相同的若干种构成属(genus);同一种的细菌,性状基本相同,但某些方面有差异时,差异明显的称为亚种(subspecies)或变种(variety),差异微小的称为型(type),例如,根据抗原结构的差异分为各血清型,根据对噬菌体和细菌素敏感性的不同可分为噬菌体型和细菌素型等。将不同来源的同种细菌称为该菌的不同菌株(strain)。具有某种细菌典型特征的菌株称为该菌的标准菌株(standard strain)或模式菌株(type strain)。

二、细菌的命名法

细菌的命名采用拉丁文双名法,属名在前,首字母大写,种名在后,全部字母均小写,如 *Mycobacterium tuberculosis*(简写为 *M.tuberculosis*)。中文的命名次序与拉丁文相反,即种名在前,属名在后,如结核分枝杆菌。

第七章　消毒灭菌

消毒与灭菌是防止病原微生物感染和控制传染病传播的重要措施之一,是切断传播途径的有力手段。消毒与灭菌在卫生防疫工作中也占有重要位置。在医院感染的控制中,医疗用品的有效消毒灭菌,有利于提高医疗质量,防止医院感染,减少患者和医护人员受感染的机会。

第一节　消毒灭菌常用术语

由于病原微生物细胞结构比较简单,其生长繁殖易受外界因素的影响。适宜的环境能促进其生长繁殖,若环境不适宜或剧烈变化,则病原微生物的生长被抑制甚至引起死亡。临床上常采用物理、化学或生物学方法,通过改变外界环境条件,来抑制或杀灭病原微生物,以达到消毒灭菌、控制感染的目的。以下术语常用来表示物理或化学方法对病原微生物的杀灭程度。

1.消毒

消毒(disinfection)是指杀死物体表面病原微生物的方法。消毒并不一定能杀死含芽胞的细菌或非病原微生物。

2.灭菌

灭菌(sterilization)是指杀灭物体上所有微生物的方法。灭菌比消毒要求高,包括杀灭细菌芽胞在内的全部病原微生物和非病原微生物。

3.防腐

防腐(antisepsis)是防止或抑制体外细菌生长繁殖的方法。

4.无菌

无菌(asepsis)是不存在活菌,多是灭菌的结果。

5.无菌操作

无菌操作(antiseptic technique)是指防止微生物进入人体或物体的操作技术。

第二节　物理消毒灭菌法

物理消毒灭菌方法有热力灭菌法、紫外线杀菌法、滤过除菌法、低温干燥抑菌法等。

一、热力灭菌法

高温对细菌有明显的致死作用。热力灭菌主要是利用高温使菌体蛋白变性或凝固,酶失去活性,使细菌死亡。但是,更细微的变化已发生于细菌凝固之前。有人认为 DNA 单螺旋的断裂可能是主要的致死因素。细菌蛋白质、核酸等化学结构是由氢键连接的,而氢键是较弱的化学键,当菌体受热时,氢键遭到破坏,蛋白质、核酸、酶等结构也随之被破坏,失去其生物学活性,导致细菌死亡。此外,高温亦可导致细胞膜功能损伤而使小分子物质及降解的核糖体漏出。干热的致死作用与湿热不尽相同,一般属于蛋白变性、氧化作用受损和电解质水平增高的毒力效应。

热力灭菌法是最可靠而普遍应用的灭菌法,包括湿热灭菌和干热灭菌。

(一)干热灭菌法

干热灭菌比湿热灭菌需要更高的温度与较长的时间。

1.焚烧

焚烧适用于废弃的污染物品、有传染性的人或动物尸体。

2.烧灼

烧灼适用于接种环、试管口、急用刀剪等的灭菌。

3.干烤

一般采用电热干烤箱,箱内空气温度达 160~170℃维持 2h,可达灭菌目的。干烤适用于高温下不变质、不损坏、不蒸发的物品,如玻璃器皿、瓷器、石蜡、凡士林等。

(二)湿热灭菌法

在同样的温度下,湿热的杀菌效果比干热好,其原因有:①蛋白质凝固所需的温度与其含水量有关,含水量愈大,发生凝固所需的温度愈低;②湿热灭菌过程中蒸汽放出大量潜热,能迅速提高灭菌物品的温度;③湿热的穿透力比干热大,使深部也能达到灭菌温度。

1.巴氏消毒法

61.1~62.8℃ 30min 或 71.7℃ 15~30s 可杀死一般无芽胞病原菌,多用于牛奶、酒类的消毒。

2.煮沸法

水煮沸 100℃ 5min 可杀死细菌繁殖体,杀灭芽胞需煮沸 1~2h。若在水中加入 2%碳酸氢钠,沸点可达 105℃,有利于杀灭芽胞,且可防止金属器皿生锈,此法常用于消毒食具、刀剪、注射器等。

3.流通蒸汽消毒法

流通蒸汽消毒法是利用 1 个大气压下 100℃水蒸气进行消毒。用蒸笼或蒸锅经 15~30min 可杀灭细菌繁殖体,常用于含糖、血清等不耐高温培养基等的消毒。若将消毒后的培养基进行细菌培养,然后再用流通蒸汽消毒,重复三次,则可杀灭芽胞达到灭菌目的,称间歇灭菌法。

4.高压蒸汽灭菌法

高压蒸汽灭菌法是在密闭的高压蒸汽灭菌器内,当压力达到 103.4kPa(1.05kg/cm^2),水蒸气的温度可以达到 121.3℃,维持 15~30min,可达灭菌目的。常用于一般培养基、生理盐水、手术器械、敷料、导管及手术衣等耐高温、耐高压物品的灭菌,是杀灭芽胞的最有效的方法。

二、辐射杀菌法

(一)日光和紫外线

日光由于其热、干燥和紫外线的作用而具有一定的消毒和灭菌效果。日光杀菌作用的强弱受地区、季节、时间等因素影响,日光越强,照射时间越长,杀菌效果越好。日光中的紫外线通过大气层时因散热和吸收而减弱,而且不能全部透过玻璃,因此,必须直接在阳光下曝晒,才能取得杀菌效力。日光曝晒法常用于书籍、床垫、被褥、毛毯及衣服等的消毒。曝晒时应经常将被晒物翻动,使物品各面都能与日光直接接触,一般在日光下曝晒 4~6h 可达到消毒目的。紫外线在 265~266nm 时杀菌功能最佳。紫外线的杀菌机制是使一条 DNA 链上相邻两个胸腺嘧啶共价结合形成二聚体,干扰 DNA 转录复制,进而影响蛋白质合成,引起微生物的死亡。但紫外线穿透力弱,玻璃、纸张及尘埃均可阻挡紫外线,因此仅应用于物品表面及空气的消毒。另外,紫外线对人体皮肤和眼睛有损伤作用,禁忌在紫外线照射下进行操作。

（二）电离辐射

X 线、γ 射线、高速电子流等也具有杀菌作用。目前多用于一次性医用塑料制品的消毒灭菌。

（三）微波

波长 1~1000mm 的电磁波在有水分情况下依靠其热效应可致微生物死亡而达到消毒目的。常用 2450MHz 和 915MHz 两种频率。微波主要用于食品、非金属器械、食具、药杯等物品消毒。

三、滤过除菌法

滤过除菌法是指用物理阻留的方法除去液体或空气中的细菌。滤过除菌法适用于血清、抗毒素、药液等不耐热物质及空气的消毒。但它不能除去病毒、衣原体、支原体和缺乏细胞壁的 L 型细菌等。常用的滤菌器有蔡氏、玻璃、薄膜滤菌器和高效颗粒空气滤器 4 种。超净工作台及现代医院的手术室等均采用高效颗粒空气滤器，从而保持其内的无菌环境。

四、低温干燥抑菌法

除脑膜炎奈瑟菌和淋病奈瑟菌等少数细菌外，多数细菌耐低温。在低温状态下，这些细菌的代谢减慢，当温度回升到适宜范围又能恢复生长繁殖，故低温常用作保存菌种。低温保存细菌，必须迅速降温，否则可致细菌死亡。冷冻真空干燥法是目前保存菌种的最好方法，一般可保存微生物数年至数十年。多数细菌的繁殖体在空气中干燥时很快死亡，如脑膜炎奈瑟菌、淋病奈瑟菌、霍乱弧菌、梅毒螺旋体等。有些细菌抗干燥力较强，尤其有蛋白质等物质保护时，如溶血性链球菌在尘埃中存活 25d，结核分枝杆菌在干痰中数月不死。芽胞抵抗力更强，如炭疽芽胞杆菌耐干燥 20 余年。干燥法常用于保存食物。浓盐或糖渍食品，可使细菌体内水分逸出，造成生理性干燥，使细菌的生命活动停止。

第三节　化学消毒灭菌法

具有消毒作用的化学制剂称为化学消毒剂。消毒剂只能外用，不可口服，多用于体表、医疗器械、排泄物和环境的消毒。

一、化学消毒剂的作用机制

不同的化学消毒剂作用原理不完全相同，大致归纳为三个方面。

1.改变细胞膜通透

表面活性剂、酚类及醇类可导致胞浆膜结构紊乱并干扰其正常功能，使小分子代谢物质溢出胞外，影响细胞传递活性和能量代谢，甚至引起细胞破裂。

2.蛋白质变性或凝固

酸、碱和醇类等有机溶剂可改变蛋白质构型而扰乱多肽链的折叠方式，造成蛋白质变性，如乙醇、大多数重金属盐、氧化剂、醛类、染料和酸碱等。

3.改变蛋白质与核酸功能

作用于细菌胞内酶的功能基（如—SH 基）而改变或抑制其活性，如某些氧化剂和重金属盐类能与细菌的一 SH 基结合并使之失去活性。

二、化学消毒剂的种类、作用机制与用途

常用消毒剂的种类、作用机制和用途（表 7-1）。

表7-1 常用消毒剂的种类、性质和用途

类别	作用机制	常用消毒剂及浓度	用途
醇类	蛋白质变性并能溶解细菌细胞膜中的脂类	70%~75%乙醇	皮肤、体温计消毒
酚类	破坏细菌细胞膜,菌体蛋白质凝固变性	3%~5%石炭酸	地面、器具表面消毒、皮肤消毒
表面活性剂	损伤细胞膜、灭活氧化酶、蛋白质沉淀	0.05%~0.1%新洁尔灭	手术洗手,皮肤黏膜消毒
氧化剂	氧化作用、蛋白质沉淀	0.1%高锰酸钾	皮肤、尿道、水果消毒
		3%过氧化氢	创口、皮肤黏膜消毒
		0.2%~0.3%过氧乙酸	塑料、玻璃器材消毒
		2.0%~2.5%碘伏	皮肤消毒
		0.2~0.5ppm氯气	饮水消毒
		10%~20%漂白粉	地面、厕所、排泄物消毒
烷化剂	菌体蛋白质、核酸的烷基化	10%甲醛	浸泡、物品表面消毒、空气消毒
		2%戊二醛	精密仪器、内窥镜消毒
重金属盐类	蛋白质变性、沉淀、灭活酶	2%红汞	皮肤黏膜、小创伤消毒
		0.1%硫柳汞	
		1%硝酸银	新生儿滴眼

第四节 影响消毒灭菌效果的因素

一、微生物的种类、数量

微生物的种类不同对消毒剂的抵抗力不同。例如,结核分枝杆菌较其他细菌繁殖体对消毒剂的抵抗力强。同一细菌,芽胞较其繁殖体抵抗力强。因此必须根据消毒对象选择使用不同的消毒剂。

二、消毒剂的性质、浓度和作用时间

理化性质不同的消毒剂,对微生物的作用大小也不同。例如,表面活性剂对革兰阳性菌的杀灭效果比对革兰阴性菌好;甲紫对葡萄球菌的作用较强。同一消毒剂浓度不同,其消毒效果也不同。绝大多数消毒剂在高浓度时杀菌作用大,浓度降低至一定程度时只有抑菌作用。但醇类例外,70%~75%的乙醇和50%~80%的异丙醇消毒效果最好,其机制是高浓度乙醇,能使菌体表面的蛋白质迅速凝固,反而影响其继续渗入,杀菌效力降低。消毒剂在一定浓度下,对细菌的作用时间越长,消毒效果也越强。

三、温度

消毒剂的杀菌实质就是化学反应,故消毒速度一般随温度的升高而加快,所以温度越高消毒效果越好。但温度的变化对各种消毒剂影响不同。例如,甲醛、戊二醛和环氧乙烷在温度升高1倍时,杀菌效果可增加10倍,而酚类和酒精受温度影响小。

四、酸碱度

酸碱度的变化从两方面影响杀菌作用。一方面对消毒剂的作用:改变其溶解度和分子结构。另一方面对微生物的生长有影响:在酸性条件下,细菌表面负电荷减少,阴离子型消毒剂杀菌效果好;在碱性条件下,细菌表面负电荷增多,有利于阳离子型消毒剂发挥作用。例如,戊二醛在碱性环境中杀灭微生物效果较好;酚类和次氯酸盐药剂则在酸性条件下杀灭微生物的作用较强。

五、有机物

环境中血液、脓液、痰液、粪便及尿液中的有机物与微生物混在一起,对微生物不仅有保护作用,而且可与消毒剂活性基团结合,影响杀菌效果。因此,临床上用消毒剂消毒皮肤和器械时,必须清洁后再消毒。对痰液、粪便及呕吐物的消毒,应加大消毒剂浓度、用量、延长消毒时间,或选择受有机物影响小的含氯石灰、生石灰等。

第五节 医院感染的控制

医院感染(hospital infection)系指包括医院内各类人群所获得的感染。医院感染主要是指患者在住院期间出现的及出院后不久发生的感染,但不包括患者在入院前已开始的或入院时已处于潜伏期的感染。据 wHo 指出,全世界医院感染率为 3%～20%,平均 9%。

一、医院感染的特点

(一)感染源

1.内源性医院感染

内源性医院感染是指患者在医院内由于治疗或其他原因使体内正常菌群转变为机会致病菌而出现的感染。

2.外源性医院感染

外源性医院感染亦称交叉感染,是指患者在医院内受非自体内微生物侵袭而发生的感染。

(二)感染途径

1.接触传播

接触性传播在医院感染中最为常见。例如,通过患者与患者之间、医护人员与患者之间,甚至母婴之间的直接接触传播;亦可通过被污染的或灭菌不彻底的医疗器械(注射器、插管、手术器械)及日常用品(餐具、便盆)等间接传播。医护人员的手在医院感染中是重要的媒介。

2.经注射传播

经注射传播是注入被污染的血液及血制品;或输入被污染的静脉滴注液体等。

3.经环境传播

经环境传播主要通过含有微生物的飞沫、尘埃等空气的传播。如暴露于空气污染的环境中的手术,手术后感染率高达 31%。空气调节器、雾化器、湿化器等形成的气溶胶,常带有细菌,使呼吸道感染率增加。

由上可见,医院感染途径与护理工作密切相关,所以护理人员在防止医院内感染中具有重要作用。护理人员应特别重视严格而规范的无菌操作。

(三)易感者

医院感染主要侵犯免疫力低下的宿主。住院患者由于患有各种不同的疾病(如恶性肿瘤、血液病、糖尿病及肝硬化等)或年龄因素(老人、小儿)的影响,免疫力相对低下或住院期间接受各种侵入性治疗(如外科手术、内窥镜及留置导尿管等)的影响,使机体的免疫系统进一步损伤,极易导致医院内感染的发生。

（四）医院感染中的病原体特征

1.常易引起医院感染的微生物

常易引起医院感染的微生物主要为细菌,也有其他微生物。耐药株和弱毒株的感染是医院感染的主要病原体(表7-2)。

表7-2　医院感染常见的微生物

类别	常见的微生物
呼吸道感染	金黄色葡萄球菌、肠球菌、铜绿假单胞菌、肺炎克雷伯杆菌、大肠埃希菌、流感嗜血杆菌、肺炎链球菌及呼吸道病毒等
泌尿道感染	大肠埃希菌、肠球菌、铜绿假单胞菌、肺炎克雷伯杆菌、变形杆菌及白假丝酵母菌等
胃肠道感染	沙门菌、志贺菌及病毒等
切口感染	金黄色葡萄球菌、凝固酶阴性葡萄球菌、肠球菌、铜绿假单胞菌、肠杆菌属及无芽胞厌氧菌

2.病原体特征

（1）正常菌群　医院感染的病原体多为正常菌群。宿主由于抵抗力下降,来自体内固有的正常菌群或在其他个体内如医护人员体表的正常菌群,经内源性或外源性感染途径传播而引起感染。

（2）多重耐药菌　细菌在正常情况下对于两种或两种以上不同种类药物产生耐药的现象称为多重耐药性。存在于患者或医护人员机体内的细菌,由于长期大量使用多种抗菌药物或长期与抗菌药物接触,极易产生多重耐药性,长期住院患者体内的正常菌群也可能被病房中的耐药菌所取代,成为医院感染的传染源。由于医院内广谱抗生素的广泛使用,耐药菌株在不断地增加和变化,同时医院感染的微生物也在不断地更替。过去认为无致病性的细菌,如今也成了医院感染的病原体。

二、医院感染的监测与控制

医院感染研究的最终目的是通过监测与控制,降低医院感染的发病率。主要方法有:建立专门的监控机构、坚持严格消毒灭菌、采取适当隔离措施、加强环境净化及合理使用抗生素等。

（一）建立监控机构

1.构成与职责

目前医院感染已经成为医院管理的一个重要环节,因此必须建立医院感染的专门管理机构,由专职人员负责制定控制医院感染的内容、制度,定期监测、调查分析,指出存在的问题并提出改进措施,同时也必须加强对医护人员医院感染的业务培训。

2.监测内容及范围

（1）医院空气质量医院感染的发生和医院空气质量密切相关,医院空气中的微生物含量多少反映医院空气的污染或洁净程度。

（2）物品表面的清洁度　对与医护治疗有关的物品表面及医护人员的手进行定期检测,严格消毒制度。

（3）重点科室监测　如新生儿室、重症监护室(ICU)、血液透析室、供应室、手术室及血库等,需予以更多的重视,采取切实有效的措施,以预防医院感染的发生。

（二）严格消毒灭菌

消毒灭菌是阻断微生物传播的有效方法,也是预防医院感染发生的重要措施。在临床护理工作中必须严格进行消毒灭菌和无菌操作。

（1）医护人员手的消毒。医护人员的手可能直接或间接传播病原体,造成交叉感染。由医护人员的手传播细菌而造成的医院感染约占30%。因此,必须严格规范手的清洗与消毒的方法。

（2）空气消毒是预防医院感染的重要措施。目前常用的紫外线照射、滤过除菌和静电吸附法等空气消毒法可取得较好的效果。某些科室可以采用化学消毒剂喷雾及药物熏蒸等方法。另外,湿式打扫、控制往来人员、自然通风等亦可以有效地降低室内空气污染的程度。

（3）各种物品及器械消毒。

（4）医院环境管理。通过建筑设计的合理布局、加强医院污水、污物的净化处理,对预防、控制医院内感染的发生均具有重要的作用。

（三）采取适当的隔离制度

隔离预防是防止病原体从患者或带病原者传给其他人群的一种保护性措施。在医院内要设置专门的隔离病区(分污染区、半污染区及清洁区),护理人员进入隔离病区必须严格遵守操作规程。我国2003年新颁布的7类隔离预防措施的实施,是预防医院感染发生的重要保证。

（四）合理使用抗生素

合理使用抗生素包括:①制定相关的制度规范抗生素的使用;②掌握合理使用抗生素的知识,根据药物适应证、药物代谢原理、药敏试验的结果指导临床选药;③护士应了解各种抗生素的药理作用和配制要求,准确执行医嘱,观察患者用药后的反应;④严格掌握联合使用抗生素的临床指征;⑤强调综合用药,提高机体免疫力,不过分依赖抗菌药物。

第八章 细菌的遗传与变异

遗传(heredity)使微生物的性状保持相对稳定,子代与亲代生物学性状基本相同,且代代相传。变异(variation)在一定条件下,子代与亲代之间及子代与子代之间的生物学性状出现差异,有利于物种的进化。

细菌与其他微生物一样,具有遗传性和变异性。细菌的形态、结构、新陈代谢、抗原性、毒力及对药物的敏感性等,是由细菌的遗传物质所决定的。在一定的培养条件下这些性状在亲代与子代间表现相同,为遗传性。然而也可出现亲代与子代间的变异。如果细菌的变异是由于细菌所处外界环境条件的作用,引起细菌的基因表达调控变化而出现的差异,则称为表型变异。表型变异因为并未发生细菌基因型的改变,不能遗传,所以是非遗传性变异。遗传使细菌保持种属的相对稳定性,而基因型变异则使细菌产生变种与新种,有利于细菌的生存及进化。

第一节 细菌变异的实例

一、形态结构的变异

细菌的大小和形态在不同的生长时期可不同,生长过程中受外界环境条件的影响也可发生变异。如鼠疫耶尔森菌在陈旧的培养物或含 30g/L NaCl 的培养基上,形态可从典型的两极浓染的椭圆形小杆菌变为多形态性,如球形、酵母样形、哑铃形等。又如许多细菌在青霉素、免疫血清、补体和溶菌酶等因素影响下,细胞壁合成受阻,成为细胞壁缺陷型细菌(细菌 L 型变异),L 型的革兰染色多为阴性,呈球形、长丝状或多形态性,在含血清的高渗低琼脂培养基(含 20% 血清、5% NaCl、0.8% 琼脂)上能缓慢生长,形成中央厚而四周薄的荷包蛋样小菌落。

细菌的一些特殊结构,如荚膜、芽胞、鞭毛等也可发生变异。肺炎链球菌在机体内或在含有血清的培养基中初分离时可形成荚膜,致病性强,经传代培养后荚膜逐渐消失,致病性也随之减弱。将有芽胞的炭疽芽胞杆菌在 42℃ 培养 10~20d 后,可失去形成芽胞的能力,同时毒力也会相应减弱。将有鞭毛的普通变形杆菌点种在琼脂平板上,由于鞭毛的动力使细菌在平板上弥散生长,称迁徙现象,菌落形似薄膜(德语 hauch 意为薄膜),故称 H 菌落;若将此菌点种在含 1% 石炭酸的培养基上,细菌失去鞭毛,只能在点种处形成不向外扩展的单个菌落,称为 O 菌落(德语 Ohne hauch 意为无薄膜)。通常将失去鞭毛的变异称为 H-O 变异,此变异是可逆的。

二、毒力的变异

细菌的毒力变异可表现为毒力增强或减弱。卡介二氏(Calmette-Guérin)将有毒力的牛型结核杆菌在含有胆汁的甘油马铃薯培养基上连续传代,经 13 年 230 代获得了减毒但保持免疫原性的菌株,目前称为卡介苗,用于人工接种以预防结核病。

三、耐药性的变异

耐药性是指细菌对药物所具有的相对抵抗性。从遗传学角度,细菌耐药性可分为固有耐药性和获得耐药性。前者是指细菌对某些药物天然不敏感,后者是指由于细菌遗传物质的改变而获得的耐药性。细菌对某种药物由敏感变为耐药的变异称耐药性变异。目前,随着抗生素的广泛使用,耐药性菌株逐年增加,如金黄色葡萄球菌耐青霉素的菌株已在90%以上。有些细菌还表现为同时耐多种抗菌药物,称多重耐药,甚至还有细菌产生对药物的依赖性,如志贺菌依赖链霉素菌株。细菌耐药性变异给临床治疗带来很大的困难,已成为当今医学上的重要问题。

四、菌落的变异

细菌的菌落主要有光滑(smooth,S)型和粗糙(rough,R)型两种。S型菌落表面光滑、湿润、边缘整齐。细菌经人工培养多次传代后菌落表面变为粗糙、干燥、边缘不整,即从光滑型变为粗糙型,称为S-R变异。S-R变异常见于肠道杆菌,该型变异是由于失去LPS的特异性寡糖重复单位而引起的。变异时不仅菌落的特征发生改变,而且细菌的理化性状、抗原性、代谢酶活性及毒力等也发生改变。

第二节　细菌遗传和变异的物质基础

一、细菌染色体

细菌染色体是单一的环状双螺旋DNA长链,附着在横隔中介体上或细胞膜上。细菌染色体缺乏组蛋白,外无核膜包围。以大肠埃希菌K12为例,染色体长$1300 \sim 2000\mu m$,在菌体内高度盘旋缠绕成丝团状。染色体DNA的分子量为3×10^9左右,约含4700000bp,若以600bp构成一个基因,整个染色体含$4000 \sim 5000$个基因,现已知编码了2000多种酶类及其他结构蛋白。基因是具有一定生物学功能的核苷酸序列,如编码蛋白质结构基因的顺反子(cistron),编码核糖体RNA(rRNA)的基因及识别和附着另一分子部位的启动基因(promoter)和操纵基因(operators)等。

细菌染色体DNA的复制在大肠埃希菌已证明是双向复制。即双链DNA解链后从复制起点开始,在一条模板上按顺时针方向复制连续的大片段,另一条模板上按逆时针方向复制若干断续的小片段,然后再连接成长链。复制到180°时汇合。完成复制全过程约需20min。

二、质粒

细菌的DNA除大部分集中于核质(染色体)内,尚有少部分(1%~2%)存在于染色体外,称为质粒。质粒亦为双链环形DNA,不过其分子量远比染色体小,仅为细菌染色体DNA的0.5%~3%。质粒亦可携带遗传信息,可决定细菌的一些生物学特性。

1.质粒并非细菌生存所必不可少的遗传物质

细菌如失去染色体,则不能生存;而失去质粒后仍能生存。这是由于染色体DNA携带的基因所编码的产物在细菌新陈代谢中是生存所必需的;而质粒携带的基因所编码的产物并非细菌的生存所必需。

2.质粒的传递(转移)是细菌遗传物质转移的一个重要方式

有些质粒本身即具有转移装置,如耐药性质粒(R质粒);而有些质粒本身无转移装置,需要通过媒介(如噬菌体)转移或随有转移装置的质粒一起转移。获得质粒的细菌可随之获得一些生物学特性,如耐药性或产生细菌素的能力等。

3.质粒可自行失去或经人工处理而消失

在细菌培养传代过程中,有些质粒可自行从宿主细菌中失去。这种丢失不像染色体突变发生率很低,而是较易发生。用紫外线、吖啶类染料及其他可以作用于 DNA 的物理、化学因子处理后,可以使一部分质粒消失,称为消除。目前学者们感兴趣的是如何通过人工处理消除耐药质粒或与致病性有关的质粒。

4.质粒可以独立复制

质粒为 DNA,有复制的能力。质粒的复制可不依赖于染色体,而在细菌胞浆内进行。这一特性在基因工程中需扩增质粒时很有用处,因可使细菌停止繁殖而质粒仍可继续复制,从而可获得大量的质粒。

5.几种质粒可同时共存在于一个细菌内

因质粒可独立复制,又能转移入细菌和自然失去,因此就有机会出现几种质粒的共存。但是并非任何质粒均可共存,因发现在有些情况下,两种以上的质粒能稳定地共存于一个菌体内,而有些质粒则不能共存。

目前已在很多种细菌中发现质粒。比较重要的有决定性菌毛的 F 因子,决定耐药性的 R 因子及决定产大肠杆菌素的 C01 因子等。革兰阴性菌一般都带有质粒。某些革兰阳性菌如葡萄球菌也有质粒。

三、转位因子和整合子

(一)转位因子

转位因子(transposable element)是一类在细菌染色体、质粒或噬菌体之间可自行移动的一段特异的具有转位特性的核苷酸序列片段,又称移动基因。转位因子有插入序列和转座子两类。

1.插入序列

插入序列(insertion seqHence,IS)最小,不超过 2kb,只携带与转座功能有关的基因。

2.转座子

转座子(transposon,Tn)长度一般超过 2kb,除携带与转位有关的基因外,还携带其他基因(如耐药性、毒素基因等)。

(二)整合子

整合子(integron,In)是一种运动性的 DNA 分子,具有独特结构,可捕获和整合外源性基因,使之转变成为功能性基因的表达单位。它通过转座子和接合性质粒使多重耐药基因在细菌中进行水平传播。整合子存在于许多细菌中,定位于细菌染色体、质粒或转座子上,基本结构有:两端为保守末端、中间为可变区(orf 1),含一个或多个基因盒。整合子含有三个功能元件:重组位点、整合酶基因、启动子。

第三节　噬菌体

噬菌体(phage)是感染细菌、真菌、放线菌或螺旋体等微生物的病毒。其主要特点有:个体微小,可以通过细菌滤器;无细胞结构,主要由衣壳(蛋白质)和核酸组成;只能在活的微生物细胞内复制增殖,是一种专性胞内寄生的微生物。噬菌体分布极广。

一、噬菌体的生物学性状

1.形态与结构

噬菌体很小,在光镜下看不见,需用电镜观察。不同的噬菌体在电镜下有三种形态:蝌蚪形、微球形和丝形。大多数噬菌体呈蝌蚪形,由头部和尾部两部分组成(图8-1)。

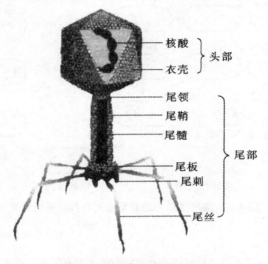

图8-1　噬菌体结构模式图

2.化学组成

噬菌体的化学成分是核酸和蛋白质。核酸存在于头部,大部分噬菌体的核酸 DNA 是双链。蛋白质组成头部的外壳和尾部。

3.抗原性

噬菌体具有抗原性,能刺激机体产生特异性抗体。

4.抵抗力

噬菌体对理化因素及多数化学消毒剂的抵抗力比一般细菌的繁殖体强,75℃ 30min 灭活。噬菌体能耐受低温和冰冻,但对紫外线和 X 射线敏感。

二、噬菌体的种类

根据噬菌体感染细菌的不同结果可分为:毒性噬菌体(virulent phage)和温和噬菌体(temperate phage)。

1.毒性噬菌体

毒性噬菌体能在宿主菌内复制增殖,产生许多子代噬菌体,并最终裂解细菌,建立溶菌周期。增殖过程包括:吸附、穿入、生物合成、成熟和释放。从吸附宿主菌到裂解释放子代噬菌体的过程,称为噬菌体的复制周期或溶菌周期。

2.温和噬菌体

温和噬菌体的基因组能与宿主菌基因组整合,并随细菌分裂传至子代细菌的基因组中,不引起细菌裂解。整合在细菌基因组中的噬菌体基因组称为前噬菌体(prophage)。带有前噬菌体基因组的细菌称为溶原性细菌。溶原性转换(1ysogenic conversion)指某些前噬菌体可导致细菌基因型和性状发生改变。例如,以 β 棒状杆菌噬菌体感染无毒的白喉杆菌后,可发生溶原性转换,形成产生外毒素的白喉杆菌。此外,溶血性链球菌产生红疹毒素的能力,以及沙门菌有特异性 O 抗原等,均通过溶原性转换获得。当细菌失去相应噬菌体后,则失去产生毒素或表达特异抗原的能力。温和噬菌体可有溶原性周期和溶菌性周期(图 8-2)。

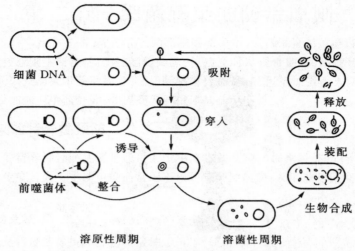

图 8-2　溶原性细菌的溶原性周期和溶菌性周期

第四节　细菌变异的机制

细菌的遗传变异是由于基因结构发生改变所致,基因结构的改变主要通过基因突变、基因损伤后的修复、基因的转移与重组等来实现。

一、基因的突变与损伤后修复

1.突变

突变(mutation)是细菌遗传物质的结构发生突然而稳定的改变,导致细菌性状的遗传性变异。若细菌 DNA 上核苷酸序列的改变仅为一个或几个碱基的置换、插入或丢失,出现的突变只影响到一个或几个基因,引起较少的性状变异,称为小突变或点突变(point mutation);若涉及大段的 DNA 发生改变,称为大突变或染色体畸变(chromosome abetlration)。

2.基因突变规律

(1)突变率 在细菌生长繁殖过程中,突变经常自发发生,但自然突变率极低,细菌每分裂 $10^6 \sim 10^9$ 次可发生一次突变。如果用高温、紫外线、X 射线、烷化剂、亚硝酸盐等理化因素诱导细菌突变,可使突变率提高 $10 \sim 1000$ 倍。

(2)突变与选择突变是随机的、不定向的发生突变的细菌只是大量菌群中的个别菌,要从大量细菌中找出该突变菌,必须将菌群放在一个有利于突变菌而不利于其他菌生长的环境中,才能将其选择出来。

(3)回复突变 某种细菌在自然环境下具有的表现型称野生型(wild type),发生突变后的菌株称突变株(mutant)。细菌由野生型变为突变型是正向突变,有时突变株经过又一次突变可恢复野生型的性状,这一过程称回复突变(backW8rd mutation)。回复突变并不一定恢复原来的基因型,再一次突变可以是一个抑制基因突变代偿了第一次突变在性状上的改变。

3.DNA 的损伤修复

当细菌 DNA 受到损伤时,细胞会用有效的 DNA 修复系统进行细致的修复,以使损伤降为最小,修复机制对细胞维持生命极其重要。但损伤修复本身也会出现错误,如对损伤 DNA 片段进行切除修复时可能附带将正常 DNA 序列切掉;或在 DNA 损伤之后,或在 DNA 复制的休止期,DNA 应急修复的 SoS 反应(SoS response)能产生许多(约 15 个)基因;或在细菌死亡之前,细菌的 DNA 模板对直接准确的修复已不能利用时,菌细胞只能利用差误倾向的修复(error-prone repair),在以上这些修复过程中都会发生错误而造成细菌的变异。

二、基因的转移与重组

遗传物质由供体菌转入受体菌细胞内的过程称为基因转移(gene transfer)。但仅有基因的转移尚不够,受体菌必须能容纳外源性基因。转移的基因与受体菌 DNA 整合在一起称为重组(recombination),使受体菌获得供体菌某些特性。外源性遗传物质包括供体菌染色体 DNA 片段,质粒 DNA 及噬菌体基因等。细菌的基因转移和重组可通过转化、接合、转导、溶原性转换等方式进行。

（一）转化

转化(transformation)是供体菌裂解游离的 DNA 片段被受体菌直接摄取,使受体菌获得新的性状。

转化现象在肺炎链球菌、葡萄球菌和流感嗜血杆菌等中被证实。Griffith 于 1928 年用肺炎链球菌进行试验,有荚膜的肺炎链球菌为Ⅲ型,属光滑(S)型菌落,ⅢS 型菌有毒力;无荚膜的肺炎链球菌为Ⅱ型,属粗糙(R)型菌落,ⅡR 菌无毒力。分别用ⅡR 型菌和ⅢS 型菌注射小鼠,前者存活,后者死亡,而且从死鼠心血中分离到ⅢS 型菌。如将ⅢS 型菌杀死后再注射小鼠,则小鼠存活。若将杀死的ⅢS 型菌与活的ⅡR 菌混合在一起给小鼠注射,则小鼠死亡,并从死鼠心血中分离出活的ⅢS 型菌。这表明活的ⅡR 型菌从死的ⅢS 型菌中获得了产生ⅢS 型菌荚膜的遗传物质,使活的ⅡR 型菌转化为ⅢS 型菌(图 8-3)。后来 Avery 于 1944 年用活的ⅡR 型菌加上提取的ⅢS 型菌 DNA 片段注射小鼠,同样致小鼠死亡,且从死鼠中分离到ⅢS 型菌,进一步证实引起转化的物质是 DNA。

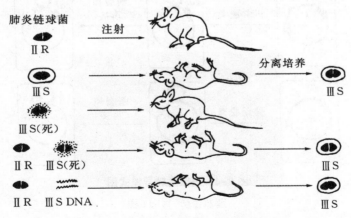

图 8-3　小鼠体内肺炎链球菌的转化实验

（二）接合

接合(conjugation)是细菌通过性菌毛相互连接沟通,将遗传物质(主要是质粒 DNA)从供体菌转移给受体菌。

能通过接合方式转移的质粒称为接合性质粒,主要包括 F 质粒、R 质粒、Col 质粒和毒力质粒等,不能通过性菌毛在细菌间转移的质粒为非接合性质粒。接合不是细菌的一种固有功能,而是由各种质粒决定的,F 质粒就是主要的一种,因为只有带有 F 质粒的细菌才能生成性菌毛沟通供体菌与受体菌,当 F 质粒丢失后细菌间就不能进行接合。过去一直认为接合只是革兰阴性菌中质粒的特征,近年来发现革兰阳性菌也存在接合系统,主要是粪肠球菌(*E.fae-calls*)菌株。

(三)转导

转导(transduction)是以转导噬菌体(transduction phage)为载体,将供体菌的一段 DNA 转移到受体菌内,使受体菌获得新的性状。根据转导基因片段的范围可分为以下两种转导。

1.普遍性转导

前噬菌体从溶原菌染色体上脱离,进行增殖,在裂解期的后期,噬菌体的 DNA 已大量复制,在噬菌体 DNA 装入外壳蛋白组成新的噬菌体时,在 $10^5 \sim 10^7$ 次装配中会发生一次装配错误,误将细菌的 DNA 片段装入噬菌体的头部,成为一个转导噬菌体。转导噬菌体能以正常方式感染另一宿主菌,并将其头部的染色体注入受体菌内。因被包装的 DNA 可以是供体菌染色体上的任何部分,故称为普遍性转导(generalized transduction)。普遍性转导也能转导质粒,金黄色葡萄球菌中 R 质粒的转导在医学上具有重要意义。

2.局限性转导

局限性转导(restricted transduction)或称特异性转导(specialized transduction),所转导的只限于供体菌染色体上特定的基因。如入噬菌体进入大肠埃希菌 K12,当处于溶原期时,噬菌体 DNA 整合在大肠埃希菌染色体的特定部位,即在半乳糖基因(*gal*)和生物素基因(*bio*)之间。当噬菌体 DNA 从细菌染色体上分离时发生偏差,即噬菌体将其本身 DNA 上的一段留在细菌染色体上,却带走了细菌 DNA 上两侧的 *gal* 或 *bio* 基因。这样的噬菌体基因转导并整合到受体菌中,使受体菌获得供体菌的某些遗传性状。因所转导的只限于供体菌 DNA 上个别的特定基因(如 *gal* 或 *bio*),故称局限性转导(图 8-4)。在局限性转导中的噬菌体由于缺少某些本身的基因,因而影响其相应功能,属于缺陷性噬菌体。

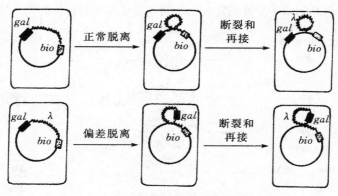

图 8-4 局限性转导模式图

(四)溶原性转换

某些温和噬菌体感染敏感菌后,其基因可整合于宿主菌染色体中,此状态下的细菌称为溶原性细菌。溶原性细菌因 DNA 结构改变获得噬菌体基因赋予的新性状称为溶原性转换。如无毒性的白喉棒状杆菌、产气荚膜梭菌、肉毒梭菌、A 族溶血性链球菌均可因噬菌体感染呈溶原状态时产生外毒素。

第五节　细菌遗传变异的实际意义

一、在疾病的诊断、治疗和预防中的应用

因细菌的遗传变异可发生在形态、结构、染色性、生化特性、抗原性及毒力等方面,故在临床细菌学检查中不仅要熟悉细菌的典型特性,还要了解细菌的变异规律,只有这样才能做出正确的诊断。例如,金黄色葡萄球菌随着耐药性菌株的增加,绝大多数菌株所产生的色素也由金黄色变为灰白色,许多血浆凝固酶阴性的葡萄球菌也成为致病菌,这不仅给诊断和治疗带来困难,而且对以往判断葡萄球菌致病性的指标也产生了怀疑;从伤寒患者分离到的伤寒沙门菌中10%的菌株不产生鞭毛,检查时无动力,患者也不产生抗鞭毛(H)抗体,故进行血清学(肥达)试验时,不出现 H 凝集或 O 凝集效价很低,影响正确的判断。

二、在检测致癌物质中的应用

肿瘤的发生一般认为是细胞内遗传物质发生了改变,使正常细胞变为转化细胞,因此凡能诱导细菌发生突变的物质都有可能是致癌物质。Ames 试验就是根据能导致细菌基因突变的物质均为可疑致癌物的原理设计的。选用几株组氨酸营养缺陷型(his⁻)的鼠伤寒沙门菌作为试验菌,以被检测的可疑化学物质作为诱变剂。因 his⁻ 菌在组氨酸缺乏的培养基上不能生长,若发生突变成为 his⁺ 菌则能生长。比较含有被检物的试验平板与无检物的对照平板,计数培养基上的菌落数,凡能提高突变率、诱导菌落生长较多者,证明被检物有致癌的可能。

三、在基因工程方面的应用

基因工程是根据遗传变异中细菌可因基因转移和重组而获得新性状的原理设计的。基因工程的主要步骤是:①从供体细胞(细菌或其他生物细胞)的 DNA 上切取一段需要表达的基因,即所谓目的基因;②将目的基因结合在合适的载体(质粒或噬菌体)上;③通过载体将目的基因转移到工程菌(受体菌)内,随着细菌的大量繁殖表达出大量的目的基因产物。目前通过基因工程已能使工程菌大量生产胰岛素、干扰素、各种生长激素、rIL-2 等细胞因子和乙肝疫苗等生物制品。并已探索用基因工程技术治疗基因缺陷性疾病等。今后,基因工程在医学领域和生命科学中必将得到更广泛的应用。

第九章　细菌的感染与抗菌免疫

细菌侵入宿主机体后,进行生长繁殖、释放毒性物质等引起不同程度的病理过程,称为细菌的感染(bacterial infection)或传染。能使宿主致病的为致病菌或病原菌(pathogenic bacte-rium,pathogen),不能造成宿主感染的为非致病菌或非病原菌(nonpathogenic bacterium,nonpathogen)。有些细菌在正常情况下并不致病,但当在某些条件改变的特殊情况下可以致病,这类菌称为机会致病菌(opportunistic pathogen)或条件致病菌(conditioned pathogen)。

致病菌入侵后,在建立感染的同时,能激发宿主免疫系统产生一系列免疫应答与之对抗。其结局根据致病菌和宿主两者力量强弱而定,可为:感染不形成;感染形成但逐渐消退,患者康复;或感染扩散,患者死亡。

第一节　正常菌群与机会致病菌

一、正常菌群及生理作用

(一)正常菌群

自然界中广泛存在着大量的、多种多样的微生物。人类与自然环境接触密切,因而正常人的体表和同外界相通的口腔、鼻咽腔、肠道、泌尿生殖道等腔道中都寄居着不同种类和数量的微生物。当人体免疫功能正常时,这些微生物对宿主无害,有些对人还有利,是为正常微生物群,通称正常菌群(normal flora,表9-1)。

表9-1　人体常见的正常菌群

部位	主要菌类
皮肤	葡萄球菌、类白喉棒状杆菌、铜绿假单胞菌、丙酸杆菌、白假丝酵母菌、非致病性分枝杆菌
口腔	葡萄球菌、甲型和丙型链球菌、肺炎链球菌、奈瑟菌、乳杆菌、类白喉棒状杆菌、放线菌、螺旋体、白假丝酵母菌、梭菌
鼻咽腔	葡萄球菌、甲型和丙型链球菌、肺炎链球菌、奈瑟菌、类杆菌
外耳道	葡萄球菌、类白喉棒状杆菌、铜绿假单胞菌、非致病性分枝杆菌
眼结膜	葡萄球菌、干燥棒状杆菌、奈瑟菌
胃	一般无菌
肠道	大肠埃希菌、产气肠杆菌、变形杆菌、铜绿假单胞菌、葡萄球菌、肠球菌、类杆菌、产气荚膜梭菌、破伤风梭菌、双歧杆菌、真细菌、乳杆菌、白假丝酵母菌
尿道	葡萄球菌、类白喉棒状杆菌、非致病性分枝杆菌
阴道	乳杆菌、大肠埃希菌、类白喉棒状杆菌、白假丝酵母菌

（二）正常菌群的生理意义

1.生物拮抗

致病菌侵犯宿主,首先需突破皮肤和黏膜的生理屏障作用。其中机制之一是寄居的正常菌群通过受体和营养竞争,以及产生有害代谢产物等方式抵抗致病菌,使之不能定植(coloni-zation)或被杀死。实验发现,以鼠伤寒沙门菌攻击小鼠,需 10 万个活菌才能使其致死;若先给予口服链霉素杀抑正常菌群,则口饲 10 个活菌就能致死。

2.营养作用

正常菌群参与宿主的物质代谢、营养转化和合成。例如,肠道中的大肠埃希菌能合成维生素 B、K 等,除供菌自需外,尚有多余为宿主吸收利用。因此,患者若选用的抗生素能杀伤大肠埃希菌,则患者将发生该类维生素的缺乏,应予以补充。

3.免疫作用

正常菌群能促进宿主免疫器官的发育;亦可刺激其免疫系统发生免疫应答,产生的免疫物质对具有交叉抗原组分的致病菌有一定程度的抑制或杀灭作用。

4.抗衰老作用

肠道正常菌群中的双歧杆菌有抗衰老作用。健康乳儿肠道中,双歧杆菌约占肠道菌群的 98%。成年后,这类菌数量大减,代之以其他菌群。进入老年后,产生 H_2S 和吲哚的芽胞杆菌菌类增多。这些有害物质吸收后,可加速机体的衰老过程。

此外,正常菌群可能有一定的抑瘤作用,其机制是转化某些致癌物质成非致癌物质,以及激活巨噬细胞等免疫功能。

二、机会致病菌

正常菌群与宿主间的生态平衡在某些情况下可被打破,形成生态失调而导致疾病。这样,原来在正常时不致病的正常菌群就成了机会致病菌。这种特定的条件主要有下列几种。

1.寄居部位的改变

如大肠埃希菌从原寄居的肠道进入泌尿道,或手术时通过切口进入腹腔、血流等。

2.免疫功能低下

应用大剂量皮质激素、抗肿瘤药物或放射治疗等,可造成全方位免疫功能降低。从而使一些正常菌群在寄居原位穿透黏膜等屏障,进入组织或血流,出现各种病态,严重的可导致败血症而死亡。

3.菌群失调

菌群失调(dysbacteriosis)是宿主某部位正常菌群中各菌种间的比例发生较大幅度变化而超出正常范围的状态。由此产生的病证称为菌群失调症或菌群交替症(microbial selection and substitu-tion)。菌群失调往往是在抗菌药物治疗原感染性疾病过程中,发生了另一种新致病菌引起的感染,所以又称二重感染或重叠感染(superinfection)。原因是长期或大量应用抗菌药物后,大多数正常菌群被杀死或抑制,而原处于少数劣势的菌群或外来耐药菌趁机大量繁殖而致病。引起二重感染的常见菌有金黄色葡萄球菌、白假丝酵母菌和一些革兰阴性杆菌。临床表现为假膜性肠炎、肺炎、鹅口疮、尿路感染或败血症等。若发生二重感染,除停用原来的抗菌药物外,对检材培养中优势菌类需进行药敏试验,以选用合适类型的药物。同时,亦可使用有关的微生态制剂,协助调整菌群类型和数量,加快恢复正常菌群的原来生态平衡。

第二节　细菌的致病性

细菌能引起感染的能力称为致病性(pathogenicity)或病原性。细菌的致病性是对特定宿主而言,有的只对人类有致病性,有的只对某些动物有致病性,有的则对人类和动物都有致病性。不同致病菌对宿主可引起不同的病理过程,例如,伤寒沙门菌对人类引起伤寒,而结核分枝杆菌引起结核病。因此,致病性是细菌的特征之一。

致病菌的致病性强弱程度称为毒力(vinllence),即致病性的强度,是量的概念。各种致病菌的毒力常不一致,并可随不同宿主而异;即使同种细菌也常因菌型、菌株的不同而有一定的毒力差异。

毒力常用半数致死量(median lethal dose,LD_{50})或半数感染量(median infective dose,ID_{50})表示。即在规定时间内,通过指定的感染途径,能使一定体重或年龄的某种动物半数死亡或感染需要的最小细菌数或毒素量。但因是实验动物,且接种途径常非自然感染途径,故这类指标只能作为判断细菌毒力的参考。

致病菌的致病机制除与其毒力强弱有关外,还与侵入宿主机体的菌量,以及侵入部位是否合适等都有着密切的关系。

一、细菌的毒力

构成细菌毒力的物质是侵袭力和毒素,但有些致病菌的毒力物质迄今尚未探明。

(一)侵袭力

致病菌能突破宿主皮肤、黏膜生理屏障,进入机体并在体内定植、繁殖和扩散的能力,称为侵袭力(invasiveness)。侵袭力包括荚膜、黏附素和侵袭性物质等。

1.荚膜

荚膜具有抗吞噬和阻挠杀菌物质的作用,使致病菌能在宿主体内大量繁殖,产生病变。例如,将无荚膜的肺炎链球菌注射至小鼠腹腔,细菌易被小鼠吞噬细胞吞噬、杀灭;但若接种有荚膜的菌株,则细菌大量繁殖,小鼠常于注射后24h内死亡。A群链球菌的M蛋白、伤寒沙门菌的Vi抗原,以及大肠埃希菌的K抗原等都是位于这些细菌细胞壁外层的结构,通称为微荚膜,其功能与荚膜相同。

2.黏附素

细菌引起感染一般需先黏附在宿主的呼吸道、消化道或泌尿生殖道等黏膜上皮细胞,以免被呼吸道的纤毛运动、肠蠕动、黏液分泌、尿液冲洗等活动所清除。然后,细菌在局部定植、繁殖,产生毒性物质或继续侵入细胞、组织,直至形成感染。

细菌黏附至宿主靶细胞由黏附素(adhesin)介导。黏附素是细菌细胞表面的蛋白质,一类由细菌菌毛分泌,另一类非菌毛产生,而是细菌的其他表面组分。大肠杆菌的1型菌毛、定植因子抗原Ⅰ(CFA/Ⅰ)、淋病奈瑟菌菌毛产生的是菌毛黏附素。金黄色葡萄球菌的脂磷壁酸(LTA)、A群链球菌的LTA-M蛋白复合物、苍白密螺旋体的P1-3蛋白、肺炎支原体的P1蛋白等属非菌毛黏附素。不同的黏附素与相配的靶细胞受体才能结合,黏附素受体一般是靶细胞表面的糖类或糖蛋白。例如,大肠埃希菌1型菌毛黏附素与肠黏膜上皮细胞的D-甘露糖受体结合;衣原体的表面血凝素与靶细胞 N-乙酰-氨基葡糖受体结合等。

细菌的黏附作用与其致病性密切相关。如从临床标本分离出的肠产毒素型大肠埃希菌菌株大多具有菌毛,泌尿道感染的奇异变形杆菌亦如此。志愿者口服肠产毒素型大肠埃希菌的无菌毛菌株,不引起腹泻。在大鼠实验性肾盂肾炎模型中,抗特异菌毛抗体有预防作用。肠产毒素型大肠埃希菌菌毛疫苗已用于兽医界,对预防新生小牛、小猪由该菌引起的腹泻作用明显。

3.侵袭性物质

有些致病菌如志贺菌、肠侵袭型大肠埃希菌中140MD大质粒上的*inv*基因,能编码侵袭素(invasin),使这些细菌能人侵上皮细胞。假结核耶尔森菌和小肠结肠炎耶尔森菌,亦能产生侵袭素。福氏志贺菌的*virG*基因所编码的IPa、IPb、IPc等侵袭性蛋白,能使该菌向邻近细胞扩散。致病性葡萄球菌凝固酶,能使血浆中的液态纤维蛋白原变成固态的纤维蛋白围绕在细菌表面,犹如荚膜可抵抗宿主吞噬细胞的吞噬作用。A群链球菌产生的透明质酸酶、链激酶和链道酶,能降解细胞间质透明质酸、溶解纤维蛋白、液化脓液中高黏度的DNA等,利于细菌在组织中扩散。这些侵袭性物质,一般不具有毒性,但在感染过程中可以协助致病菌抗吞噬或向四周扩散。

(二)毒素

细菌毒素(toxin)按其来源、性质和作用等不同,可分为外毒素(exotoxin)和内毒素(endo-toxin)两种。

1.外毒素

能产生外毒素主要是革兰阳性菌中的破伤风梭菌、肉毒梭菌、白喉杆菌、产气荚膜梭菌、A群链球菌、金黄色葡萄球菌等。某些革兰阴性菌中的痢疾志贺菌、鼠疫耶尔森菌、霍乱弧菌、肠产毒素型大肠埃希菌、铜绿假单胞菌等也能产生外毒素。大多数外毒素是在菌细胞内合成后分泌至细胞外;也有存在于菌体内,待菌溶溃后才释放出来的,痢疾志贺菌和肠产毒素型大肠埃希菌的外毒素属此。

外毒素的毒性强。1mg肉毒毒素纯品能杀死2亿只小鼠,毒性比氰化钾(KCN)大1万倍。不同细菌产生的外毒素对机体的组织器官具有选择作用,各引起特殊的病变。例如,肉毒毒素能阻断胆碱能神经末梢释放乙酰胆碱,使眼和咽肌等麻痹,引起眼睑下垂、复视、斜视、吞咽困难等,严重者可因呼吸麻痹而死;白喉毒素对外周神经末梢、心肌等有亲和性,通过抑制靶细胞蛋白质的合成而导致外周神经麻痹和心肌炎等。

多数外毒素不耐热。如白喉外毒素在58~60℃经1~2h,破伤风外毒素在60℃经20min可被破坏。但葡萄球菌肠毒素是例外,能耐100℃30min。大多数外毒素是蛋白质,具有良好的抗原性。在0.3%~0.4%甲醛溶液作用下,经一定时间,可以脱去毒性,但仍保有免疫原性,是为类毒素(toxoid)。类毒素注入机体后,可刺激机体产生具有中和外毒素作用的抗毒素抗体。类毒素和抗毒素在防治一些传染病中有实际意义,前者主要用于人工主动免疫,后者常用于治疗和紧急预防。

2.内毒素

内毒素是革兰阴性菌细胞壁中的脂多糖(lipopolysaccharide,LPS)组分,只有当细菌死亡裂解或用人工方法破坏菌体后才释放出来。螺旋体、衣原体、支原体、立克次体亦有类似的LPS,有内毒素活性。

内毒素的分子结构由O特异性多糖、非特异核心多糖和脂质A三部分组成。

内毒素耐热,加热100℃1h不被破坏;需加热至160℃2~4h,或用强碱、强酸或强氧化剂加温煮沸30min才灭活。不能用甲醛液脱毒成类毒素。内毒素注入机体可产生相应抗体,但中和作用较弱。

内毒素LPS能刺激巨噬细胞、血管内皮细胞等产生IL-1、IL-6、TNF-α及趋化因子等。小量内毒素诱生的这些细胞因子,可导致适度发热、微血管扩张、炎症反应等对宿主有益的免疫保护应答。但当革兰阴性菌进入血循环发生败血症时,内毒素大量释出,诱生的细胞因子过量,常致患者休克甚至死亡。高浓度的内毒素也可激活补体替代途径,引发高热、低血压,以及活化凝血系统,最后导致弥散性血管内凝血(disseminated intravascEllar coagulation,DIC)。

脂质A是内毒素的主要毒性组分。不同革兰阴性菌的脂质A结构虽有差异,但基本相似。因此,不同革兰阴性菌感染时,由内毒素引起的毒性作用大致类同。

(1)发热反应 极微量(1~5ng/kg)内毒素就能引起人体体温上升,维持约4h后恢复。其机制是内毒素作用于巨噬细胞等使之产生 IL-1、IL-6 和 TNF-α 这些具有内源性致热原(erldogenous pyrogen)的细胞因子。它们再作用于宿主体下丘脑体温调节中枢,促使体温升高发热。

（2）白细胞反应　注射内毒素后,血循环中的中性粒细胞数骤减,与其移动并黏附至组织毛细血管有关。1~2h 后,LPS 诱生的中性粒细胞释放因子(neutrophilreleasing factor)刺激骨髓释放中性粒细胞进入血流,使数量显著增加,且有左移现象。但伤寒沙门菌内毒素是例外,始终使血循环中的白细胞总数减少,机制尚不清楚。

（3）内毒素血症与内毒素休克　当血液中细菌或病灶内细菌释放大量内毒素入血时,可导致内毒素血症(endotoxemia)。内毒素作用于巨噬细胞、中性粒细胞、内皮细胞、血小板、补体系统、凝血系统等并诱生 TNF-α、IL-1、IL-6、IL-8、组胺、5-羟色胺、前列腺素、激肽等生物活性物质,使小血管功能紊乱而造成微循环障碍,表现为微循环衰竭和低血压、组织器官毛细血管灌注不足、缺氧、酸中毒等。严重时则导致以微循环衰竭和低血压为特征的内毒素休克。

（4）Shwartzman 现象与 I)IC　将革兰阴性菌培养物上清或杀死的菌体注入家兔皮内,8~24h 后再以同样或另一种革兰阴性菌行静脉注射。约 10h 后,在第一次注射处局部皮肤可出现出血和坏死,是为局部 Shwartzman 现象。若两次注射均为静脉途径,则动物两侧肾上腺皮质坏死,最终死亡,此为全身性 Shwartzman 现象。该现象不是抗原与抗体结合的免疫应答反应,因两次注射仅间隔短时间,且两次注射的革兰阴性菌可为无抗原交叉者。在人类的严重革兰阴性菌感染中常出现的 DIC,其病理变化和形成机制酷似动物的全身性 Shwartzman 现象。

二、细菌侵入的数量

感染的发生,除致病菌必须具有一定的毒力物质外,还需有足够的数量。菌量的多少,一方面与致病菌毒力强弱有关,另一方面取决于宿主免疫力的高低。因机体绝不是装有培养基的器皿,可以允许致病菌任意繁殖。一般是细菌毒力愈强,引起感染所需的菌量愈小;反之则菌量愈大。例如,毒力强大的鼠疫耶尔森菌,在无特异性免疫力的机体中,有数个菌侵入就可发生感染;而毒力弱的某些引起食物中毒的沙门菌,常需摄入数亿个菌才引起急性胃肠炎。

三、细菌侵入的途径

有了一定的毒力物质和足够数量的致病菌,若侵入易感机体的部位不适宜,仍是不能引起感染。例如,伤寒沙门菌必须经口进入;脑膜炎奈瑟菌应通过呼吸道吸入;破伤风梭菌的芽胞进入深部创伤,在厌氧环境中才能发芽等。也有一些致病菌的合适侵入部位不止一个,如结核分枝杆菌,呼吸道、消化道、皮肤创伤等部位都可以造成感染。各种致病菌都有其特定的侵入部位,这与致病菌需要特定的生长繁殖的微环境有关。

第三节　感染的发生与发展

一、感染的来源

感染来源于宿主体外的称外源性感染(exogenous in{ection);若来自患者自身体内或体表的称为内源性感染(endogenotls infection)。

（一）外源性感染

1.患者

大多数人类感染是通过人与人之间的传播。患者在疾病潜伏期一直到病后一段恢复期内,都有可能将致病菌传播给周围他人。对患者及早做出诊断并采取防治措施,是控制和消灭传染病的根本措施之一。

2.带菌者

有些健康人携带有某种致病菌但不产生临床症状,也有些传染病患者恢复后在一段时间内仍继续排菌。这些健康带菌者和恢复期带菌者是很重要的传染源,因其不出现临床症状,不易被人们察觉,故危害性甚于患者。脑膜炎奈瑟菌、白喉棒状杆菌常有健康带菌者,伤寒沙门菌、志贺菌等可有恢复期带菌者。

3.病畜和带菌动物

有些细菌是人兽共患病的致病菌,因而病畜或带菌动物的致病菌也可传播给人类。如鼠疫耶尔森菌、炭疽芽胞杆菌、布鲁菌、牛分枝杆菌,以及引起食物中毒的沙门菌等。

(二) 内源性感染

这类感染的致病菌大多是体内的正常菌群,少数是以隐伏状态存在于体内的致病菌。正常菌群在特定条件下成为条件性致病菌后再致病。

二、感染的类型

感染的发生、发展和结局是宿主机体和致病菌相互作用的复杂过程。根据两者力量对比,感染类型可以出现隐性感染(inapparent infection)、潜伏感染(latent infection)、带菌状态(carrier state)和显性感染(apparent infeetion)等不同表现。这几种类型并非一成不变,随着两方力量的增减,可以移行、转化或交替出现。

(一)隐性感染

当宿主体的抗感染免疫力较强,或侵入的病菌数量不多、毒力较弱,感染后对机体损害较轻,不出现或出现不明显的临床症状,是为隐性感染,或称亚临床感染(subclinicalinfeetion)。隐性感染后,机体常可获得足够的特异免疫力,能抵御相同致病菌的再次感染。在每次传染病流行中,隐性感染者一般约占人群的90%或更多。结核、白喉、伤寒等常有隐性感染。

(二)潜伏感染

当宿主体与致病菌在相互作用过程中暂时处于平衡状态时,病菌潜伏在病灶内或某些特殊组织中,一般不出现在血液、分泌物或排泄物中。一旦机体免疫力下降,则潜伏的致病菌大量繁殖,使病复发。例如,结核分枝杆菌有潜伏感染。最典型的潜伏感染病原体是单纯疱疹病毒和水痘—带状疱疹病毒。

(三)带菌状态

有时致病菌在显性或隐性感染后并未立即消失,而是在体内继续留存一定时间,与机体免疫力处于相对平衡状态,是为带菌状态,该宿主称为带菌者(carrier)。例如,伤寒、白喉等病后常可出现带菌状态。带菌者经常会间歇排出病菌,成为重要的传染源之一。

(四)显性感染

当宿主体抗感染的免疫力较弱,或侵入的致病菌数量较多、毒力较强,以致机体的组织细胞受到不同程度的损害,生理功能也发生改变,并出现一系列的I临床症状和体征,称为显性感染。每一病例的宿主体抗病能力和病菌毒力等存在着差异,因此,显性感染又有轻、重、缓、急等不同模式。

1.显性感染根据临床上病情缓急程度分类

临床上按病情缓急不同,分为急性感染和慢性感染。

(1)急性感染　急性感染(actlte infeetion)发作突然,病程较短,一般是数日至数周。病愈后,致病菌从宿主体内消失。急性感染的致病菌有脑膜炎奈瑟菌、霍乱弧菌、肠产毒素型大肠埃希菌等。

（2）慢性感染　慢性感染（chronic infection）病程缓慢，常持续数月至数年。胞内菌往往引起慢性感染，如结核分枝杆菌、麻风分枝杆菌。

2.显性感染根据临床上感染部位不同分类

临床上按感染的部位不同，分为局部感染和全身感染。

（1）局部感染　局部感染（local infeetion）是致病菌侵入宿主体后，局限在一定部位生长繁殖引起病变的一种感染类型。如化脓性球菌所致的疖、痈等。

（2）全身感染　全身感染（generalized infection，systemic infection）是感染发生后，致病菌或其毒性代谢产物随血流向全身播散引起全身性症状的一种感染类型。临床上常见的有下列几种情况。

毒血症（toxemia）　致病菌侵入宿主体后，只在机体局部生长繁殖，病菌不进入血循环，但其产生的外毒素入血。外毒素经血到达易感的组织和细胞，引起特殊的毒性症状。如白喉、破伤风等。

菌血症（bacteremia）　致病菌由局部侵入血流，但未在血流中生长繁殖，只是一过性通过血循环到达体内适宜部位后再进行繁殖而致病。如伤寒早期有菌血症期。

败血症（septicemia）　致病菌侵入血流后，在其中大量繁殖并产生毒性产物，引起全身性中毒症状，如高热、皮肤和黏膜瘀斑、肝脾肿大等。鼠疫耶尔森菌、炭疽芽胞杆菌等可引起败血症。

脓毒血症（pyemia）　指化脓性病菌侵入血流后，在其中大量繁殖，并通过血流扩散至宿主体的其他组织或器官，产生新的化脓性病灶。如金黄色葡萄球菌的脓毒血症常导致多发性肝脓肿、皮下脓肿和肾脓肿等。

第四节　机体的抗菌免疫

抗菌免疫是指机体抵御细菌感染的能力。致病菌侵入人体后，首先遇到的是固有性免疫功能的抵御。一般经 7~10d 后，产生适应性免疫，然后两者配合，共同杀灭致病菌。

一、固有性免疫的抗菌作用

固有性免疫（innate immunity）是人类在长期的种系发育和进化过程中，逐渐建立起来的一系列防御致病菌等抗原的功能。其特点是：①作用范围比较广泛，不是针对某一特定致病菌，故也称非特异性免疫（nonspecific immunity）；②同种系不同个体都有，代代遗传，较为稳定；③个体出生时就具备、应答迅速，担负"第一道防线"作用；④再次接触相同致病菌，其功能不会增减。

天然免疫主要由屏障结构、吞噬细胞和体液因素三方面组成。

（一）屏障结构

1.皮肤与黏膜

（1）机械性阻挡与排除作用　人体与外界环境接触的表面覆盖着一层完整的皮肤和黏膜结构。皮肤由多层扁平细胞组成，能阻挡致病菌的穿透，只有当皮肤损伤时细菌才能侵入。

（2）分泌杀菌物质皮肤和黏膜分泌多种杀菌物质。例如，皮肤的汗腺分泌乳酸使汗液呈酸性（pH 5.2~5.8），不利于细菌的生长。

（3）正常菌群的拮抗作用　例如，口腔中唾液链球菌产生的 H_2O_2 能杀死脑膜炎奈瑟菌和白喉棒状杆菌；肠道中大肠埃希菌的大肠菌素（colicin）和酸性产物能抑制志贺菌、金黄色葡萄球菌、白假丝酵母菌等；咽喉部甲型溶血性链球菌能抑制肺炎链球菌的生长等。

2.血-脑屏障

一般认为血-脑屏障由软脑膜、脉络丛、脑血管和星状胶质细胞等组成。其主要借脑毛细血管内皮细胞层的紧密连接和微弱的吞饮作用来阻挡细菌、病毒等微生物及其毒性产物从血流进入脑组织或脑脊液,以此保护中枢神经系统。婴幼儿的血-脑屏障发育尚未完善,故易发生脑膜炎、脑炎等病证。

3.血-胎屏障

由母体子宫内膜的基蜕膜和胎儿绒毛膜组成。正常情况下,母体感染时的病原体及其有害产物不能通过胎盘屏障进入胎儿。但若在妊娠 3 个月内,因血-胎屏障尚不完善,母体中的病原体有可能经胎盘侵犯胎儿,干扰其正常发育,造成畸形甚至死亡。药物影响亦然。因此,在怀孕期间尤其是早期,应尽量防止发生感染并尽可能不用或少用副作用大的药物。

(二)吞噬细胞

人类吞噬细胞分大、小两类。小吞噬细胞是外周血中的中性粒细胞,大吞噬细胞是血中的单核细胞和各种组织中的巨噬细胞。中性粒细胞在血流中仅存留 10h 左右后即进入组织,其活动期不长,一般寿命仅 1~3d。单核细胞在血流中存留 2~3d 后进入组织,在组织中进一步分化发育成为游离或固定的巨噬细胞。在不同组织器官中的巨噬细胞常有不同名称,例如,在肝内称库普弗细胞,肺内称尘细胞,结缔组织内称组织细胞等。血液的单核细胞和组织中的各种巨噬细胞构成单核-巨噬细胞系统(mononuclear phagocyte system)。

当致病菌侵入皮肤或黏膜到达体内组织后,中性粒细胞首先从毛细血管中逸出,聚集到致病菌所在部位,多数情况下,致病菌被吞噬消灭。若不被杀死则经淋巴管到附近淋巴结,在淋巴结内的吞噬细胞进一步将之吞噬杀死。淋巴结的这种过滤作用在机体免疫防御功能上占重要地位,一般只有毒力强、数量多的致病菌才有可能不被完全阻挡而侵入血流或其他器官,然后再由血液、肝、脾或骨髓等处的吞噬细胞继续进行吞噬杀灭。

1.吞噬和杀菌过程

一般分为接触、吞入、杀灭三个阶段(图 9-1)。

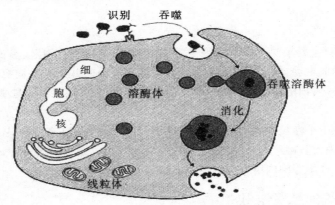

图 9-1　吞噬细胞吞噬和杀菌过程示意图

(1)接触　吞噬细胞与致病菌的接触可为偶然相遇,亦可通过一些称为趋化因子的吸引。中性粒细胞可与致病菌的细胞壁组分直接结合;或间接地由革兰阴性菌 LPS 先与血清中的脂多糖结合蛋白(lipopolysaccharide binding protein,LBP)结合,这 LPS-LBP 复合物再与中性粒细胞上的 CD14 分子结合。中性粒细胞也能与由补体替代途径衍生的 c3b 及其 ic3b 沉积的致病菌结合。巨噬细胞尚有甘露糖受体、"清道夫"受体(seavenger receptor)等与多种致病菌接触结合。侵入的致病菌,可刺激吞噬细胞、内皮细胞、皮肤角质细胞、成纤维细胞等产生 IL-8、NAP-2(neutrophil activating protein-2)、RANTES(regulated upon activation nor-mal T-cell expressed and secteted)、MIP(macrophage inflammatory protein)等趋化因子(che-mokine),吸引中性粒细胞和单核一巨噬细胞至炎症部位。

（2）吞入 吞噬细胞接触致病菌部位的细胞膜内陷,伸出伪足将菌包围并摄入细胞质内,形成由部分胞膜包绕成的吞噬体(phagosome),此为吞噬(phagocytosis)。对于病毒等较小物体,只在其附着处的细胞膜向细胞质内陷形成吞饮体(pinosome),将病毒等包裹在内,是为吞饮(pinocytosis)。

（3）杀灭 当吞噬体形成后,溶酶体(Lysosome)与之靠近、接触,两者融合成吞噬溶酶体(phagolysosome)。溶酶体内的溶菌酶、髓过氧化物酶、乳铁蛋白、防御素(defensins)、活性氧中介物(reactive oxygen intermediate,ROI)和活性氮中介物(reactive nitrogen interreediate,RNI)可杀死致病菌,而蛋白酶、多糖酶、核酸酶、脂酶等能将它们降解,最后不能消化的残渣排至吞噬细胞外。

2.吞噬作用的后果

致病菌被吞噬细胞吞噬后,其后果随细菌种类、毒力和人体免疫力不同而异。化脓性球菌被吞噬后,一般在5~10min死亡,30~60min被破坏,此为完全吞噬。结核分枝杆菌、布鲁菌、伤寒沙门菌、军团菌等胞内寄生菌,在免疫力缺乏或低下的机体中,虽被吞噬却未被杀死,是为不完全吞噬。不完全吞噬可使这些致病菌在吞噬细胞内得到保护,免受机体体液中非特异抗菌物质、特异抗体或抗菌药物等的作用。有的致病菌甚至能在吞噬细胞内生长繁殖,导致吞噬细胞死亡,或随游走的带菌吞噬细胞经淋巴液或血液扩散到人体其他部位,造成广泛病变。此外,吞噬细胞在吞噬过程中,溶酶体释放出的多种水解酶也能破坏邻近的正常组织细胞,造成组织的免疫病理性损伤。

（三）体液因素

正常体液和组织中含有多种杀伤或抑制致病菌的物质,主要有补体、溶菌酶和防御素。

1.补体

补体是正常血清中的一组蛋白质,由巨噬细胞、肠上皮细胞、肝和脾细胞等产生。补体的经典途径由抗原抗体复合物激发。旁路途径可由革兰阴性菌内毒素、酵母多糖、聚合IgG、IgA等活化。补体系统激活后产生的多种生物活性产物可导致趋化、粘连、促进吞噬、引发炎症等反应,有增强抗感染作用。

2.溶菌酶

溶菌酶(lysozyme)主要来源于吞噬细胞,广泛分布于血清、唾液、泪液、鼻涕等中。溶菌酶作用于革兰阳性菌的胞壁肽聚糖,使之裂解而溶菌。因革兰阴性菌的肽聚糖外尚有脂蛋白等层包围,若同时存在有相应抗体等,则溶菌酶也可破坏革兰阴性菌。否则,单独溶菌酶对革兰阴性菌无效。

3.防御素

防御素主要存在于中性粒细胞的嗜天青颗粒中,人的肠细胞中亦有。它是一类富含精氨酸的小分子多肽,目前已发现人防御素有4种(HNP1~4)。防御素主要杀胞外菌,但HNP1~3对偶发分枝杆菌和鸟一胞内分枝杆菌等胞内菌亦有一定杀伤作用。

二、适应性免疫的抗菌作用

适应性免疫(adaptive immunity)是个体出生后,在生活过程中与致病菌及其毒性代谢产物等抗原分子接触后产生的一系列免疫防御功能。其特点是:①针对性强,只对引发免疫力的相同抗原有作用,对它种抗原无效,故也称特异性免疫(specific immunity);②不能遗传给后代,需个体自身接触抗原后形成,因此产生获得性免疫需一定时间,一般是10~14d;③再次接触相同抗原,其免疫强度可增加。适应性免疫包括体液免疫和细胞免疫两大类。

（一）体液免疫

体液免疫是指由特异抗体起主要作用的免疫应答。当机体B细胞受某些致病菌和(或)其毒性产物刺激后,一般在巨噬细胞、CD4 Th2细胞辅助下,分化、增殖为浆细胞。随抗原性质、进入途径、应答过程等不同,浆细胞可合成和分泌 IgG、IgM、IgA、IgD 和 IgE 五类免疫球蛋白抗体。根据它们在抗菌免疫中的作用,可分为抗菌抗体(调理素)和抗外毒素抗体(抗毒素)。

(二)细胞免疫

细胞免疫是以 T 细胞为主的免疫应答。当 T 细胞与某些致病菌接触后,分化增殖为致敏或免疫 T 细胞。其中主要是 CD4 Th1 细胞和细胞毒性 T 细胞(cytotoxic T eell,CTL,Tc)。CD4 Th1 细胞产生系列细胞因子,能活化巨噬细胞、引发速发型超敏反应和激活 CTL 等。

(三)抗感染免疫的特点

根据致病菌与宿主细胞的关系,可分为胞外菌(extracellular bacteria)和胞内菌(intracellular bacteria)。胞外菌寄居在宿主细胞外的组织间隙和血液、淋巴液、组织液等体液中。胞内菌又分兼性(facultative)和专性(obligate)两类,兼性胞内菌在宿主体内,主要寄居在细胞内生长繁殖;在体外,亦可在无活细胞的适宜环境中生存和繁殖。专性胞内菌则不论在宿主体内或体外,都只能在活细胞内生长繁殖。

1.胞外菌感染的免疫

人类的多数致病菌属胞外菌,主要有葡萄球菌、链球菌、脑膜炎奈瑟菌、淋病奈瑟菌、志贺菌、霍乱弧菌、白喉棒状杆菌、破伤风梭菌等。入侵的胞外菌主要由中性粒细胞吞噬、消灭。特异性体液免疫是抗胞外菌感染的主要适应性免疫机制。

2.胞内菌感染的免疫

对医学重要的兼性胞内菌有结核分枝杆菌、麻风分枝杆菌、伤寒沙门菌、布鲁菌、肺炎军团菌、李斯特菌等。立克次体、柯克斯体、衣原体等属于专性胞内菌。因特异性抗体不能进入胞内菌寄居的宿主细胞内与之作用,胞内菌感染的适应性免疫机制主要是以 T 细胞为主的细胞免疫。

第十章　细菌感染的微生物学检查和防治原则

　　诊断细菌感染不仅需要对患者进行临床症状、体征和一般常规检验,还需进行微生物学检查。微生物学检查是指针对病原菌所进行的各种检测技术与方法,通过对病原菌的分离、鉴定及免疫相关检查,从而对感染性疾病做出病原学诊断,为临床进行合理预防与治疗提供科学依据。目前对细菌感染性疾病的预防主要是采取人工主动免疫,即接种疫苗等生物制剂;治疗主要采用抗生素等抗菌药物。

第一节　细菌感染的微生物学检查

　　细菌感染性疾病应根据患者临床症状,采集相应标本和选择特异性的检查方法进行微生物学检查,从而为临床防护和治疗提供可靠依据。细菌感染的微生物学检查主要包括标本的采集与检测。

一、标本的采集

　　标本采集的质量是影响病原菌检出成败的最重要因素之一,因此采集标本应严格遵循下列原则。

　　1.标本须及时采集并送检

　　标本应保证新鲜,对生长条件有特殊需求的病原菌应采取特定的处理方法,如含厌氧菌的标本采集后应迅速排除空气,转移至厌氧标本瓶中立即送检。

　　2.根据实际情况采集相应部位标本

　　针对不同疾病及疾病所处的不同阶段根据实际情况采集相应部位标本。例如,肠热症患者在病程第 1 周内采集血液标本,第 2 周起采集粪便和尿液标本,全程可采集骨髓液。

　　3.标本采集应在患者使用抗菌药物前进行

　　采集标本应尽量在患者使用抗菌药物之前进行,否则在病原体分离培养时,需在标本中加相应药物拮抗剂。如使用过青霉素的需在标本中加 β-内酰胺酶(青霉素水解酶)。

　　4.采集标本时应严格执行无菌操作

　　标本采集时应严格执行无菌操作,尽可能避免标本被其他杂菌污染。

　　5.血清学检测应采集双份血清标本

　　对进行血清学检测的标本,须在发病初期及恢复期采集双份血清检测。当患者恢复期血清抗体效价比发病初期提高 4 倍或以上时才有诊断意义。

　　6.标本送检过程中需冷藏处理

　　大多数病原菌标本送检过程中需冷藏处理,但对低温敏感的病原菌例外,如脑膜炎奈瑟菌等。

　　在标本采集、送检过程中,针对艾滋病等疑似高危传染性疾病,还应考虑生物安全因素,做好操作人员生物安全防护工作。

二、检查方法

细菌感染的微生物学检查方法主要包括:标本直接检查、细菌分离培养和鉴定及血清学检测三方面。

(一)直接检查

细菌感染性疾病的早期诊断须重视标本的直接检查,主要包括细菌形态学检查和细菌成分检测。

1.细菌形态学检查

(1)普通光学显微镜检查　普通光学显微镜涂片直接观察分染色和不染色检查法。不染色标本检查法可观察到细菌的动力、大小、轮廓、排列及增殖等。染色标本检查法可较清晰的观察到细菌的形态与某些特殊结构。形态学检查法快速、简便,往往适用于具有特征性形态的病原菌。如在泌尿生殖道分泌物中观察到成双排列的 G^- 球菌,则可结合临床症状等初步诊断为淋球菌感染。

(2)荧光显微镜或电子显微镜等检查　用荧光染料金胺 O(盐酸氨基四甲基二氨基苯甲烷)对结核分枝杆菌染色,荧光显微镜下可观察到呈橘黄色荧光的菌体,这可显著提高病原菌的检出率。用电子显微镜对细菌进行形态学检查,不仅能清晰地观察到菌体的形态及特殊结构,并能观测到细胞超微结构,对研究细菌的生理生化、遗传变异等特性具有重要作用。

2.细菌成分检测

细菌成分,尤其是菌体的特征性成分,如菌体的特异性抗原、某段特异性核酸序列或细菌合成的特定毒素等,都可作为鉴定细菌和判断其致病性的实验依据。

(1)特异性抗原检测　主要采用血清学检测法。常用方法有凝集试验、沉淀试验等,但实验室最常用的还是免疫标记技术(免疫荧光技术、免疫酶技术等),这些试验特异性强、敏感度高且快速简便。

(2)核酸检测　不同种属的细菌具有不同的基因或碱基序列,所以可通过检测标本中细菌的特异性核酸序列来鉴定细菌和判断其致病性。常用方法有核酸分子杂交技术、PCR(聚合酶链反应)技术、基因芯片(又称生物芯片)技术等,此类方法比常规检测技术更具特异性和敏感性。

(3)细菌毒素检测　细菌毒素检测包括内毒素和外毒素的检测。内毒素的检测常用的有鲎试验,鲎是海洋中的节肢动物,鲎血液中有一种可凝性蛋白,此蛋白遇到微量内毒素即可形成凝胶,可借此对细菌的内毒素进行判定。外毒素的检测常用的是血清学检测实验,实验室中尤以免疫酶标技术为主。有些情况下细菌毒素的检测还可用到动物实验,但该实验往往用于细菌毒力或致病性的测定,而不作为细菌检测的常规试验。

(二)分离培养和鉴定

细菌性感染最可靠的检测方法是分离培养和鉴定,目前尚无其他方法可替代。分离培养是根据不同疾病采集相应标本,采用分区划线法将其接种在平面固体培养基上培养,从而将标本中的微生物分离成单个菌落,选取可疑菌落进行纯培养,以便进行下一步鉴定。细菌鉴定的主要内容包括:细菌培养特性鉴定、细菌形态学鉴定、细菌生化试验及药敏试验等其他检测法。

(三)血清学检测

病原体侵入机体后能刺激免疫系统中的 B 细胞产生特异性抗体,抗体主要存在于血清中。用细菌或其特征性成分作已知抗原来检测患者血清中未知抗体,可作为某些致病菌感染的辅助诊断,称为细菌的血清学检测。

血清学诊断一般需在患者感染早期和恢复期采集双份血清,如恢复期后的血清抗体效价比感染早期提高 4 倍或以上,即可确定诊断。常用的血清学检测方法包括凝集试验、沉淀试验及酶联免疫吸附试验等。血清学检测往往适用于菌体抗原性较强且病程较长的感染性疾病的诊断。

第二节　细菌感染的防治原则

细菌感染的防控原则主要包括：①控制传染源，包括及时发现带菌者，治疗传染病患者，必要时对感染者进行隔离，以及消灭带菌动物等；②切断感染传播途径，包括加强个人防护，医护人员严格执行无菌操作，以及加强卫生监督等；③提高人群机体基础免疫力。

一、细菌感染的特异性预防

目前细菌感染的特异性预防主要是通过人工免疫方式获得。根据具体执行方式又分为人工主动免疫和人工被动免疫。人工主动免疫通常用于预防感染性疾病；人工被动免疫则主要用于紧急预防或治疗疾病。

（一）人工主动免疫

人工主动免疫是将疫苗等抗原性物质接种于机体，使机体主动产生特异性免疫从而预防感染性疾病。常用疫苗有：灭活疫苗（如伤寒疫苗）、减毒活疫苗（如卡介苗）、类毒素（如破伤风类毒素）、亚单位疫苗（如脑膜炎奈瑟菌荚膜多糖疫苗）、基因工程疫苗（如 DNA 重组乙型肝炎疫苗）等。

（二）人工被动免疫

人工被动免疫是将含有特异性抗体或细胞因子等的制剂注入机体，使机体被动获得特异性免疫从而治疗疾病或紧急预防。常用制剂有：抗毒素血清（如破伤风抗毒素血清）、免疫球蛋白（如胎盘丙种球蛋白、人血清丙种球蛋白）、细胞免疫制剂（白细胞介素）等。

二、细菌感染的治疗

目前针对细菌感染的治疗仍是采用以抗生素等抗菌药物为主对症治疗。抗菌药是指对病原菌具有抑制或杀伤作用的药物，包括抗生素和人工合成的抗菌药。目前临床常用的抗菌药已超过 200 余种。在治疗感染性疾病的过程中，应合理使用抗菌药，尽量避免细菌耐药性及二重感染的发生。

第十一章　常见病原性细菌

第一节　球　菌

　　球菌是细菌的一大类，对人类有致病作用的称病原性球菌，主要引起化脓性炎症，又称化脓性球菌。根据革兰染色性的不同，分为革兰阳性菌和革兰阴性菌。前者包括葡萄球菌、链球菌、肺炎链球菌等，后者包括脑膜炎奈瑟菌、淋病奈瑟菌等。

一、葡萄球菌属

　　葡萄球菌属（*Staphylococcus*）广泛分布于自然界、动物和人，因排列成不规则的葡萄串状而得名。多数不致病，为腐生菌和寄生菌，少数可引起各种类型的化脓性感染，甚至严重的败血症。正常人体也可携带致病菌株，一般人鼻咽部带菌率为20%～50%，医务人员可高达70%，是医院内感染的重要来源。其代表菌种为金黄色葡萄球菌。

（一）生物学性状

1.形态染色

　　球形，平均直径1μm，呈葡萄串状排列（图11-1），在脓汁或液体培养基中可成双或短链状排列。葡萄球菌无鞭毛和芽胞，体外培养时一般不形成荚膜，但少数菌株细胞壁外可见荚膜样黏液物质。革兰染色阳性。

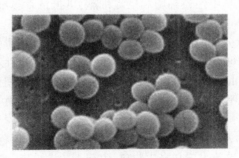

图11-1　葡萄球菌

2.培养特性与生化反应

　　营养要求不高，需氧或兼性厌氧。在肉汤培养基中呈均匀混浊生长，普通琼脂平板上形成中等大小的光滑型菌落，可产生金黄色、白色或柠檬色色素，色素为脂溶性，不溶于水。致病菌株在血平板上可形成透明溶血环。金黄色葡萄球菌耐盐性强，在10%～15%NaCl培养基上可生长。触酶阳性，多数菌株能分解葡萄糖、麦芽糖、蔗糖，产酸不产气，致病菌能分解甘露醇。

3.抗原构造

　　（1）葡萄球菌A蛋白（staphylococcal protein A，SPA）为金黄色葡萄球菌的一种表面抗原。①

SPA 具有载体特性:特异性抗体 IgG 的 Fc 段吸附 SPA 或 SPA-菌体,其 Fab 段仍能与相应抗原发生特异性结合,利用此原理建立的协同凝集试验可用于多种微生物抗原的检测。②SPA 具有抗吞噬作用:SPA 与 IgG 的 Fc 段非特异性结合,具有抗吞噬、促细胞分裂、引起超敏反应等多种生物学作用。

（2）多糖抗原　存在于细胞壁上,具有群特异性。

4.抵抗力

在无芽胞细菌中葡萄球菌抵抗力最强。在干燥的脓汁和痰液中能生存数月,湿热 80℃60min 被杀死,在 5%石炭酸、0.1%升汞中 10min 死亡,对甲紫、青霉素、磺胺、红霉素、庆大霉素等敏感。该菌易产生耐药性,90%以上金黄色葡萄球菌菌株对青霉素 G 产生耐药,特别是耐甲氧西林金黄色葡萄球菌(methicillin-resistant S.aureus,MRSA),已成为医院内感染的最常见的致病菌。

5.分类

根据生化反应和色素不同,将葡萄球菌分为金黄色葡萄球菌、表皮葡萄球菌和腐生葡萄球菌三种;根据是否产生凝固酶,将葡萄球菌分为凝固酶阳性菌株和凝固酶阴性菌株。金黄色葡萄球菌为凝固酶阳性菌,发酵甘露醇,产生金黄色色素,是主要的致病性葡萄球菌。表皮、腐生葡萄球菌为凝固酶阴性菌,不发酵甘露醇,产生白色或柠檬色色素,一般不致病。近年来发现少数凝固酶阴性葡萄球菌也可致病。

（二）致病性与免疫性

1.致病物质

金黄色葡萄球菌致病性最强,可产生血浆凝固酶和多种外毒素。

（1）血浆凝固酶　可使含有肝素或枸橼酸钠抗凝剂的人或兔血浆凝固的酶类物质,是鉴别葡萄球菌有无致病性的重要指标。此酶有两种,一种为游离凝固酶,细菌产生后分泌至菌体外,被人或兔血浆中协同因子激活后,使纤维蛋白原变成纤维蛋白,导致血液凝固;另一种为结合凝固酶,产生后结合于菌体表面,是其表面纤维蛋白原受体,能抵抗吞噬细胞的吞噬作用。

（2）葡萄球菌溶素　致病性葡萄球菌可产生多种溶素,分为 α、β、γ、δ、ε 等型,其中对人类有致病的主要是 α 溶素。α 溶素为蛋白质,免疫原性强,经甲醛处理可制成类毒素。对多种哺乳动物红细胞有溶解作用,对白细胞、血小板、肝细胞、成纤维细胞、血管平滑肌细胞等均有损伤作用。

（3）杀白细胞素　主要破坏中性粒细胞和巨噬细胞,可抵抗吞噬细胞吞噬作用,增强细菌的侵袭力。

（4）肠毒素　约半数临床分离的金黄色葡萄球菌菌株能产生肠毒素。其肠毒素为热稳性可溶性蛋白质,耐热 100℃ 30min,可抵抗胃蛋白酶的水解作用。按抗原性不同,至少分为 9 个血清型。产毒菌株污染食物后,约经 10h 后便产生大量肠毒素,肠毒素的作用机制可能是与肠道神经细胞受体作用,刺激呕吐中枢导致以呕吐为主要症状的急性胃肠炎,称为食物中毒。此外,肠毒素还具有超抗原作用。

（5）表皮剥脱毒素　又称表皮溶解毒素,主要由噬菌体Ⅱ群金黄色葡萄球菌产生,其作用是使表皮组织的棘状颗粒层裂解,导致表皮与真皮脱离,引起剥脱性皮炎,或称烫伤样皮肤综合征。

（6）毒性休克综合征毒素-1　从临床分离的金黄色葡萄球菌菌株,仅 20%左右能产生此外毒素,可引起机体发热、休克及脱屑性皮疹,并能增加机体对内毒素的敏感性。感染产毒菌株后,能引起多器官系统功能紊乱或毒性休克综合征。

2.所致疾病

金黄色葡萄球菌可引起侵袭性疾病和毒素性疾病。

（1）侵袭性疾病　引起皮肤、器官及全身的化脓性感染。①皮肤软组织感染:如疖、痈、毛囊炎、脓疱疮、甲沟炎、蜂窝织炎、伤口化脓等,其特点是病灶界限清楚局限、脓汁黄而黏稠。②内脏器官感染:如气管炎、肺炎、脓胸、中耳炎、脑膜炎、骨髓炎、心包炎等。③全身感染:如败血症与脓毒血症等。

（2）毒素性疾病 ①食物中毒：进食含肠毒素的食物引起，一般发病较急，经 2~6h 的潜伏期后，出现恶心、呕吐、腹痛、腹泻等急性胃肠炎症状，无发热，多病后 1~2d 自愈。②烫伤样皮肤综合征：由表皮溶解毒素引起，多见于新生儿、幼儿和免疫功能低下的成年人。开始皮肤有红斑，1~2d 后皮肤起皱，继而出现内含无菌清亮液体的大泡，最后表皮上层大量脱落，病死率可高达 20%。③毒性休克综合征：起病急，主要表现高热、呕吐、腹泻、弥散性红斑，严重者可出现心、肾衰竭，甚至发生休克。

3.免疫性

人类对葡萄球菌有一定的天然免疫力。只有当皮肤黏膜受创伤后，或患有慢性消耗性疾病及其他病原体感染导致宿主免疫力降低时，才易导致金黄色葡萄球菌感染。感染后虽可获得一定免疫力，但难以防止再次感染。

（三）微生物学检查

根据不同疾病采取不同标本，如化脓性炎症取脓汁，败血症取血液，食物中毒取剩余食物、呕吐物、粪便等。

1.直接涂片镜检

根据形态、排列和染色性等特征可做出初步诊断。

2.分离培养鉴定

脓汁标本可直接接种血琼脂平板做分离培养，血液标本需先增菌后转种在血琼脂平板上，37℃孵育 18~24h 后挑取可疑菌落行革兰染色镜检。致病性葡萄球菌诊断依据：①符合葡萄球菌的形态特征；②产生金黄色色素；③有透明溶血环；④分解甘露醇产酸；⑤血浆凝固酶试验阳性；⑥产生耐热核酸酶。

3.葡萄球菌肠毒素检查

采用 ELISA 方法可检测纳克水平的肠毒素，快速敏感。

（四）防治原则

注意个人卫生，对皮肤创伤及时消毒处理，加强医院管理，严格无菌操作，防止医源性感染。皮肤有化脓感染者，未治愈前不宜从事食品制作或饮食服务行业，防止食物中毒。根据药物敏感试验结果选用敏感药物，严防滥用抗生素，避免耐药菌株的产生与传播。

二、链球菌属

链球菌属（Streptococcus）是化脓性球菌的另一大类，广泛分布于自然界、人、动物体内，大多为正常菌群，一般不致病，对人类有致病作用的主要是 A 群链球菌和肺炎链球菌。链球菌常用分类方法有以下三种。

1.根据链球菌在血琼脂平板上的溶血现象分类

（1）甲型溶血性链球菌（α-hemolytic streptococcus） 菌落周围有 1~2mm 宽的草绿色溶血环，称为甲型溶血或 α 溶血。α 溶血环的红细胞发生部分溶血，此类细菌又称为草绿色链球菌，多为条件致病菌。

（2）乙型溶血性链球菌（β-hemolytic streptococcus） 菌落周围形成 2~4mm 宽、界限分明、完全透明的无色溶血环，称为乙型溶血或 β 溶血。β 溶血环的红细胞完全溶解，此类细菌又称为溶血性链球菌，致病力强，是链球菌属的主要致病菌，常引起人和动物多种疾病。

（3）丙型链球菌（γ-streptococcuS） 不产生溶血环，又称不溶血性链球菌，一般无致病性。

2.根据抗原结构分类

按链球菌细胞壁中多糖抗原性不同将链球菌分为 A~H 及 K~V 等 20 个群，同一群的链球菌又可分为若干型。对人有致病作用的链球菌约 90% 左右属于 A 群，在血琼脂平板上形成 β 溶血环。

3.根据对氧的需求分类 分为需氧、兼性厌氧和厌氧性链球菌三类。对人类致病的主要为前两类,厌氧性链球菌是口腔、消化道、泌尿生殖道的正常菌群,为条件致病菌。

(一)A 群链球菌

1.生物学性状

(1)形态染色 球形或卵圆形,菌体直径 0.6~1μm(图 11-2)。链状排列,链的长短与细菌种型和生长环境有关,在液体培养基中呈长链,固体培养基中常呈短链,从临床标本中分离的链球菌可成对或短链排列。无芽胞,无鞭毛,有菌毛样结构,幼龄菌可形成透明质酸荚膜。革兰染色阳性。

(2)培养特性与生化反应 多数菌株兼性厌氧。营养要求较高,在含血清、血液、葡萄糖、腹水的培养基中才能生长。在血琼脂平板上经 18~24h 培养,可形成灰白色,圆形、凸起、光滑、透明或半透明的小菌落,菌落周围呈现 β 溶血。在血清肉汤中沉淀生长。能分解葡萄糖产酸不产气,但不分解菊糖,不被胆汁溶解,故菊糖发酵和胆汁溶菌试验常用于鉴别甲型溶血链球菌和肺炎链球菌。不产生触酶。

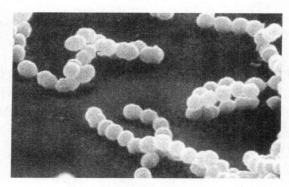

图 11-2 链球菌

(3)抵抗力抵抗力不强。在干燥的痰中可生存数月,60℃ 30min 可被杀死,对一般消毒剂敏感。乙型溶血性链球菌对青霉素、红霉素、四环素和磺胺药均敏感。

2.致病性与免疫性

(1)致病物质 A 群链球菌有较强的侵袭力,可产生多种外毒素。

侵袭力包括:①脂磷壁酸(lipoteictaoic acid,LTA),围绕在 M 蛋白外层,与 M 蛋白共同构成 A 群链球菌的菌毛结构,人类多种细胞膜上均有 LTA 受体,LTA 与细胞表面受体结合,增强细菌对宿主细胞的黏附性;②M 蛋白(M protein),是 A 群链球菌主要的毒力因子,其毒性作用表现为抵抗吞噬细胞的吞噬杀菌作用;M 蛋白与心肌、肾小球基底膜有共同抗原成分,可发生交叉反应,与某些超敏反应性疾病有关;③侵袭性酶类(invasive enzyme),透明质酸酶能分解疏松结缔组织基质中的透明质酸,使细菌易在组织中扩散,又称扩散因子;链激酶又称链球菌溶纤维蛋白酶,能使血块中纤维蛋白溶解,可溶解血块或阻止血液凝固,有利于细菌扩散;链道酶又称链球菌 DNA 酶,能分解脓液中黏稠的 DNA,使脓汁稀薄,促进细菌扩散。

外毒素包括:①致热外毒素(pyrogenic exotoxin),亦称红疹毒素或猩红热毒素,化学成分为蛋白质,有 A、B、C 三个血清型;致热外毒素能改变血-脑屏障通透性,直接作用于下丘脑引起发热、皮肤红疹,此毒素也与毒性休克综合征有密切关系;②链球菌溶素(hemolysins),A 群链球菌产生两种溶素:一是链球菌溶素 O(streptolysin O,SLO),SLO 对白细胞、血小板及心肌组织有毒性作用,免疫原性强,链球菌感染后 2~3 周,85%~90% 的患者血液中可出现 SLO 的抗体;二是链球菌溶素 S(streptolysin S,SLS),SLS 为小分子糖肽,对氧稳定,无免疫原性,对红细胞、白细胞和多种组织细有损伤作用,链球菌的 β 溶血现象即由 SLS 所致。

（2）所致疾病　A 群链球菌引起的疾病占人类链球菌感染性疾病的 90%。其传染源为患者和带菌者,引起的人类疾病大致可分为化脓性、中毒性和超敏反应性疾病三类。①急性化脓性炎症:经皮肤伤口感染,可引起丹毒、脓疱疮、蜂窝组织炎、痈等,化脓病灶与周围组织界限不清,脓汁稀薄、带血色,如沿淋巴管扩散,可引起淋巴管炎及淋巴结炎,经呼吸道感染引起咽喉炎、扁桃体炎、鼻窦炎等;②猩红热:常见于儿童的急性呼吸道传染病,临床特征为发热、咽喉炎、全身弥散性鲜红色皮疹,疹退后明显脱屑,少数患者出现心肾损害;③超敏反应性疾病:链球菌感染后出现的急性肾小球肾炎和风湿热等。

（3）免疫性　A 群链球菌感染后,血清中出现多种抗体,机体可获得对同型链球菌的免疫力。但链球菌型别多,各型间无交叉免疫现象,故可反复感染。

3.微生物学检查

根据不同疾病采取不同标本。如创伤感染的脓汁,咽喉、鼻腔等病灶的鼻咽拭子,败血症的血液等。风湿热患者可采血行链球菌溶血素。的抗体测定。

（1）直接涂片镜检　脓汁可直接涂片后革兰染色镜检,发现有典型的链状排列球菌,可做出初步诊断。

（2）分离培养鉴定　脓汁或棉拭子直接接种在血琼脂平板,37℃孵育 24h 后,如菌落出现 β 溶血,应与葡萄球菌区别;α 溶血者,应与肺炎链球菌鉴别。血液标本应先增菌后接种血琼脂平板。遇有心内膜炎病例,因甲型溶血性链球菌生长缓慢,至少将培养时间延长至 3 周才能判断结果。

（3）抗链球菌溶素 O 试验（antistreptolysin O test,ASO test）　简称抗 O 试验,常用于风湿热的辅助诊断。风湿热患者血清中溶素 O 的抗体比正常人显著增高,正常值为 250U,活动性风湿热患者一般超过 400U。

4.防治原则

链球菌感染主要以呼吸道传播为主,应对患者和带菌者及时治疗,以减少传染源。此外,还应对空气、器械和敷料等消毒。对急性咽喉炎和扁桃体炎患者,尤其是儿童,须彻底治疗,以防发生急性肾小球肾炎、风湿热和亚急性细菌性心内膜炎。A 群链球菌感染的治疗,青霉素 G 为首选药物。

（二）肺炎链球菌

肺炎链球菌（S.pneumococcus）属于链球菌属。常寄居于人体的鼻咽部,多数不致病,仅少数有致病力,可引起大叶性肺炎、脑膜炎、支气管炎等疾病。

1.生物学性状

（1）形态染色　菌体呈矛头状,直径约 0.5～1.5μm,常成双排列,钝端相对,尖端相背（图11-3）。在痰、脓汁中亦有单个、或短链状排列。无鞭毛,无芽胞,有毒菌株在机体内形成荚膜。革兰染色阳性。

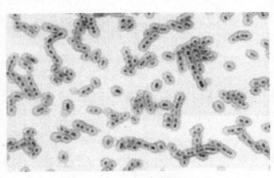

图 11-3　肺炎链球菌

（2）培养特性与生化反应　需氧或兼性厌氧，营养要求较高，在血琼脂培养基上菌落细小、圆形、光滑、扁平、透明或半透明，菌落周围有狭窄的草绿色溶血环，与甲型溶血性链球菌相似。培养48h后，细菌产生自溶酶，菌体溶解，导致菌落中央凹陷、边缘隆起成"脐状"。肺炎链球菌能分解葡萄糖、麦芽糖、乳糖、蔗糖，产酸不产气，可靠的鉴别方法是胆汁溶菌实验。

（3）抗原构造与分型　按荚膜多糖抗原的不同，可分为84个血清型。肺炎链球菌细胞壁中有一种特异性C多糖，可与血清中C反应蛋白结合，C反应蛋白在急性炎症时含量剧增，故用肺炎链球菌C多糖测定C反应蛋白，对活动性风湿热及急性炎症辅助诊断有一定意义。

（4）抵抗力　抵抗力较弱，56℃15～30min即被杀死。对一般消毒剂敏感。有荚膜株抗干燥力较强，在干燥痰液中可存活1～2个月。

2.致病性与免疫性

肺炎链球菌的致病力主要依靠其荚膜的抗吞噬作用。一旦失去荚膜，其毒力减弱或消失。本菌还可产生脂磷壁酸、肺炎链球菌溶素o、神经氨酸酶等，与肺炎链球菌在鼻咽部、支气管黏膜上的定居、增殖和扩散有关。

正常情况下，肺炎链球菌寄居在人的口腔和鼻咽部，形成带菌状态而无临床表现。当机体免疫功能下降时，特别是婴幼儿、老年体弱者伴有病毒感染时，肺炎链球菌由上呼吸道侵入，经支气管到达肺组织，在肺泡内大量繁殖，引起中性粒细胞浸润、红细胞和纤维素渗出而导致大叶性肺炎。可继发胸膜炎、脓胸、急性或慢性支气管炎、鼻窦炎、中耳炎、乳突炎、脑膜炎和败血症等。

肺炎链球菌感染后机体可产生荚膜多糖抗体，具有调理作用，建立较牢固的型特异性免疫。

3.微生物学检查

根据病变部位取材，如痰、脓液、血液、脑脊液等。可直接涂片镜检，若观察到革兰阳性、有荚膜的双球菌存在，可做出初步诊断。痰液标本可直接接种血琼脂平板行分离培养，血液和脑脊液标本须先经血清肉汤增菌，然后再在血琼脂平板上行分离培养并鉴定。在血平板上，肺炎链球菌可产生草绿色溶血环，应与甲型溶血性链球菌鉴别。

4.防治原则

该菌对抗生素敏感，治疗时首选青霉素等敏感的抗生素。

（三）其他链球菌

1.B群链球菌

B群链球菌学名无乳链球菌，可引起牛乳房炎，危害畜牧业。后发现该菌也可感染人类，引起新生儿败血症、脑膜炎、肺炎等，病死率高，被医学界重视。2.D群链球菌　正常寄居于皮肤、上呼吸道、消化道和泌尿生殖道，免疫功能低下者可发生尿路感染、化脓性腹部感染、败血症及心内膜炎，多为老年人、中青年女性、衰弱或肿瘤患者。3.甲型溶血性链球菌　甲型溶血性链球菌称草绿色链球菌，常寄居在人体口腔、上呼吸道、消化道、女性泌尿生殖道等部位，是人体的正常菌群。当拔牙或摘除扁桃体时，此菌改变寄居部位侵入血流引起菌血症，当心瓣膜有病损或人工瓣膜者，细菌可停留繁殖，引起亚急性细菌性心内膜炎。甲型溶血性链球菌是感染性心内膜炎最常见的致病菌。

三、奈瑟菌属

奈瑟菌属（*Neisseria*）是一群革兰阴性球菌，常成双排列。对人致病的主要有脑膜炎奈瑟菌（*N. meningitidis*）和淋病奈瑟菌（*N.gonorrhoeae*）两种。

（一）脑膜炎奈瑟菌

脑膜炎奈瑟菌俗称脑膜炎双球菌（meningococcus），是流行性脑脊髓膜炎（简称流脑）的病原菌。

1.生物学性状

（1）形态染色　单个菌体呈肾形或豆形，直径约 $0.6 \sim 0.8 \mu m$，成双排列时，两个凹面相对，有菌毛，新分离菌株有荚膜，无鞭毛和芽胞。革兰染色阴性。在患者脑脊液中，多位于中性粒细胞内，形态典型（图 11-4）。

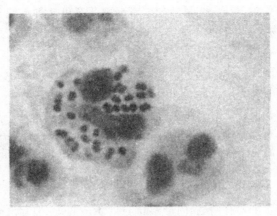

图 11-4　脑膜炎奈瑟菌

（2）培养特性与生化反应　专性需氧，营养要求高，最常用的培养基是巧克力色血平板，即将血液加热 80℃ 后制成的血琼脂培养基。初次分离培养时，还需提供 5% ～ 10% 的 CO_2。培养 24h 后，在培养基上形成圆形隆起、表面有光泽、透明或半透明、直径 1 ～ 5mm 的露滴样黏液型菌落，无溶血现象；可产生自溶酶。大多数脑膜炎奈瑟菌可分解葡萄糖或麦芽糖，产酸不产气。

（3）分类　荚膜多糖抗原具有群特异性。根据其抗原性不同，可将脑膜炎奈瑟菌分 13 个血清群。与人类疾病关系密切的主要是 A、B、C、Y 及 W-135 群，其中 C 群致病力最强。我国 95% 以上为 A 群，近年发现 B 群和 C 群的感染。

（4）抵抗力　对理化因素抵抗力很弱。对干燥、热、寒冷、紫外线、消毒剂等均高度敏感，对青霉素、磺胺、红霉素等敏感。

2.致病性和免疫性

脑膜炎奈瑟菌的致病物质有菌毛、荚膜和内毒素，引起流行性脑脊髓膜炎。人类是脑膜炎奈瑟菌唯一的易感宿主，好发季节为冬春季。细菌主要通过飞沫经呼吸道传播，由鼻咽部侵入机体。多数人感染后表现为带菌状态或隐性感染，只有少数人发展成脑膜炎。

流脑发病过程可分为三个阶段：①上呼吸道感染期，病原菌首先由鼻咽部侵入，依靠菌毛吸附在鼻咽部黏膜上皮细胞表面，引起局部感染；②菌血症期，随后细菌侵入血流，引起菌血症，可出现恶寒、发热、呕吐、皮肤出血性瘀斑等症状；③脑膜炎期，侵入血流的细菌大量繁殖，经血—脑屏障到达脑脊髓膜，引起脑脊髓膜化脓性炎症，患者出现高热、头痛、喷射性呕吐、颈项强直等脑膜刺激症状，严重者可导致 DIC，循环系统功能衰竭，于发病后数小时内进入昏迷。

机体对脑膜炎奈瑟菌的免疫以体液免疫为主。其中的群特异性抗体（主要是 IgG 和 IgM）可促进吞噬细胞吞噬和激活补体引起溶菌作用。此外，母体的 IgG 可通过胎盘进入胎儿体内，故 6 个月内的婴儿极少患流脑。但儿童血～脑屏障发育不完善，且免疫力低下，故流脑发病率比成人高。

3.微生物学检查

取患者的脑脊液、血液，也可刺破血瘀斑取其渗出液，带菌者检查可取鼻咽拭子。脑膜炎奈瑟菌抵抗力弱，对标本要注意保暖，平板要预温迅速送检，最好行床旁涂片和接种，以提高检出率。标本可直接涂片镜检，也可将标本在血清肉汤培养基中增菌后接种到巧克力色血琼脂平板上，置于含 5% ～ 10% CO_2 的环境中孵育，挑取可疑菌落涂片镜检，如发现中性粒细胞内外有革兰染色阴性的双球菌,可做出初步诊断。脑膜炎奈瑟菌可自溶,可用对流免疫电泳、SPA 协同凝集试验和 EUSA 法做出快速诊断。

4.防治原则

对患者和带菌者要早发现、早隔离、早治疗。对易感儿童可接种流脑荚膜多糖疫苗。治疗使用大剂量青霉素、磺胺等药物。

(二)淋病奈瑟菌

淋病奈瑟菌俗称淋球菌(gonococcus),引起淋病,是我国目前发病人数最多的性传播疾病。

1.生物学性状

形态与脑膜炎奈瑟菌相似,成双排列,无芽胞和鞭毛,有菌毛和荚膜。革兰染色阴性。脓汁涂片中淋病奈瑟菌常位于中性粒细胞内,慢性淋病时多位于细胞外。需氧,营养要求高,初次分离时需供给 $5\% \sim 10\% CO_2$。只分解葡萄糖,产酸不产气,不分解其他糖类,氧化酶和过氧化氢试验阳性。淋病奈瑟菌抵抗力弱,不耐干燥、寒冷和热。

2.致病性与免疫性

淋病奈瑟菌的致病物质主要有菌毛、内毒素和 IgAl 蛋白酶等,引起淋病。人类是淋病的唯一宿主,主要通过性接触感染。细菌侵入泌尿生殖道后,潜伏期 $2 \sim 5d$,出现急性化脓性炎症。男性感染引起尿道炎,表现为尿道脓性分泌物,排尿时疼痛感;女性感染引起尿道炎和子宫颈炎,表现为尿频、尿急、尿痛、尿道口和宫颈有脓性分泌物等。如进一步扩散到生殖系统,引起慢性感染如附睾炎、前列腺炎、盆腔炎等,是导致不孕不育的原因之一。人类对淋病无天然抵抗力。

3.微生物学检查

用无菌棉拭蘸取泌尿生殖道脓性分泌物或子宫颈分泌物,直接涂片镜检,如在中性粒细胞内发现有革兰阴性双球菌时,结合临床症状可做出初步诊断。也可将标本接种在预温的巧克力色血琼脂平板,在 $5\% \sim 10\% CO_2$ 环境中孵育 $24 \sim 48h$,挑选可疑菌落涂片染色镜检,同时行生化反应等鉴定。

4.防治原则

杜绝不健康两性关系。对淋病患者要及时彻底治疗。治疗可选用大观霉素或头孢曲松,但耐药菌株不断增加,故应做药物敏感试验,以指导合理用药。目前尚无有效疫苗。

第二节　肠杆菌科

肠杆菌科(Enteric bacilli)细菌是一大群寄居在人和动物肠道中、生物学性状相似的革兰阴性无芽胞杆菌,常随人与动物粪便排出体外,污染环境,广泛分布于水和土壤当中。其有 30 个菌属,分为两大类:一类为肠道正常菌群,只有当宿主抵抗力下降或寄居部位发生改变时,才引起疾病,成为条件致病菌,如大肠杆菌、变形杆菌等;另一类为肠道致病菌,能引起肠道传染病,如致病性大肠杆菌、志贺菌、沙门菌等。

肠杆菌科细菌具有下述共同特性。

1.形态染色

肠道杆菌均为中等大小、两端钝圆的革兰阴性杆菌,无芽胞,多数有鞭毛、菌毛,少数有荚膜或包膜。

2。培养特性

肠道杆菌均为兼性厌氧菌或需氧菌,营养要求不高,在普通平板培养基上生长良好,形成湿润、光滑、中等大小的菌落,在液体培养基中呈均匀混浊生长。

3.生化反应

活泼,可分解多种糖和蛋白质。乳糖发酵试验在初步鉴别肠道致病菌和非致病菌时有重要意义,致病菌一般不分解乳糖,非致病菌多数能分解乳糖。

4.抗原构造

主要用于肠道杆菌的血清学鉴定和分型,主要有 O 抗原、H 抗原和表面抗原三种。

(1)O 抗原(菌体抗原)　化学本质为革兰阴性菌细胞壁上的 LPS,耐热,100℃不易被破坏,也不易被乙醇、石炭酸破坏。具有完整。抗原的细菌菌落呈光滑(S)型;人工长时间培养后 LPS 末端的特异多糖消失的细菌菌落呈粗糙(R)型,此种现象称为 S-R 变异,细菌的致病性随之降低。

(2)H 抗原(鞭毛抗原)　化学本质为鞭毛蛋白,不耐热,60℃ 30min 即被破坏,也易被乙醇、石炭酸所破坏。细菌鞭毛脱落后,H 抗原消失,O 抗原外露,即 H-O 变异,细菌动力随之消失。

(3)表面抗原　化学本质为多糖,但不耐热,60℃ 30min 可破坏,位于 O 抗原之外,能阻止 O 抗原与相应抗体结合。重要的有伤寒沙门菌 Vi 抗原,大肠杆菌 K 抗原。

5.抵抗力

因无芽胞,抵抗力不强,加热 60℃ 30min 即死亡。易被一般化学消毒剂杀死,如用氯进行饮用水消毒。胆盐、煌绿对肠道非致病菌如大肠杆菌等有选择性抑制作用,因此可用于制备选择性培养基以分离肠道致病菌。

6.变异现象

易出现变异菌株。最常见的是耐药性变异、毒力变异和生化反应改变。在细菌致病性、细菌学诊断,治疗与预防中均有重要意义。

7.致病物质

内毒素是肠道杆菌的主要致病物质,部分肠道杆菌产生外毒素致病。

8.传播途径

以患者和带菌者为传染源,以污染的水源和食物为媒介,经消化道传播,腹泻为共显症状。

一、埃希菌属

埃希菌属(Escherichia)的代表菌是大肠杆菌(E.coli),是人和动物肠道中的常居菌,多不致病,可为宿主提供一些有营养作用的合成代谢产物,但在一定条件下可引起肠道外感染。少数大肠杆菌的血清型可致病,引起腹泻,统称致病性大肠杆菌。此外,大肠杆菌常被用作环境和食品卫生学检测的指标。

(一)生物学性状

1.形态与染色

大小为$(0.4\sim0.7)\mu m\times(1\sim3)\mu m$ 的革兰阴性杆菌,无芽胞,大多数菌株有周鞭毛,有普通菌毛与性菌毛,有些菌株有多糖类包膜。

2.培养与生化反应

营养要求不高,有些菌株在血琼脂平板上产生 β 溶血。在肠道选择培养基上形成有颜色、光滑型菌落。大部分菌株发酵乳糖产酸产气,并发酵葡萄糖、麦芽糖、甘露醇等产酸产气,H_2S 实验阴性,动力阳性,可同沙门菌、志贺菌等区别。吲哚、甲基红、VP、枸橼酸盐(IMViC)试验为"++--"。

3.抗原构造与分型

抗原构造与分型较复杂,有 O、K、H 三种抗原,是血清学分型的基础。O 抗原有 170 多种,H 抗原有 60 多种,K 抗原有 100 多种,大肠杆菌血清型的表示方式是按 O:K:H 的序号排列,如 O111:K58:H2。从患者新分离的大肠杆菌多有 K 抗原,具有抗吞噬和补体杀菌作用。

4.抵抗力

该菌对热的抵抗力较其他肠道杆菌强,55℃ 60min 或 60℃ 15min 仍有部分细菌存活。在水中可存活数周至数月,在温度较低的粪便中存活更久。胆盐、煌绿对大肠杆菌有抑制作用,对磺胺类、链霉素、氯霉素等药物敏感,但易发生耐药性变异。

(二)致病性与免疫性

1.致病物质

(1)侵袭力 大肠杆菌含有定植因子(colonization factor,CF),是大肠杆菌的菌毛,也称黏附素。致病性大肠杆菌通过其菌毛先黏附在宿主的肠壁上,可防止被肠蠕动和肠分泌液清除。定植因子具有较强的免疫原性,能刺激机体产生特异性抗体。

(2)肠毒素 肠产毒性大肠杆菌在生长繁殖过程中释放的外毒素,分为耐热和不耐热两种。

不耐热肠毒素(heat labile enterotoxin,LT):对热不稳定,65℃ 30min 即失活,为蛋白质,分子量大,有免疫原性。

耐热肠毒素(heat stable enterotoxin,ST):对热稳定,100℃ 20min 仍不被破坏,分子量小,免疫原性弱。

2.所致疾病

(1)肠道外感染 大肠杆菌在肠道内一般不致病,但作为条件致病菌可引起泌尿系统感染,如尿道炎、膀胱炎、肾盂肾炎等。进入腹腔也可引起腹膜炎、胆囊炎、阑尾炎等。婴儿、年老体弱、慢性消耗性疾病、大面积烧伤的患者,大肠杆菌可侵入血流,引起败血症。早产儿,尤其是生后 30d 内的新生儿,易患大肠杆菌性脑膜炎。

(2)肠道感染 主要是急性腹泻,由某些血清型大肠杆菌引起。根据其致病机制不同分为五种类型(表 11-1)。

表 11-1 致病性大肠杆菌致病特点

菌株	疾病与症状	发病年龄	致病机制
肠产毒性大肠杆菌 ETEC	旅行者及婴幼儿腹泻;轻度水样便,也可呈严重的霍乱样症状,常为自限性;同时伴有恶心,呕吐,腹痛,低热	成人,儿童	定植因子,LT 和 ST 肠毒素,非入侵性感染
肠侵袭性大肠杆菌 EIEC	水样便,继以少量血便,腹痛,发热	成人	定植因子,肠毒素,入侵性感染
肠致病性大肠杆菌 EPEC	婴儿腹泻,严重者可致死;水样便,恶心,呕吐,发热	<1 岁婴儿,成人少见	定植因子,肠毒素,很少入侵性感染
肠出血性大肠杆菌 EHEC	水样便,继以大量出血,剧烈腹痛,低热或无,可并发 HUS、血小板减少性紫癜	儿童,老年人	定植因子,肠毒素,入侵性感染
肠凝聚性大肠杆菌 EAggEC	婴儿腹泻;持续性水样便,呕吐,脱水,低热	所有年龄	定植因子,肠毒素,细胞毒素,很少入侵性感染

(三)微生物学检查

1.标本采集

不同疾病取不同部位的标本,肠道外感染者取中段尿、血液、脓液、脑脊液等,肠道感染者取粪便。

2.分离培养与鉴定

粪便标本直接接种肠道杆菌选择性培养基。血液需先经肉汤增菌,再转种血琼脂平板。其他标本可同时接种血琼脂平板和肠道杆菌选择性培养基。37℃孵育18~24h后,观察菌落特征并涂片染色镜检,采用一系列生化反应进行鉴定。致病性大肠杆菌还要做血清学定型实验,必要时检测肠毒素。泌尿系统除确定大肠杆菌外,还应计数,每毫升尿含菌量≥100000时才有诊断价值。

3.卫生学检查

大肠杆菌随粪便排出体外,易污染周围环境、水源和食品。故饮水、食品等的卫生学检查常以细菌总数和大肠菌群数作为检测指标。取样检查时,样品中大肠菌群数越多,表示样品被粪便污染越严重,也表明样品中存在肠道致病菌的可能性越大。

(1)细菌总数　检测每毫升或每克样品中所含细菌数,采用倾注培养计算。我国规定的卫生标准是每毫升饮用水、每克食品中细菌总数不得超过100个。

(2)大肠菌群数　指每升水中大肠菌群数,采用乳糖发酵法检测。我国的卫生标准是每1000mL饮水中不得超过3个大肠菌群;每100mL瓶装汽水、果汁等不得超过5个大肠菌群。

(四)防治原则

1.特异性预防

在肠产毒性大肠杆菌的免疫预防研究中,发现其菌毛抗原在自然感染和人工自动免疫中是一种关键性抗原。

2.治疗

治疗可选用庆大霉素、阿米卡星(丁胺卡那霉素)等。

二、志贺菌属

志贺菌属(*Shigella*),是人类细菌性痢疾最为常见的病原菌,通称痢疾杆菌。

(一)生物学性状

1.形态与染色

大小为(0.5~0.7)μm×(2~3)μm的革兰阴性杆菌,无芽胞,无荚膜,无鞭毛,多数有菌毛。

2.培养与生化反应

兼性厌氧菌,在普通培养基上生长良好,形成中等大小、半透明的S型菌落。在肠道杆菌选择性培养基上形成无色菌落。分解葡萄糖、产酸不产气,VP试验阴性,不分解尿素,不分解含硫氨基酸产生H$_2$S,不能利用枸橼酸盐作为碳源。宋内志贺菌能迟缓发酵乳糖(37℃培养3~4d)。

3.抗原构造与分型

主要有K抗原和O抗原,O抗原有群、型特异性。根据志贺菌O抗原构造的不同,可分为4群,48个血清型(包括亚型,表11-2)。

表11-2　志贺菌属的分类

群型	常用名称	亚型	甘露醇发酵
A群	痢疾志贺菌	有12个血清型,其中8型又分为三个亚型(8a、8b、8c)	−
B群	福氏志贺菌	有15个血清型(含亚型及变种)	+
C群	鲍氏志贺菌	有18个血清型	+
D群	宋内志贺菌	只有1个血清型,但其有两个变异相,即Ⅰ相和Ⅱ相,Ⅰ相为S型菌落,Ⅱ相为R型菌落	+

4.抵抗力

志贺菌对理化因素的抵抗力较其他肠道杆菌弱,对酸敏感;在外界环境中的抵抗力以宋内志贺菌最强,福氏志贺菌次之,痢疾志贺菌最弱;一般 56~60℃ 10min 即被杀死,在 37℃ 水中存活 20d,在冰块中存活 96d,蝇肠内可存活 9~10d。对化学消毒剂敏感,1% 石炭酸 15~30min 死亡。

(二)致病性与免疫性

1.致病物质

致病物质主要是侵袭力和内毒素,有些菌株可以产生外毒素。

(1)侵袭力 志贺菌的菌毛能黏附于回肠末端和结肠黏膜的上皮细胞表面,继而在侵袭蛋白作用下穿入上皮细胞内,一般在黏膜固有层繁殖形成感染灶。此外,凡具有 K 抗原的痢疾杆菌,一般致病力较强。

(2)内毒素 各型志贺菌都具有强烈的内毒素。内毒素作用于肠壁,使其通透性增高,有利于内毒素吸收,引起发热、神志障碍,甚至中毒性休克等。内毒素能破坏黏膜,形成炎症、溃疡,出现典型的脓血黏液便。内毒素还作用于肠壁自主神经系统,导致肠功能紊乱、肠蠕动失调和痉挛,尤以直肠括约肌痉挛最为明显,出现腹痛、里急后重(频繁便意)等症状。

(3)肠毒素 志贺菌 A 群Ⅰ型及部分Ⅱ型菌株还可产生外毒素,称志贺毒素,为蛋白质,不耐热,75~80℃ 1h 被破坏。该毒素具有三种生物活性:①神经毒性,将毒素注射家兔或小鼠,作用于中枢神经系统,引起四肢麻痹、死亡;②细胞毒性,对人肝细胞、猴肾细胞和 HeLa 细胞均有毒性;③肠毒性,具有类似大肠杆菌、霍乱弧菌肠毒素的活性,可以解释疾病早期出现的水样腹泻。

2.所致疾病

细菌性痢疾是最常见的肠道传染病,夏秋两季发病最多。传染源主要为患者和带菌者,通过污染的水源、食物等经口感染。人类对志贺菌普遍易感,10~200 个细菌可使 10%~50% 志愿者致病。一般说来,志贺菌所致菌痢的病情较重;宋内志贺菌引起的症状较轻;福氏志贺菌介于二者之间,但排菌时间长,易转为慢性。

(1)急性细菌性痢疾 分为典型菌痢、非典型菌痢和中毒性菌痢三型。中毒性菌痢多见于小儿,各型志贺菌都可引起。发病急,常在腹痛、腹泻后出现严重的全身中毒症状。

(2)慢性细菌性痢疾 急性菌痢治疗不彻底,或机体抵抗力低、营养不良或伴有其他慢性病时,易转为慢性。病程多在两个月以上,迁延不愈或时愈时发。

部分患者可成为带菌者,带菌者不能从事饮食业、制药业及保育工作。

3.免疫性

病后免疫力不牢固,不能防止再感染。但同一流行期中再感染者较少,即具有型特异性免疫。志贺菌菌型多,各型间无交叉免疫。机体对细菌性痢疾的免疫主要依靠肠道的局部免疫,即肠道黏膜细胞吞噬能力的增强和 sIgA 的作用。sIgA 可阻止志贺菌黏附到肠黏膜上皮细胞表面,病后 3d 左右即出现,但维持时间短,因志贺菌不侵入血液,故血清型抗体(IgM、IgG)不能发挥作用。

(三)微生物学检查

1.标本采集

取粪便的脓血或黏液部分,标本不能混有尿液。如不能及时送检,应将标本保存于 30% 甘油缓冲盐水或增菌培养液中。中毒性菌痢可取肛门拭子检查。

2.分离培养与鉴定

接种肠道杆菌选择性培养基,37℃ 孵育 18~24h,挑取无色半透明的可疑菌落,行生化反应和血清学凝集试验,确定菌群和菌型。如遇非典型菌株,须行系统生化试验。

3.毒力试验

测定志贺菌的侵袭力可用 Sereny 试验。方法是将受试菌在固体培养基中培养 18~24h,然后用生理盐水制成 $9×10^9$ 个/毫升菌悬液,接种于豚鼠眼结膜囊内。若发生角膜结膜炎,则表示 Sereny 试验阳性,该受试菌有侵袭力。

4.血清学方法

(1)荧光菌球法　适于检查急性菌痢的粪便标本。将标本接种于含有荧光素标记的志贺菌免疫血清液体培养基中,37℃培养4~8h。如标本中有相应型别的志贺菌,繁殖后与荧光素抗体凝集成小菌球,在低倍或高倍荧光显微镜下易于检出。方法简便、快速,有一定的特异性。

(2)协同凝集试验用志贺菌的 IgG 抗体与富含 A 蛋白的葡萄球菌结合,以此为试剂,测定患者粪便滤液中志贺菌的可溶性抗原。

(四)防治原则

1.特异性预防

特异性预防主要采用口服减毒活菌苗,有链霉素依赖株(streptomycin dependent strain,Sd 株)、福氏 2a 变异株等。这些活菌苗虽有一定预防作用,但免疫力弱,维持时间短,服用量大,型间无保护性交叉免疫,故大规模应用还受一定限制。

2.治疗

治疗可用磺胺类药、氨苄西林(氨苄青霉素)、氯霉素、小檗碱(黄连素)等。中药黄连、黄柏、白头翁、马齿苋等均有疗效。

三、沙门菌属

沙门菌属(*Salmonella*),1880 年由 Eberth 首先发现,目前至少发现有 58 种 O 抗原和 2500 多种血清型。仅少数沙门菌引起人类疾病,如伤寒沙门菌及甲、乙、丙副伤寒沙门菌。

(一)生物学性状

1.形态与染色

革兰阴性杆菌,无芽胞及荚膜,大多数有周身鞭毛和菌毛。

2.培养与生化反应

在肠道杆菌选择性培养基上形成无色菌落。不发酵乳糖,大多数沙门菌分解含硫氨基酸产生 H_2S。发酵葡萄糖、麦芽糖和甘露醇,除伤寒杆菌产酸不产气外,其他沙门菌均产酸产气。

3.抗原构造与分型

沙门菌属细菌的抗原主要有 O 和 H 两种,少数沙门菌有表面抗原。

(1)O 抗原　至少有 58 种,以阿拉伯数字顺序排列,现已排至 67(其中有 9 种被删除)。根据 O 抗原将沙门菌分成 42 个群(或组)A~Z、051~063、065~067。

(2)H 抗原　是沙门菌定型的依据。通常沙门菌 H 抗原有两相,第一相为特异性抗原,用 a、b、c ……表示;第二相为共同抗原,用 1、2、3……表示。

(3)表面抗原　一般认为与毒力(virulence)有关,故称 Vi 抗原。Vi 抗原的抗原性弱,当体内有沙门菌存在时可产生一定量抗体;细菌被清除后,抗体也随之消失。故测定 Vi 抗体有助于对伤寒带菌者的检出。

4.抵抗力

对热抵抗力不强,60℃ 1h 或 65℃ 15~20min 可被杀死。但在水中能存活 2~3 周,粪便中可存活 1~2 个月,可在冰冻土壤中过冬。

(二)致病性与免疫性

1.致病物质

沙门菌有较强的内毒素和侵袭力,有些菌株能产生肠毒素。

(1)侵袭力　侵袭素是由沙门菌编码产生的蛋白质,介导细菌对肠上皮细胞的黏附与侵入;耐酸应答基因使沙门菌具有在酸性条件下生存的能力;O抗原和Vi抗原使沙门菌具有抗吞噬和抗胞内消化的能力;过氧化氢酶和超氧化物歧化酶可以保护细菌免受胞内氧化杀菌,使沙门菌形成胞内菌。

(2)内毒素 引起发热、白细胞减少,大剂量时可发生中毒性休克。内毒素可激活补体系统释放趋化因子,吸引粒细胞,导致肠道局部炎症反应。

(3)肠毒素 有些沙门菌,如鼠伤寒沙门菌可产生肠毒素,性质类似肠产毒性大肠杆菌的肠毒素。

2.所致疾病

(1)肠热症(伤寒与副伤寒) 主要由伤寒沙门菌和甲型副伤寒沙门菌等引起。

细菌由消化道进入,到达小肠后,穿过肠黏膜上皮细胞侵入肠壁淋巴组织,经淋巴管至肠系膜淋巴结及其他淋巴组织并在其中繁殖,经胸导管进入血流,引起第一次菌血症,此时相当于病程的第1周。患者有发热、全身不适、乏力等,症状较轻。细菌随血流至骨髓、肝、脾、肾、胆囊、皮肤等处并在其中繁殖,被内脏中吞噬细胞吞噬,吞噬细胞中细菌再次进入血流,引起第二次菌血症,相当于病程的第2~3周。患者持续高热,相对缓脉,肝脾肿大及全身中毒症状,部分患者皮肤出现玫瑰疹,还可发生骨髓炎、膀胱炎、胆囊炎等。胆囊中的细菌随胆汁排至肠道,一部分随粪便排出体外,一部分可再次侵入肠壁淋巴组织,出现超敏反应,引起局部坏死和溃疡,严重者发生肠出血和肠穿孔。肾脏中的细菌可随尿排出。若无并发症,患者逐渐康复。

典型伤寒的病程3~4周。病愈后部分患者可自粪便或尿液继续排菌3周至3个月,称恢复期带菌者。约有3%的伤寒患者成为慢性带菌者。副伤寒病与伤寒病症状相似,但一般较轻,病程较短,1~3周即愈。

(2)胃肠炎(食物中毒) 是最常见的沙门菌感染,多由鼠伤寒沙门菌、猪霍乱沙门菌、肠炎沙门菌等引起。系因食入未煮熟的病畜的肉类、蛋类而发病。多见于婴儿、老年人和身体衰弱者。潜伏期短,一般6~24h,主要症状为发热、恶心、呕吐、腹痛、水样腹泻等。严重者伴快速脱水,导致休克、肾衰竭而死亡。细菌通常不侵入血流,病程较短,一般2~4d内可完全恢复。

(3)败血症 常由猪霍乱沙门菌、丙型副伤寒沙门菌、鼠伤寒沙门菌、肠炎沙门菌等引起。发热期,血培养阳性率高。

3.免疫性

肠热症病后可建立牢固免疫力,主要以特异性细胞免疫为主,很少再感染。体液免疫方面,局部抗体较重要,尤其是sIgA具有特异性防止伤寒沙门菌黏附于肠黏膜表面的能力。

(三)微生物学检查

1.标本采集

根据伤寒病程采取不同标本,通常第1~2周取血液,第2~3周取粪便或尿液。急性胃肠炎取患者吐泻物和剩余食物。败血症取血液。

2.分离培养与鉴定

血液应先接种于胆汁肉汤内增菌,粪便和经离心的尿沉渣可直接接种肠道杆菌选择性培养基。37℃经18~24h培养后,挑选无色半透明的不发酵乳糖的菌落涂片、染色、镜检,并接种双糖含铁或三糖含铁培养基。疑为沙门菌时,行生化反应和玻片凝集试验鉴定。

3.血清学方法

可用葡萄球菌A蛋白协同凝集试验、酶联免疫吸附试验、乳胶凝集试验等检测患者粪便、血清或尿液中伤寒沙门菌、副伤寒沙门菌的可溶性抗原。或使用DNA杂交和PcR技术检测待检标本中病原菌特定DNA。

进行肥达(Widal)反应。用已知的伤寒沙门菌O、H抗原和甲型副伤寒沙门菌H抗原与待检血清行定量凝集试验。根据待检血清中抗体含量多少及其增长情况,辅助肠热症的临床诊断。①正常抗体水平:正常人因隐性感染或预防接种,血清中含有一定量抗体,其血清凝集效价随各地区情况而不同。一般说来,伤寒沙门菌 O 抗体凝集效价≥1:80,H 抗体凝集效价≥1:160,引起副伤寒的沙门菌 H 抗体凝集效价≥1:80 时才有诊断价值。②动态观察:判断肥达反应的结果应结合临床症状、病程等。单次凝集效价增高,有时不能定论。若间隔数日重复测定,效价随病程延长而逐渐上升或恢复期效价比初次≥4 倍,则有诊断意义。③O 抗体与 H 抗体在临床诊断上的意义:O 抗体为 IgM 类抗体,出现较早,持续时间仅半年左右,消失后不易受伤寒、副伤寒沙门菌以外细菌的非特异性抗原刺激而重新出现。H 抗体为 IgG 类抗体,出现较晚,维持时间可长达数年,消失后易受非特异性抗原刺激而短暂地重新出现。因此,O 抗体与 H 抗体的消长情况就可以判断肠热症的病情:如果 H、o 凝集效价均超过正常值,则感染伤寒、副伤寒的可能性大;若 H 与 O 效价均低,则患肠热症的可能性小;若 H 效价高而 O 不高,可能曾预防接种或非特异性回忆反应;若 O 效价高而 H 不高,可能是感染早期或其他沙门菌感染引起的交叉反应。

（四）防治原则

1.肠热症的预防

以往采用皮下多次接种伤寒、副伤寒死菌苗特异性预防肠热症,虽有一定的保护作用,但常引起局部和全身反应。Ty-21a 减毒株活疫苗,主要诱导机体产生细胞免疫,无发热反应,无返祖现象,服用安全。

2.肠热症的治疗

其治疗可采用氯霉素、氨苄西林、阿莫西林(羟氨苄青霉素)等,中药白花蛇舌草、穿心莲等有效。

四、其他菌属

（一）变形杆菌属

变形杆菌属(*Proteus*)在自然界分布广泛,主要存在于土壤、污水和垃圾中,人和动物的肠道也经常存在,但一般不致病。变形杆菌有 4 个菌种,100 多个血清型。其中普通变形杆菌和奇异变形杆菌两个菌种与医学关系比较密切。

革兰染色阴性,大小为 $(0.4\sim1)\mu m\times(0.6\sim3)\mu m$,形态呈多形性。无荚膜,有周身鞭毛,运动活泼,有菌毛。营养要求不高,在固体培养基上呈扩散性生长,形成以接种部位为中心的、厚薄交替的、同心圆形的层层波状菌苔,称为迁徙生长现象(swarming grOWth phenomenon)。若在培养基中加入0.1%石炭酸抑制鞭毛生长,则迁徙现象消失。

变形杆菌有尿素酶,能迅速分解尿素,是变形杆菌的一个重要特征。不发酵乳糖。普通变形杆菌中 OX_{19}、OX_2 和 OX_k 菌株的菌体 O 抗原与斑疹伤寒立克次体和恙虫病立克次体有共同抗原,故可用 OX_{19}、OX_2 和 OX_k 的抗原代替立克次体与相应患者血清进行交叉凝集反应,此为外一斐反应(Weil-Felix test),用于辅助诊断立克次体病。

变形杆菌是仅次于大肠杆菌的泌尿系统感染的病原菌。其尿素酶分解尿素产氨,使尿液 pH 增高,以利于变形杆菌的生长。碱性环境亦可促进肾结石和膀胱结石的形成。同时高碱性尿液对尿道上皮也有毒性作用。奇异变形杆菌的菌毛能促进吞噬细胞对细菌的吞噬作用,从而降低致病性。此外,有些变形杆菌菌株还可引起脑膜炎、腹膜炎、败血症和食物中毒等疾病。

（二）克雷伯菌属

克雷伯菌属(Klebsiella)有五个种:肺炎克氏菌、催娩克氏菌、解鸟氨酸克氏菌、植生克氏菌和土生克氏菌。其中肺炎克氏菌又可分三个亚种:肺炎亚种、鼻炎亚种和鼻硬结亚种。

肺炎克氏菌肺炎亚种,俗称肺炎杆菌。革兰阴性、球杆形,无鞭毛,有较厚的荚膜,多数菌株有菌毛。营养要求不高,在普通培养基上生长形成大菌落,呈黏液状,用接种环挑之易拉成丝,此特征有助于鉴别肺炎杆菌。

肺炎杆菌主要存在于人肠道、呼吸道,水和谷物中。当机体免疫力降低或长期大量使用抗生素致菌群失调时可引起感染。常见的疾病有肺炎、支气管炎、泌尿道和创伤感染,目前是除大肠杆菌外的医源性感染中最重要的机会致病菌。

第三节　弧菌属

弧菌属(*Vibrio*)细菌是一类菌体短小、弯曲成弧形、运动活泼的革兰阴性菌。有 56 种,至少 12 种与人类感染有关。常见致病菌有霍乱弧菌和副溶血性弧菌。

一、霍乱弧菌

霍乱弧菌(*V.cholerae*)引起烈性肠道传染病——霍乱,俗称"2 号病"。具有发病急、传播快、波及面广等特点,是我国《传染病防治法》规定的两种甲类传染病之一,也是《国际卫生检疫条例》规定的国际检疫的三种传染病之一。自 1817 年以来,已发生过 7 次世界性霍乱大流行,前 6 次由古典生物型引起,1961 年开始的第 7 次霍乱流行由 El Tor 生物型引起。1992 年一个新的流行株 O139(Bengal)在印度及孟加拉一些城市出现,并迅速传遍亚洲,这是首次由非 O1 群霍乱弧菌引起的流行。

(一)生物学性状

1.形态与染色

霍乱弧菌大小约(1.5~3)μm×(0.5~0.8)μm。从患者体内新分离的细菌形态典型,弧形或逗点状,呈鱼群样排列,但经人工培养后,细菌常呈杆状而不易与肠道杆菌区别。特殊结构有菌毛,有些菌株(包括 O139)有荚膜,菌体一端有一根鞭毛(图 11-5),运动活泼,无芽胞。革兰染色阴性。若取患者米泔水样粪便或培养物做悬滴观察,细菌呈穿梭样或流星状运动。

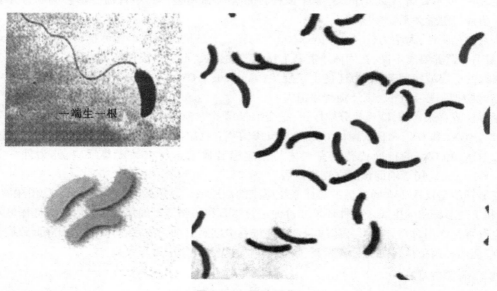

图 11-5　霍乱弧菌

2.培养与生化反应

兼性厌氧,在氧气充足条件下生长更好,营养要求不高,可在普通培养基上形成凸起、光滑、圆形的菌落。18~37℃均可生长。耐碱不耐酸,在 pH 8.8~9.0 的碱性蛋白胨水或碱性琼脂平板上生长良好。霍乱弧菌为过氧化氢酶阳性,氧化酶阳性,能发酵多种单糖、双糖和醇糖,如葡萄糖、蔗糖和甘露醇,产酸不产气,不分解阿拉伯胶糖,能还原硝酸盐,吲哚反应阳性。霍乱弧菌在 TCBS(thiosulfate-citrate-bile-sucrose,硫化硫酸钠-枸橼酸钠-胆盐-蔗糖)培养基上生长良好,菌落呈黄色,培养基呈暗绿色。

3.抗原构造与分型

霍乱弧菌有耐热的 O 抗原和不耐热的 H 抗原。根据 O 抗原不同,现已有 155 个血清群,其中 O1 群、O139 群引起霍乱;其余血清群分布于地面水中,可引起人类胃肠炎等疾病,从未引起霍乱流行。H 抗原无特异性。

( )1 群霍乱弧菌抗原由 3 种抗原因子 A、B、C 组成,据此可分为三个血清型:小川型、稻叶型和彦岛型。根据生物学性状的差异,O1 群霍乱弧菌的每一个血清型还可分为两个生物型,即古典生物型和 El Tor 生物型。古典生物型不溶解羊红细胞,不凝集鸡红细胞,对 50IU 的多黏菌素敏感,可被第Ⅳ群噬菌体裂解,而 E1 Tor 弧菌则完全相反。

O139 群在抗原性方面与 O1 群之间无交叉,序列分析发现 O139 群失去了 O1 群的 O 抗原基因,出现了一个约 36kb 的新基因,编码与 O1 群不同的脂多糖抗原和荚膜多糖抗原,但与 O2 和 O155 等群可产生抗原性交叉。

4.抵抗力

霍乱弧菌不耐酸,在正常胃酸中仅能存活 4min,对热、干燥、直射日光、化学消毒剂均很敏感。湿热 55℃ 15min,100℃ 1~2min 即死亡,用漂白粉和水按 1:4 的比例处理患者排泄物、呕吐物 1h,用 0.1%高锰酸钾浸泡蔬菜、水果 30min 可达到消毒目的。加 0.5ppm 氯,15min 可杀死自来水、深井水里的霍乱弧菌。

(二)致病性与免疫性

1.致病物质

(1)鞭毛、菌毛与黏液素酶　霍乱弧菌借助活泼的鞭毛运动可穿过肠黏膜黏液层,有毒株能产生黏液素酶,液化黏液,有利于细菌穿过黏液层。霍乱弧菌依靠普通菌毛黏附于肠壁上皮细胞,并在其上迅速繁殖。

(2)霍乱肠毒素(cholera enterotoxin)　为目前已知的致泻能力最强的外毒素,是霍乱弧菌致病的最主要因素。霍乱肠毒素为一热不稳定性的聚合蛋白,由 1 个 A 亚单位与 5 个相同的 B 亚单位结合而成。A 亚单位是毒素的毒性单位,分 A1 和 A2 两个组分,其中 A1 具有酶活性,是毒素的毒性部分,A2 与 B 亚单位结合在一起。B 亚单位为毒素的结合单位,能与小肠黏膜上皮细胞 GMl 神经节苷脂受体结合,使毒素分子变构,A 亚单位脱离 B 亚单位后进入细胞,在细胞内 A1 组分活化,并作用于腺苷环化酶,使细胞内 ATP 转化为 cAMP。cAMP 浓度的升高使得肠黏膜细胞的分泌功能增强,主动分泌 Na^+、K^+、HCO_3^- 和水,导致严重的呕吐和米泔水样腹泻。

2.所致疾病

引起烈性肠道传染病——霍乱。人类是霍乱弧菌的唯一易感者。患者和无症状带菌者是重要的传染源,主要通过污染的水源或食物经口进入,很少发生人与人的直接传播。在胃酸中,霍乱弧菌很快死亡。故在正常胃酸条件下,需摄入 10^8 个细菌方能引起感染,但当胃酸稀释时,感染量可减少到 10^3~10^5 个。病菌进入小肠后,黏附于小肠黏膜上皮细胞表面并迅速繁殖,不进入黏膜或血液,由其产生的霍乱肠毒素作用于肠黏膜细胞而致病。古典生物型致病性比 El Tor 生物型强,细菌进入体内 2~3d,患者突然出现剧烈腹泻和呕吐,导致严重失水,出现米泔水样便。最严重时,失水量可达

1L/h。大量电解质和水丢失导致患者出现脱水、代谢性酸中毒、低碱血症、低血容量性休克、心律不齐和肾衰竭，如不及时治疗，死亡率可达60%以上。O139群霍乱弧菌引起的霍乱比O1群更严重，表现为严重脱水和高死亡率，且以成人发病为主。

3.免疫性

病愈后可获得牢固免疫力，其血液和肠腔中出现保护性的抗肠毒素抗体及抗菌抗体。抗肠毒素抗体主要针对霍乱肠毒素B亚单位，抗菌抗体主要针对O抗原。肠腔中的sIgA可凝集黏膜表面的病菌，使其失去动力；可与菌毛等黏附因子结合，阻止霍乱弧菌黏附至肠黏膜上皮细胞；可与霍乱肠毒素B亚单位结合，阻断肠毒素与小肠上皮细胞受体作用。霍乱弧菌引起的肠道局部黏膜免疫是霍乱保护性免疫的基础。

（三）微生物学检查

霍乱属于我国重点防治的烈性传染病，对首例患者的诊断应快速、准确，并及时做出疫情报告。

1.标本采集

取患者米泔水样粪便和呕吐物，流行病学调查还需采集水样。标本应立即送到生物安全二级（P3）以上实验室分离培养，不能培养的应放入Cary-Blair保存液中由专人专用器具送检。

2.直接镜检

悬滴法观察镜下标本中是否有穿梭状运动的细菌，加入霍乱弧菌抗血清后，如运动消失，为制动试验阳性。涂片革兰染色镜检，发现革兰阴性呈鱼群状排列的弧菌时，可做出初步诊断。

3.分离培养与鉴定

将标本接种于碱性蛋白胨水中，37℃增菌6~8h后直接镜检并做分离培养。目前常用的选择培养基为TCBS培养基。在此培养基上，霍乱弧菌发酵蔗糖形成黄色菌落。挑选可疑菌落进行生化反应及与O1群多价和单价血清进行玻片凝集反应。目前还需与O139群抗血清做凝集反应。其他分离培养基还有碱性平板、血平板等。

4.快速诊断

用O1群和O139群霍乱弧菌的荧光抗体进行荧光菌球检测，或进行SPA协同凝集试验检测可溶性抗原，对霍乱弧菌的快速检查有一定意义。

（四）防治原则

改善社区卫生条件，加强水源和粪便管理，培养良好的个人卫生习惯，不生食海产品，是预防霍乱弧菌感染和流行的重要措施。

首例患者的发现是控制本病流行的关键。早发现、早隔离、早治疗霍乱患者和带菌者，同时封锁疫区，防止疫情蔓延；接种霍乱死疫苗，可增强人群对霍乱的特异性免疫力，但血清抗体只能持续3~6个月。目前霍乱疫苗预防的重点已转至研制口服疫苗的方向上，包括B亚单位—全菌灭活口服疫苗、基因工程减毒活疫苗等。O139尚无预防性疫苗。

霍乱治疗的关键在于补充水和电解质，防止由于大量失水的低血容量性休克，代谢性酸中毒和肾衰竭。抗生素治疗可及时清除体内细菌，减少外毒素的产生，常用的有氯霉素、复方新诺明、四环素、多西环素、呋喃唑酮等。多重耐药菌株在增加。

二、副溶血性弧菌

副溶血性弧菌（V.parahaemolyticus）又称致病性嗜盐弧菌，1950年从日本一次暴发性食物中毒中分离发现。该菌存在于近海的海水、海底沉积物、鱼类、贝壳等海产品中。根据O抗原的不同，现已有13个血清群。副溶血性弧菌主要引起食物中毒，尤以日本、东南亚、美国及我国台北地区多见，也是我国大陆沿海地区食物中毒最常见的一种病原菌。

（一）生物学性状

该菌最大的特点是具有嗜盐性，在培养基中以含有 3.5%NaCl 最为适宜，无盐则不能生长，但当盐浓度高于8%时也不能生长。在盐浓度不适宜的培养基上，细菌呈长杆形或球杆形等多形态。在TCBS 琼脂培养基上，该菌不发酵蔗糖形成绿色菌落，可与霍乱弧菌鉴别。副溶血性弧菌在血琼脂平板（含羊、马或兔等血液）上不溶血或只产生 α 溶血。但在特定条件下，某些菌株在含高盐（7%）、人O 型血或兔血液及以 D-甘露醇作为碳源的 Wagatsuma 琼脂平板上可产生 β 溶血，称为神奈川现象（Kanagawa phenomenon，KP）。

该菌不耐热，90℃1min 即被杀死；不耐酸，在 1%醋酸或 50%食醋中 1min 死亡。

（二）致病性与免疫性

目前，KP⁺菌株为致病性菌株已基本确定，但其引起食物中毒的确切机制仍有待阐明。现已从KP⁺菌株分离出两种致病因子：一为耐热直接溶血素（thermostable direct hemolysin，TDH），动物实验表明具有细胞毒和心脏毒两种作用；二为耐热相关溶血素（thermostable related hemolysin，TRH），生物学性状与 TDH 相似。

该菌通过烹饪不当的海产品或盐腌食品传播，常见的有海蜇、海鱼、海虾及各种贝类，因食物容器或砧板生熟不分污染本菌后，也可引起食物中毒。该病常年均可发生，潜伏期 5~72h，表现为自限性腹泻或轻、中度霍乱样腹泻、腹痛、呕吐和低热，粪便多为水样，少数为血水样，恢复较快。病后免疫力不强，可重复感染。

（三）微生物学检查

标本采取患者粪便、肛拭或剩余食物，直接分离于 SS 琼脂平板或嗜盐菌选择平板。如出现可疑菌落，行进一步做嗜盐性试验与生化反应，最后用诊断血清进行鉴定。

（四）防治原则

治疗可用抗菌药物，如庆大霉素、复方 SMZ-TMP，严重病例需输液和补充电解质。

第四节　厌氧性细菌

厌氧性细菌（anaerobic hacteria）是一大类必须在无氧条件下利用发酵获取能量生长繁殖的细菌。根据能否产生芽胞将其分为厌氧芽胞梭菌属和无芽胞厌氧菌两大类。

一、厌氧芽胞梭菌属

厌氧芽胞梭菌属（Clostridium）的细菌为革兰阳性大杆菌，可形成芽胞，芽胞直径多宽于菌体，使菌体膨大呈梭形，故得名。常存在于土壤、人及动物肠道中。多为腐生菌，少数致病，在适宜条件下，芽胞发芽形成繁殖体，产生毒性强大的外毒素，导致疾病的发生。该属中主要的病原菌有破伤风梭菌、产气荚膜梭菌、肉毒梭菌及艰难梭菌，分别引起破伤风、气性坏疽、肉毒中毒和假膜性结肠炎等疾病。

（一）破伤风梭菌

破伤风梭菌（C.tetani）是破伤风的病原菌，广泛存在于土壤及动物的粪便中。当创口被污染，或分娩接生时使用不洁器械断脐时，破伤风梭菌或芽胞可侵入伤口并生长繁殖，释放外毒素，引起破伤风（tetani）。

1.生物学性状

（1）形态染色　破伤风梭菌为菌体细长的大杆菌,周鞭毛,无荚膜。芽胞正圆形,位于菌体一端,直径大于菌体宽度,似鼓槌,为该菌典型特征(图11-6)。革兰染色阳性。

（2）培养特性与生化反应　破伤风梭菌严格厌氧,常用庖肉培养基培养,生长后肉汤均匀混浊,肉渣微变黑,因分解蛋白质产生甲基硫醇故有腐败恶臭气味。在血琼脂平板上形成薄膜状爬行生长物,边缘不整齐,伴β溶血。一般不分解糖类。

（3）抵抗力　芽胞抵抗力强,土壤中可存活数十年,煮沸1h可被破坏。繁殖体抵抗力与其他细菌相似,对青霉素敏感。

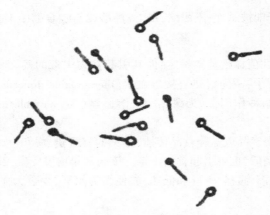

图11-6　破伤风梭菌

2.致病性与免疫性

（1）感染条件　破伤风梭菌经创伤侵入机体,其感染的重要条件是伤口需形成厌氧微环境。主要有:①伤口深而窄,混有泥土、异物污染;②大面积创伤,坏死组织较多,局部组织缺血;③同时伴有需氧菌混合感染;④使用不洁器具清创或断脐等。

（2）致病物质　破伤风梭菌主要致病物质为破伤风痉挛毒素,是一种神经毒素,毒性极强,仅次于肉毒毒素,不耐热,易被蛋白酶分解。免疫原性强,经0.3%甲醛脱毒处理后成为类毒素,可刺激机体产生抗毒素。另一种外毒素为破伤风溶血素,与血琼脂平板上的溶血现象相关,但在致破伤风中的意义不清。

（3）所致疾病　破伤风梭菌侵入伤口后在局部生长繁殖,不侵入血流,但其在伤口中产生的破伤风痉挛毒素对脑干神经和脊髓前角细胞有高度亲和力。毒素可被局部神经细胞吸收或经淋巴、血液到达中枢神经系统而致病。毒素与脊髓及脑干组织细胞表面的神经节苷脂结合,封闭抑制性突触,阻止抑制性介质释放。在正常情况下,当一侧肢体屈肌的神经元被刺激而兴奋时,同时有冲动传递给抑制性中间神经元,使其释放抑制性介质以抑制同侧伸肌的运动神经元,故屈肌收缩时伸肌松弛而配合协调。此外,屈肌运动神经元也受到抑制性神经元的反馈调节,使屈肌运动神经元不致过度兴奋。破伤风痉挛毒素能选择性地阻碍抑制性介质的释放及抑制性神经元的协调作用,以致伸肌、屈肌同时强烈收缩,骨骼肌强直痉挛。破伤风痉挛毒素最初引起伤口附近肌肉、咀嚼肌痉挛,表现为牙关紧闭、吞咽困难、苦笑面容,随后躯干及四肢肌肉强直,呈特有的角弓反张体征,甚至膈肌痉挛、呼吸困难窒息而死。

（4）免疫性　破伤风免疫属体液免疫,主要是抗毒素发挥中和作用。因破伤风外毒素毒性强,微量即可致病,且毒素分泌后能迅速与神经组织结合,不能有效地刺激机体产生抗毒素,病后不易获得牢固免疫。

3.微生物学检查

破伤风临床症状典型,因此典型的症状和病史即可做出诊断,一般不需行微生物学检查。

4.防治原则

(1)非特异性防治措施 正确处理伤口,清创扩创,防止厌氧微环境的形成。

(2)特异性防治措施 目前我国对3~6个月儿童采用白百破(DPT)三联疫苗进行免疫,免疫程序为婴儿出生后第3、4、5个月连续免疫3次,以后于2岁、7岁时各加强一次,可同时获得白喉、百日咳、破伤风3种常见病的免疫力。对部队战士、建筑工人及其他易受外伤的人群,一般第一年内注射2次破伤风类毒素作基础免疫,一年后加强免疫1次,以后每隔5~10年加强免疫1次。当伤口较深可能混有泥土杂物时,应肌肉注射1500~3000U精制破伤风抗毒素(tetanus antitoxin,TAT)以预防破伤风的发生。注射前应做皮肤过敏试验。

(3)特异性治疗 对破伤风患者应早期、足量使用TAT治疗,剂量为10万~20万U。因毒素一旦与神经组织结合,抗毒素即不能中和其毒性作用。此外,大剂量使用青霉素等抗生素不但能抑制破伤风梭菌在伤口中繁殖,也可抑制其他细菌的混合感染,同时可使用镇静解痉药物对症治疗。

(二)产气荚膜梭菌

产气荚膜梭菌(C.perfringens)广泛存在于土壤、人和动物肠道中,主要引起气性坏疽和食物中毒。

1.生物学性状

产气荚膜梭菌为两端几乎平切的革兰阳性粗大杆菌,大小为(0.6~2.4)μm×(3.0~19.0)μm。芽胞呈椭圆形,位于菌体次极端,直径小于菌体。无鞭毛,在机体可形成明显的荚膜(图11-7)。本菌厌氧,但不十分严格。在血琼脂平板上,多数菌株有双层溶血环又叫靶型溶血,内环是θ毒素引起的完全溶血,外环是α毒素引起的不完全溶血。在蛋黄琼脂平板上,菌落周围出现乳白色混浊圈,此为细菌产生的卵磷脂酶分解蛋黄中卵磷脂所致,这一现象可用于细菌的鉴定并测定其是否产生α毒素。该菌可分解多种常见的糖类,产酸产气。在牛奶培养基中,因分解乳糖产酸而使其中的酪蛋白凝固,同时产生大量气体将凝固的酪蛋白冲成蜂窝状,气势凶猛,称"汹涌发酵"。根据产生毒素种类的不同,将产气荚膜梭菌分成A、B、C、D和E共5个型,对人致病的主要是A型。

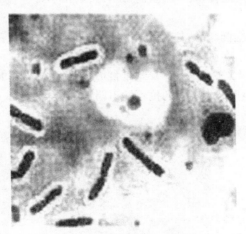

图11-7 产气荚膜梭菌

2.致病性

(1)致病物质 产气荚膜梭菌能产生10余种外毒素,其中以α毒素的毒性最强,各菌型均能产生,A型产量最高。能分解人和动物细胞膜上的磷脂和蛋白形成的复合物,造成红细胞、白细胞、血小板和内皮细胞溶解,引起血管通透性增加伴溶血、组织坏死和肝脏、心脏功能受损,在气性坏疽的形成中起主要作用。此外,很多 A 型菌株和少数 C、D 型菌株还可产生肠毒素,主要作用于回肠和空肠,引起腹泻。

(2)所致疾病 ①气性坏疽:多由 A 型产气荚膜梭菌引起,致病条件与破伤风梭菌相同,多见于有创口污染的战伤和各种严重的外伤。该菌侵袭力强且繁殖迅速,故潜伏期短。因为细菌产生多种毒素和侵袭性酶,对组织具有较强分解破坏作用,所以细菌极易穿过肌肉结缔组织间隙,侵入外周正常组织,发酵组织中的糖类并产生大量气体,造成气肿;同时因血管通透性增加,血浆渗出,局部水肿,进而挤压软组织和血管,影响血液供应,造成组织坏死,出现气性坏疽。患者表现为组织胀痛剧烈,水气夹杂,触摸有捻发音感。细菌产生的毒素和组织坏死的毒性产物吸收入血后,引起毒血症和休克,如不及时治疗,可导致患者死亡。②食物中毒:食入被大量细菌污染的食物后,可引起食物中毒,致病物质主要是 A 型产气荚膜梭菌产生的肠毒素,患者主要表现为腹痛、腹胀、水样腹泻,多于 1~2d 内自愈。

3.微生物学检查

(1)直接涂片镜检 从伤口深部取材镜检,发现有革兰阳性大杆菌、少量形态不规则的白细胞并伴有其他杂菌三个特点,可做出初步诊断。

(2)分离培养与动物试验 将标本接种于血平板或疱肉培养基进行厌氧培养,取可疑菌落镜检,并进一步通过生化反应等进行鉴定。动物试验取培养液 0.5~1.0mL 静脉注射家兔或小鼠,10min 后处死动物,37℃培养 5~8h,如动物躯体膨胀即行解剖,可见肌肉和脏器内有大量气泡,尤以肝最明显,称"泡沫肝",取内脏组织镜检可见大量产气荚膜梭菌。

4.防治原则

预防主要是对伤口早期彻底清创扩创,切除感染和坏死组织,局部用 H_2O_2 冲洗。使用多价抗毒素血清并大剂量青霉素等抗菌药物进行治疗。有条件可使用高压氧舱法。

(三)肉毒梭菌

肉毒梭菌(C. botulinum)主要存在于土壤中。该菌在厌氧环境中能产生强烈的肉毒毒素(botulin)。若误食此毒素污染的食物,可发生肉毒中毒,病死率高。

1.生物学性状

革兰阳性粗大杆菌。芽胞椭圆形,位于菌体次极端,宽于菌体,使菌体呈网球拍状(图 11-8)。有周鞭毛,无荚膜。严格厌氧,在血平板上有 β 溶血。在疱肉培养基中可消化肉渣,使之变黑并产生腐败恶臭气味。分解多种糖类,产酸产气。芽胞抵抗力强,耐煮沸数小时而不被杀死,高压蒸汽灭菌(120℃ 30min)才能杀灭。根据产生毒素的抗原性不同,本菌分为 A、B、Cα、Cβ、D、E、F、G 八个型别。对人致病的主要是 A、B、E 三型。

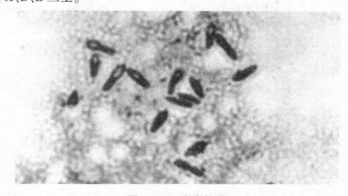

图 11-8 肉毒梭菌

2.致病性

肉毒梭菌产生的肉毒毒素是其主要致病物质。肉毒毒素是目前毒性最强的外毒素,毒性比氰化钾强1万倍,1mg肉毒毒素纯品能杀死2亿只小白鼠,对人致死量约为0.1μg。肉毒毒素属于神经毒素,进入机体后作用于脑及周围神经末梢的神经肌肉接头处,阻止乙酰胆碱的释放,导致肌肉麻痹。肉毒毒素煮沸1min即可失去毒性。该毒素在酸性条件下较稳定,胃液中24h内不被破坏,故可被胃肠道吸收而致病。

肉毒梭菌以毒素致病,引起肉毒中毒。目前,已发现肉毒中毒有三种:食物肉毒中毒、婴儿肉毒中毒和创伤肉毒中毒,以食物肉毒中毒多见,后两种类型在临床上少见。

(1)食物肉毒中毒　主要是食品制作加工过程中污染该菌芽胞,制成后未彻底灭菌,在厌氧条件下芽胞发芽形成繁殖体,产生毒素,食前又未经加热,食入毒素后引起疾病。该病是单纯性毒素中毒,胃肠道症状少见,主要表现为神经末梢麻痹。首先是眼部肌肉麻痹,出现复视、斜视、眼睑下垂、瞳孔散大,进而咽部肌肉麻痹,出现吞咽困难、言语不清和呼吸困难,若继续发展终因呼吸肌、心肌麻痹而死亡。如及时给予支持疗法、控制呼吸道感染,病死率可从70%降低到10%。引起肉毒中毒的食品在我国多为发酵豆制品和面制品,如豆瓣酱、豆豉、臭豆腐、甜面酱等,国外以肉罐头、火腿、腊肠等制品为主。

(2)婴儿肉毒中毒　近年来发现婴儿因喂食有该菌芽胞污染的蜂蜜或其他食物而感染致病,早期症状是便闭,吮吸、哭闹无力。

(3)创伤肉毒中毒　肉毒梭菌芽胞污染创口后,如果局部具备厌氧条件,芽胞发芽形成繁殖体而产生毒素,毒素被吸收后致病。

3.微生物学检查

重点是检出肉毒毒素。取患者粪便或剩余食物,行细菌分离培养的同时,将可疑食物或呕吐物制成悬液,离心沉淀后取上清液做动物试验。共分3组:第1组小鼠腹腔注入上清液0.5mL,如有毒素存在,一般于1~2d出现四肢麻痹、眼睑下垂等中毒症状,最后死于心力衰竭和呼吸困难;第2组小鼠注射煮沸的上清液,一般不发病;第3组小鼠注射不加热上清液并注入多价肉毒抗血清,以观察保护作用。

4.防治原则

预防肉毒中毒主要是加强食品卫生管理与监督。食品进食前加热煮沸即可破坏毒素。对患者应早诊断、早治疗,尽早注射A、B、E三型多价抗血清,同时加强护理及对症治疗,维持呼吸功能,降低死亡率。

(四)艰难梭菌

艰难梭菌(*C.difficile*)是革兰阳性粗大杆菌,芽胞呈卵圆形,位于菌体次极端。有鞭毛,近来证实该菌有荚膜。专性厌氧。艰难梭菌能产生毒素A、毒素B。毒素A为肠毒素,能使肠壁出血坏死,液体大量分泌;毒素B则为细胞毒素,能够引起细胞肌动蛋白的排列紊乱,且干扰细胞骨架的形成,从而损伤肠壁细胞。

艰难梭菌是人类肠道中的正常菌群,当长期使用氨苄西林、头孢菌素、红霉素、克林霉素(氯林可霉素)及抗肿瘤化学制剂时,部分正常菌群(如双歧杆菌、乳杆菌等)被抑制,耐药的艰难梭菌大量繁殖产生毒素,导致菌群失调引起内源性感染。艰难梭菌可引发抗生素相关性腹泻(antibiotic-associated diarrhea)和假膜性结肠炎(pseudomembranous colitis),临床表现为严重腹泻、腹痛、伴有全身中毒症状。治疗应停止使用相关抗生素,改用该菌敏感的万古霉素或甲硝唑,并口服调整正常菌群的制剂。

二、无芽胞厌氧菌

无芽胞厌氧菌是一大群专性厌氧、不产生芽胞的细菌,寄生在人和动物体内,是人体的正常菌群,一般不致病,某些特定情况下可成为机会致病菌导致内源性感染。

无芽胞厌氧菌共 23 个属,与人类相关的主要有 10 个属,包括革兰阴性杆菌的类杆菌属、普雷沃菌属、卟啉单胞菌属、梭杆菌属,革兰阴性球菌的韦荣菌属,革兰阳性杆菌的丙酸杆菌属、双歧杆菌属、真杆菌属、放线菌属,革兰阳性球菌的消化链球菌属。在所有临床厌氧菌感染中,无芽胞厌氧菌的感染率占 90%,最重要的是类杆菌属(*Bacteroides*)。

(一)类杆菌属

1.生物学性状

革兰阴性杆菌,长短不一,呈多形性。菌体常有不规则的膨胀,能形成荚膜。无芽胞,无鞭毛。专性厌氧,在牛心脑浸液血琼脂平板上厌氧培养 48~72h,菌落呈圆形,中心稍凸,灰白色半透明。大多数菌株不溶血,在含 20%胆汁培养基中生长良好,氯化血红素有促进生长作用。能分解葡萄糖、乳糖和蔗糖。代表菌株为脆弱类杆菌(*B.fragilis*)。

2.致病性

(1)致病物质 有内毒素、荚膜、菌毛及肝素酶和胶原酶等。类杆菌的内毒素活性比其他革兰阴性菌弱,原因是脂多糖结构不完整。荚膜多糖能引起腹腔及各器官的脓肿。肝素酶可降解肝素,促进凝血,有利于血栓性静脉炎和迁徙性脓肿的形成。胶原酶则有利于细菌的扩散。类杆菌主要引起颅内、腹腔和盆腔的感染。

(2)致病条件 主要包括:①屏障结构受损伤,因手术、拔牙、肠穿孔等损伤皮肤黏膜屏障,细菌侵入非正常寄生组织器官;②菌群失调,长期应用抗生素,使厌氧菌拮抗菌群消失,而对抗生素不敏感的无芽胞厌氧菌大量繁殖;③机体免疫力下降,见于某些消耗性疾病、恶性肿瘤、糖尿病、烧伤、手术、化疗、放疗、使用激素或免疫抑制剂的患者及老年人、婴幼儿等;④局部形成厌氧环境,由于组织坏死、缺血或有异物及需氧菌混合感染,使组织氧化还原电势下降,促使厌氧菌生长。

(3)感染特征 类杆菌等无芽胞厌氧菌引起的感染特征可作为临床诊断厌氧菌感染的参考。感染特征有:①感染部位接近黏膜表面,如发生在口腔、鼻窦、鼻咽部、胸腔、腹腔和肛门会阴附近的炎症、脓肿;②分泌物为血性或黑色,并有恶臭;③分泌物直接涂片镜检可见到细菌,一般培养则无细菌生长;④长期使用氨基糖苷类抗生素如链霉素、卡那霉素、新霉素、庆大霉素等治疗无效。

3.微生物学检查

(1)标本采集 采集标本时,要尽量避免污染,防止正常存在的厌氧菌干扰培养结果。应选择确定的病变部位或正常情况下无菌部位以严格的无菌技术采集血液和穿刺液,直接涂片染色镜检。

(2)分离培养与鉴定 标本接种于牛心脑浸液血琼脂、硫乙醇酸钠培养基等,置于 37℃厌氧环境培养 2~3d,挑选生长的菌落接种两个血平板,分别置于有氧和无氧环境中培养 48h。只有在无氧环境中生长而有氧环境中不生长者才是专性厌氧菌。类杆菌的鉴定主要依靠细菌形态、染色性和生化反应。气相色谱法(gas chromatography)检测细菌代谢终末产物中的脂肪酸和醇类,可迅速正确地鉴定类杆菌或其他厌氧菌。

4.防治原则

外科清创引流,去除坏死组织和异物,维持良好血液循环,是预防局部出现厌氧微环境的重要措施。要通过药敏实验正确选择使用抗生素,可使用甲硝唑、替硝唑或其他广谱抗生素。过去认为无芽胞厌氧菌对甲硝唑敏感,不易产生耐药性。但是,近年来关于类杆菌的耐药株也屡有报告。

(二)普雷沃菌属

普雷沃菌属(*Prevotella*,Shan and Collins,1990),革兰阴性,专性厌氧,无芽胞、无动力的多形性杆菌,有荚膜与菌毛。血平板上的菌落呈透明、混浊、灰或黑色,可产生溶血。20%胆汁能抑制其生长。重要的有产黑色素普雷沃菌(*P.melaninogenice*)和二路普雷沃菌(*P.bivia*)。它们是口腔正常菌群成员,可引起牙周疾病、上呼吸道感染、肺部和脑脓肿,亦可同其他厌氧菌一起引发混合性感染。

(三)梭杆菌属

梭杆菌属(*Fusobacterium*),革兰阴性细长杆菌,两端尖细呈梭形。专性厌氧,正常寄居在人和动物口腔、呼吸道、肠道、泌尿道的正常菌群,以口腔居多。常与螺旋体混合感染,引起急性溃疡性龈炎、急性坏死龈炎等。

(四)丙酸杆菌属

丙酸杆菌属(*Propionibacterium*),革兰阳性的多形性杆菌,无鞭毛、无芽胞。30～37℃生长迅速。丙酸杆菌是皮肤正常菌群。临床常见的是痤疮丙酸杆菌(*P.acnCS*),可因外伤、手术引起皮肤软组织感染。

(五)消化链球菌属

消化链球菌属(*Peptostreptococcus*),多为人体口腔、肠道、女性生殖道、皮肤等处的正常菌群,革兰阳性,厌氧无芽胞球菌。微小消化链球菌寄生于口腔牙缝,常由于拔牙进入血液引起亚急性细菌性心内膜炎,也可在头颈部、口咽、上呼吸道感染中出现。

(六)韦荣球菌属

韦荣球菌属(*Veillonella*),革兰阴性,厌氧微小球菌,直径 0.3～0.5μm,成双排列或短链排列,无芽胞、鞭毛和荚膜。最适生长温度30～37℃,对氧敏感,氧化酶阳性,触酶阴性。营养要求较高,根据胞壁脂多糖分为 8 个血清型。韦荣球菌主要寄生在人及动物的口腔、消化道及呼吸道。常见小韦荣球菌(*V.parvula*),产生内毒素,在各种混合感染中起作用,临床上常自软组织脓肿、血液和上呼吸道感染的标本中分离出来。

第五节　棒状杆菌属

一、概述

棒状杆菌属(*Corynebacterium*)是一群革兰染色阳性杆菌,其菌体一端或两端膨大呈棒状。棒状杆菌属种类繁多,主要有白喉棒状杆菌(*C.diphtheriae*)、假白喉棒状杆菌(*C.pseu-dodiphtheriticum*)、结膜干燥棒状杆菌(*C.xerosis*)、溃疡棒状杆菌(*C.ulcerans*)、微小棒状杆菌(*C.minutissimum*)等,大多数无致病性,为机会致病菌。能引起人类疾病且具有较强传染性的主要为白喉棒状杆菌。

二、白喉棒状杆菌

白喉棒状杆菌简称白喉杆菌,是白喉的病原体。白喉是一种急性呼吸道传染病,其特征是患者咽喉部出现灰白色假膜。

(一)生物学性状

1.形态染色

菌体细长略弯,一端或两端膨大呈棒状,故名棒状杆菌。细菌排列不规则,呈"L""V""Y"形或栅栏状。革兰染色阳性。奈瑟(Neisser)染色或阿尔伯特(Albert)染色,菌体一端或两端可见与菌体着色不同的颗粒,称为异染颗粒(metachromatic granules),是该菌主要特征,有鉴别意义(图11-9)。

2.培养特性

需氧或兼性厌氧。在含凝固血清的吕氏培养基上生长迅速,培养 12~18h 即形成细小、灰白色、光滑型菌落,菌体形态典型,异染颗粒明显。在含 0.03%~0.04%亚碲酸钾血琼脂平板上,因其能吸收碲盐并在菌体内还原为金属碲,故菌落呈黑色。根据白喉棒状杆菌培养特性及生化反应可将其分为重、中、轻三型,此种分型与疾病严重程度无明显关系,我国的流行以轻型为主。型别的鉴定有助于流行病学的调查。

3.变异性

白喉杆菌形态、菌落和毒力均可发生变异。当无毒株白喉棒状杆菌携带 β 棒状杆菌噬菌体时,便可产生白喉毒素而成为有毒株。

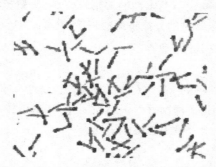

图 11-9 白喉杆菌异染颗粒(Albert 染色)

4.抵抗力

白喉棒状杆菌对湿热较敏感,煮沸 1min 即可杀死。对一般化学消毒剂敏感,但对干燥、寒冷和日光的抵抗力较其他无芽胞菌强,在污染的衣物、儿童玩具等物品上可存活 1~3 个月。对青霉素及红霉素敏感。

(二)致病性与免疫性

1.致病物质

(1)白喉毒素(diphtherotoxin) 是白喉杆菌的主要致病物质,由携带 β 棒状杆菌噬菌体的白喉棒状杆菌产生。白喉毒素是一种毒性强,抗原性强的蛋白质,由 A、B 两个亚单位构成。B 亚单位本身无毒性,但能与心肌细胞、神经细胞等易感细胞膜表面受体结合,通过易位作用使 A 亚单位进入细胞。A 亚单位是毒素活性中心,可使辅酶Ⅰ(NAD)上的腺苷二磷酸核糖(ADPR)与延伸因子Ⅱ(EF-2)结合,使 EF-2 失活,从而抑制细胞蛋白质的合成,引起组织病变和坏死。

(2)索状因子(cotld{actor) 是菌体表面的一种毒性糖脂,能破坏哺乳动物细胞中的线粒体,影响细胞呼吸与磷酸化。

(3)K 抗原 是细胞壁外的一种不耐热糖蛋白,具有抗吞噬作用,并有利于细菌在黏膜表面的定植。

2.所致疾病

白喉的传染源是白喉患者或带菌者,人对白喉杆菌普遍易感。细菌存在于患者和带菌者的鼻咽部,主要经呼吸道飞沫传播。细菌在鼻咽部黏膜表面生长繁殖并产生外毒素,引起局部和全身中毒症状。由血管渗出的纤维蛋白将炎性细胞、黏膜坏死组织和细菌聚集在一起形成灰白色膜状物称为假膜(pseladomembrane)。此假膜与黏膜下组织紧密粘连,如假膜脱落可引起呼吸道阻塞,严重者可因窒息死亡,是白喉患者早期死亡原因。白喉杆菌本身不入血,但其产生的外毒素易被吸收入血,并迅速与心肌细胞、外周神经、肾上腺组织细胞结合,引起心肌炎、软腭麻痹、声音嘶哑、吞咽困难及肾上腺功能障碍等全身中毒症状。

3.免疫性

白喉的免疫主要依靠抗毒素的中和作用。隐性感染、预防接种或病后均可使机体获得持久免疫力。

（三）微生物学检查

1.标本

用无菌棉拭子从患者病变部位假膜边缘取材。

2.涂片镜检

将棉拭子标本直接涂片，分别用亚甲蓝染色（或奈瑟染色法）和革兰染色后镜检。镜下如观察到典型的革兰阳性棒状杆菌并有明显的异染颗粒，结合临床症状可做出初步诊断。

3.分离培养

将标本接种于吕氏血清斜面上分离培养，18h 后可见灰白色小菌落；在亚碲酸钾血琼脂平板上培养，48h 后可见 1~3mm 大小的黑色菌落。必要时可行生化反应和毒力试验进一步鉴定。

4.毒力试验

毒力试验是鉴定产毒白喉杆菌与其他白喉杆菌的重要试验，常采用琼脂 Elek 平板毒力试验和动物试验两种方法。

（四）防治原则

注射白喉类毒素是预防白喉的重要措施。我国主要采用白喉类毒素、百日咳菌苗、破伤风类毒素（白、百、破三联疫苗）进行人工主动免疫，效果良好。对密切接触白喉患者的易感人群可用白喉抗毒素进行紧急预防。对白喉患者的治疗要早期、足量使用白喉抗毒素和抗生素。抗毒素注射前要做皮肤试验，阳性者应采用脱敏疗法。

第六节　分枝杆菌属

分枝杆菌属（*Mycobacterium*）是一类细长略弯曲的杆菌。因繁殖时有分枝生长趋势而得名。本属细菌无芽胞、无鞭毛，不产生内、外毒素。细菌细胞壁中含有大量脂质，染色时菌体不易着色，但经加温、延长染色时间着色后又能抵抗盐酸酒精的脱色，故又称为抗酸杆菌（acid-fast bacilli）。本属细菌的致病性与菌体成分有关，引起的疾病一般呈慢性，并伴有肉芽肿。引起人类疾病的主要有结核分枝杆菌、非结核分枝杆菌和麻风分枝杆菌。

一、结核分枝杆菌

结核分枝杆菌（*M.tuberculosis*），俗称结核杆菌，是结核病的病原菌，这一结论是由德国细菌学家科赫（Robert Koch）于 1882 年加以证实的，并因此获得 1905 年诺贝尔医学和生理学奖。结核杆菌主要包括人型结核分枝杆菌和牛型结核分枝杆菌，可侵犯全身各组织器官，但以肺部感染最多见。

随着抗结核药物的不断发展，卫生状况和生活水平的不断改善，世界各国结核病的发病率和死亡率曾大幅下降。但 20 世纪 80 年代后，由于艾滋病及结核分枝杆菌耐药菌株出现等原因，全球结核病的发病率又有升高的趋势。目前世界约有三分之一的人感染过结核杆菌，现有结核病患者约 2000 万，每年新发患者 800 万~1000 万，全球每日有 8000 余人死于结核病，每年死亡 300 万人，达到历史最高水平，成为传染病的头号杀手。其中 95% 的结核病患者和 98% 的结核病死亡发生在发展中国家，75% 的结核病发生在青壮年。如果不立即采取措施，预计在 10 年内将有 9000 万病例发生，

3000万病例死亡,3亿健康人受结核杆菌感染。我国的结核病流行一直十分严重,全国至少有5亿以上人口受到结核菌感染;全国活动性肺结核患者约有600余万,有传染性肺结核病患者200余万(涂片阳性),每年至少有113万新发结核病病例发生。结核病死亡率为21/10万,肺结核死亡率为19/10万,每年因结核病死亡的人数达25万,是单一病菌引起死亡最多的传染病。

(一)生物学性状

1.形态染色

结核分枝杆菌细长稍弯曲,大小(1~4)μm×(0.3~0.6)μm(图11-10)。近来发现结核杆菌有荚膜,一般因制片时受到破坏而不易看到。该菌无鞭毛,无芽胞,不产生内、外毒素。在陈旧培养物中或在体内抗结核药物作用下可呈现多形态,如球状、丝状或串珠状等。结核分枝杆菌经抗酸染色被染成红色,其他非抗酸菌及细胞杂质等均被染成蓝色。有时在痰、结核性溃疡等标本中可见到非抗酸性革兰阳性颗粒,称为Much颗粒,此颗粒在培养后或在体内可转变成典型的结核分枝杆菌。

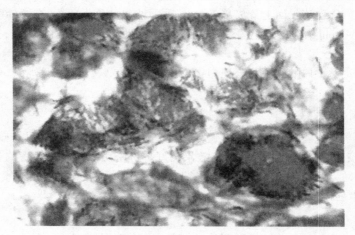

图11-10　结核分枝杆菌(齐-尼氏抗酸染色法)

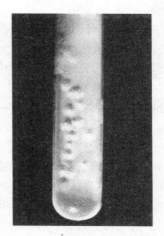

图11-11　结核分枝杆菌菌落

2.培养特性

结核杆菌为专性需氧菌,营养要求高。最适生长温度为37℃,最适pH为6.5~6.8。常用含蛋黄、甘油、马铃薯、无机盐和孔雀绿的罗氏(Lowenstein-Jensen)培养基培养,生长缓慢,繁殖一代所需的时间约 20h,接种 3~4 周才长出肉眼可见的菌落。菌落粗糙、干燥、不透明,乳白色或米黄色,呈颗粒状、结节状或菜花状(图 11-11)。在液体培养基中,因本菌细胞壁含大量脂质,疏水性强,加之专性需氧,细菌聚集在一起,故可形成菌膜浮于液面。若加 Tween-80,可降低细菌表面的疏水性,使细菌均匀分散生长,有利于做药物敏感试验。

3.抵抗力

结核杆菌细胞壁中含大量脂类,对某些理化因素的抵抗力较强。在干燥痰中可存活 6~8 个月,黏附在尘埃上可保持传染性 8~10d。该菌耐酸碱,在 6%硫酸、3%盐酸或 4%氢氧化钠中 0.5h 仍有活力,因此常用酸碱处理标本以杀死杂菌和消化标本中的黏稠物质。对 1:13000 孔雀绿或结晶紫等染料均有抵抗力,故在培养基中加入上述染料可抑制杂菌污染。但结核分枝杆菌对湿热、紫外线及酒精抵抗力弱,如在液体中加热 62~63℃ 15min,用 75%酒精作用 2min,或直接日光照射 2~3h 即可杀死该菌。

4.变异性

结核分枝杆菌的形态、菌落、毒力及耐药性均可发生变异。卡介苗(Bacilli Calmette-Guérin, BCG)是卡密特(Calmette)与介伦(Guérin)将科赫首先分离出的有毒牛型结核分枝杆菌培养于含有甘油、胆汁及马铃薯的培养基中,经 13 年 230 次传代获得的减毒活疫苗。结核分枝杆菌对链霉素、异烟肼、利福平等药物较易产生耐药性,耐药菌株多伴有毒力的减弱。

(二)致病性

1.致病物质

结核分枝杆菌不产生毒素和侵袭性酶类,其致病作用与菌体成分、代谢产物的毒性及其诱导机体产生的迟发型超敏反应有关。

(1)类脂(lipid)　约占细胞壁干重的 60%,其含量与细菌毒力密切相关。与致病性有关的是:①磷脂(phosphatide),能刺激单核细胞增生,并可抑制蛋白酶对组织的分解作用,使病灶组织溶解不完全,形成结核结节和干酪样坏死;②分枝菌酸(mycolic acid),是长链脂肪酸,可与游离多糖或蛋白质结合,与结核杆菌的抗酸性有关;③索状因子(cord factor),化学名为 6,6 一双分枝菌酸海藻糖,因能使有毒结核杆菌在液体培养基中呈索状蜿蜒生长而得名。能破坏线粒体膜,抑制中性粒细胞游走和吞噬,与慢性肉芽肿形成有关;④蜡质 D(wax-D),是糖肽脂与分枝菌酸的复合物,有佐剂作用,能引起迟发型超敏反应;⑤硫酸脑苷脂(sulfatides),有毒菌株细胞壁上的一种成分,可抑制吞噬细胞中吞噬体与溶酶体的融合,有利于细菌在细胞内长时间生存。

(2)蛋白质　结核分枝杆菌菌体内含有多种蛋白质,其中有的可与蜡质 D 结合致机体发生迟发型超敏反应。

(3)多糖　多糖常与类脂结合存在于胞壁中。多糖的致病作用尚不十分明确,有研究表明与结核杆菌在巨噬细胞内的长期生存有关。

(4)荚膜　荚膜的主要成分是多糖,对结核分枝杆菌有一定的保护作用,主要包括:①荚膜能与吞噬细胞表面的补体受体结合,利于结核杆菌在宿主细胞上的黏附与入侵;②荚膜能阻止宿主的有害物质如药物及化学物质等进入结核分枝杆菌;③荚膜还具有抗吞噬作用。

2.所致疾病

结核分枝杆菌的致病作用可能与细菌在组织细胞内大量繁殖引起的炎症反应、菌体成分及代谢产物的毒性作用和机体对菌体成分产生的迟发型超敏反应有关。结核分枝杆菌可经呼吸道、消化道或破损的皮肤黏膜侵入机体,引起多种组织器官的结核病,以肺结核最多见。

(1)肺部感染　结核分枝杆菌通过含菌的飞沫微粒和尘埃经呼吸道引起肺内感染,可分为原发感染和继发感染两大类。①原发感染:是结核分枝杆菌首次进入机体引起的感染,多见于儿童。结核分枝杆菌经呼吸道进入肺泡,被巨噬细胞吞噬后,由于菌体成分的作用,使细菌能抵抗吞噬细胞的吞噬而在其中大量生长增殖,最终导致巨噬细胞裂解死亡。释出的结核分枝杆菌,再被吞噬细胞吞噬,重复上述过程,引起渗出性炎症反应,称为原发灶。由于机体缺乏对结核分枝杆菌的特异性免疫力,病灶局部反应轻微。原发灶内细菌可经淋巴管扩散至肺门淋巴结,引起淋巴管炎和肺门淋巴结肿大。原发灶、淋巴管炎、肿大的肺门淋巴结称为原发综合征,x线检查可见典型的哑铃状阴影。随着特异性细胞免疫功能的建立,原发感染大多经纤维化或钙化而自愈。只有极少数免疫力低下者,病菌可经淋巴管或血流扩散至全身,引起全身粟粒性结核或结核性脑膜炎。原发灶内常有一定量的结核分枝杆菌长期潜伏,使机体处于带菌状态,当机体的免疫力下降,潜伏的结核分枝杆菌大量繁殖,成为内源性感染的来源。②继发感染:多见于成年人,大多为内源性感染。此时机体已建立了对结核分枝杆菌的特异性免疫,故病灶较局限,一般不累及邻近淋巴结,主要表现为慢性淋巴肉芽肿性炎症,形成结核结节、干酪样坏死、纤维化和形成空洞,患者痰中带有大量的结核分枝杆菌,称为开放性肺结核。

(2)肺外感染　免疫力低下的肺结核患者,体内的结核分枝杆菌可经血液、淋巴液扩散,侵犯全身各个器官,引起相应脏器的结核病,如脑、肾、骨、关节、生殖系统等。对于免疫力低下及长期使用免疫抑制剂的患者,严重时可引起全身粟粒性结核或播散性结核。结核分枝杆菌经消化道及破损的皮肤侵入机体可引起肠结核、结核性腹膜炎及皮肤结核。

(三)免疫性与超敏反应

1.免疫性

人类对结核分枝杆菌的感染率很高,但发病率较低,这表明人体对该菌有较强的抵抗力。机体抗结核免疫力的维持依赖于结核分枝杆菌在体内的存在,这种免疫称为传染性免疫或有菌免疫(infection immunity),主要是细胞免疫,当体内的结核分枝杆菌全部消失,免疫力也随之消失。

2.免疫与超敏反应

在结核分枝杆菌感染时,细胞免疫与迟发型超敏反应同时存在,两者的关系可用科赫现象(Koch's phenomenon)说明。将一定量的结核分枝杆菌初次注入健康豚鼠皮下,10~14d后,注射部位发生坏死、溃疡,溃疡深而不易愈合,附近淋巴结肿大,细菌可扩散至全身,表现为原发感染的特点,此时结核菌素测试为阴性。若将相同剂量结核分枝杆菌注入曾感染过并已康复的豚鼠皮下,1~2d内局部迅速发生溃疡,但浅而易于愈合,附近淋巴结不肿大,病菌很少扩散,表现为继发感染的特点,结核菌素测试为阳性。这一现象说明,原发感染因机体尚未形成抗结核免疫和超敏反应,故病变发生缓慢,病菌易扩散。而继发感染时机体已建立特异性细胞免疫,所以病灶局限,溃疡浅且容易愈合,而炎症反应的迅速发生和局部溃疡的快速形成,说明机体在产生抗感染免疫的同时有超敏反应发生。

近年来有实验研究表明,结核分枝杆菌诱导机体产生细胞免疫和迟发型超敏反应的成分有所不同。如将结核分枝杆菌核糖体核糖核酸(rRNA)注入动物,只诱导机体产生细胞免疫而不诱发迟发型超敏反应;而将结核分枝杆菌蛋白质与蜡质D混合注入则使机体产生迟发型超敏反应不产生有效免疫力。在自然感染过程中,因是完整的结核分枝杆菌侵入机体,故可同时诱导细胞免疫和迟发型超敏反应。因此,通过测定机体对结核分枝杆菌有无超敏反应即可判断机体对结核分枝杆菌有无免疫力,结核菌素试验就是基于此机制建立的。

3.结核菌素试验

本试验是用结核菌素来测定机体对结核杆菌是否发生迟发型超敏反应的一种皮肤试验,以判断机体对结核杆菌有无免疫力。也可用于检测接种卡介苗后是否阳转及机体的细胞免疫功能。

(1)结核菌素试剂　①旧结核菌素(old tuberculin,OT):是结核分枝杆菌的甘油肉汤培养物经加热、浓缩、过滤而成的,主要成分是结核蛋白。②纯蛋白衍生物(purified protein deriva-tive,PPD):是OT经三氯醋酸沉淀后的纯化物,是目前常用的结核菌素试剂。PPD有两种:人结核分枝杆菌制成的

PPD-C 和卡介苗制成的 BCG-PPD。

（2）试验方法 取 PPD 5 个单位（0.00002mg 为 1 单位）注入前臂掌侧皮内,48～72h 后观察结果。若注射部位红肿硬结直径大于 5mm 为阳性,大于 15mm 为强阳性,小于 5mm 为阴性反应。

（3）结果分析 阳性结果表明机体感染过结核杆菌或卡介苗接种成功,对结核分枝杆菌有迟发型超敏反应,并有一定的特异性免疫力。强阳性反应表明可能有活动性结核病。阴性结果表明机体未感染过结核分枝杆菌或未接种过卡介苗,机体无免疫力,但应注意以下几种情况:①受试者处于感染早期,T 细胞尚未致敏;②老年人;③患严重结核病或其他传染病、恶性肿瘤、获得性免疫功能低下者或使用免疫抑制剂者,均可出现假阴性反应。

（4）应用 结核菌素试验可用于:①选择卡介苗接种对象及测定免疫效果;②作为婴幼儿结核病诊断的参考;③测定肿瘤患者等细胞免疫功能状态;④在未接种卡介苗的人群中作结核杆菌感染的流行病学调查。

（四）微生物学检查

1.标本采集

根据不同的感染部位采取不同的标本,如痰、尿、粪、脑脊液、腹水等。无菌采取的脑脊液、胸、腹水等标本可直接离心沉淀集菌。痰液、尿液或粪便标本因含杂菌多,需先经 4%NaOH 或 3%HCl 或 6%H$_2$SO$_处$理 15min 后再离心集菌。

2.涂片染色镜检

标本直接涂片或集菌后涂片,经抗酸染色后镜检,若发现抗酸阳性杆菌,结合临床症状即可做出初步诊断。为提高阳性率,可重复 3 次涂片检查。

3.分离培养

将集菌后的标本接种于固体罗氏培养基,37℃培养,每周观察一次,一般 3～4 周形成菌落。根据菌落特点及涂片染色等进行鉴定。因抗结核药物的使用,从临床标本中常分离出结核分枝杆菌 L 型,故多次检出结核分枝杆菌 L 型也可作为结核病活动的判断标准之一。

4.动物实验

将集菌后的材料注入易感动物豚鼠或地鼠腹股沟皮下,3～4 周后若出现局部淋巴结肿大、消瘦、结核菌素试验阳性即可进行解剖。若观察 6～8 周不见发病,也应解剖观察,观察肝、脾、淋巴结、肾、肺等有无结核病变,并可涂片镜检或分离培养进行鉴定。

5.快速诊断

聚合酶链反应（PCR）技术具有高度的敏感性和特异性,无需培养即可获得结果。PCR 检测结核分枝杆菌 DNA 可用于结核病的早期和快速诊断。对于含菌量少或细菌发生 L 型变异不易分离培养成功的标本意义更为重要。但应注意 PCR 过程中的污染问题,防止实验结果的假阳性和假阴性。

（五）防治原则

1.预防接种

预防结核病主要是接种卡介苗（BCG）。接种对象为结核菌素试验阴性的儿童及新生儿。接种后 6～8 周结核菌素试验阳性,说明接种者已经产生免疫力。如为阴性需再次接种。

2.药物治疗

常用于治疗结核病的药物有异烟肼、利福平、吡嗪酰胺、乙胺丁醇、链霉素或对氨基水杨酸等。单独用药易产生耐药,一般采用联合用药,既有协同作用又可减少耐药性的产生和药物的毒性作用。因结核分枝杆菌的耐药菌株逐年增多,故在治疗过程中应定期做结核分枝杆菌药物敏感试验,以便指导临床用药。

二、麻风分枝杆菌

麻风分枝杆菌(*M.leprae*)简称麻风杆菌,是麻风的病原菌。麻风是一种慢性传染病,病菌常侵犯皮肤、黏膜和外周神经组织,晚期还可侵犯深部组织和脏器,部分患者可伴有严重的畸形和残疾。麻风在世界各地均有流行,来自世界卫生组织6个区域138个国家的官方数据显示,2015年底全球麻风病登记流行率为176176例,同年报告出现的新发病例为211973例。我国许多地区也有本病的发生。2014年,23个地区的484个县(市)共报告新发麻风病例885例,较2013年下降4.3%;全国患病率大于1/100000的县(市)由2010年的278个降至216个;患病率大于1/10000的县(市)降到9个,较2013年减少4个。目前每年新发现患者最多的地区是云南、贵州、四川、湖南、西藏等地,主要分布在北纬38。以南的东南沿海和长江流域地区。

(一)生物学性状

麻风分枝杆菌形态、染色与结核分枝杆菌相似。无荚膜,无鞭毛,不形成芽胞。此菌是典型的胞内寄生菌,其胞浆呈泡沫状称为泡沫细胞(foam cells)或麻风细胞,这是区别于结核分枝杆菌的一个重要特点。麻风分枝杆菌体外人工培养尚未成功。常将麻风分枝杆菌接种于小鼠足垫或犰狳以引起动物的麻风感染,是研究麻风病的主要动物模型。

(二)致病性

麻风患者是麻风病的唯一传染源。患者鼻腔分泌物、皮疹渗出液、痰、汗、泪、乳汁、阴道分泌物及精液中均有麻风分枝杆菌排出,通过呼吸道、破损的皮肤黏膜和直接接触等方式进入机体。人对麻风杆菌有较强的抵抗力,流行地区人群多为隐性感染。

本病潜伏期长,平均2~5年,长者可达数十年,幼年最为敏感。根据病理变化和临床表现可将大部分患者分为结核样型和瘤型麻风,介于两型之间的患者又可分为界线类和未定类,两类可向两型转化。在我国以结核样型、未定类多见。瘤型麻风病情严重,传染性强,病菌主要侵犯皮肤、黏膜,严重时可累及神经、眼及内脏。镜检可见大量麻风细胞和肉芽肿。结核样型麻风常为自限型疾病,传染性小,病变主要在皮肤与外周神经,很少侵犯内脏。

麻风病的诊断主要靠微生物学检查。刮取患者鼻黏膜或皮损处检材作为涂片,经抗酸染色镜检,根据麻风细胞、麻风分枝杆菌特点进行诊断。

(三)防治原则

目前无有效的疫苗进行特异性预防,主要依靠早发现、早隔离、早治疗。因麻风分枝杆菌与结核分枝杆菌有共同抗原,在某些麻风病高发国家和地区用BCG来预防麻风,有一定效果。

治疗麻风的药物主要是砜类、利福平、氯法齐明(氯苯吩嗪)等。WHO建议对麻风病的治疗宜采用联合用药,防止耐药性的产生。

第七节　其他致病菌

一、动物源性细菌

动物源性细菌是人兽共患病的病原菌。由同一种致病菌引起动物和人类的某些传染病,称为人兽(畜)共患病。

常见动物源性细菌主要有布鲁菌属、耶尔森菌属和芽胞杆菌属等细菌。人类主要通过直接接触病畜、带菌动物及其分泌物或通过昆虫叮咬等不同途径而受感染。

（一）布鲁菌属

布鲁菌属（*Brucella*）的细菌简称布氏菌，可引起动物和人产生布氏杆菌病。共有六个生物种，我国流行的是羊、牛、猪布氏杆菌三种，以羊布氏杆菌常见。

布氏菌为革兰阴性小杆菌，无鞭毛，不形成芽胞，光滑型菌株有荚膜。含 M、A 两种抗原，不同菌株两种抗原含量不同。专性需氧，初次分离时需提供 5%～10% CO_2 环境。生长缓慢。常用肝浸液培养基培养。在自然界中抵抗力较强，对热、化学消毒剂敏感。

致病因子主要是内毒素、荚膜及透明质酸酶，它们与布氏菌的侵入、扩散有密切关系。该菌侵袭力强，最易感染牛、羊、猪等动物，可致母畜流产。人类主要通过接触病畜及其分泌物或接触污染的畜产品，经皮肤、消化道、眼结膜等途径感染。布氏菌侵入机体由吞噬细胞吞噬，然后被带到淋巴结等部位生长繁殖形成感染灶，继之侵入血流引起菌血症。临床表现为发热、乏力、关节痛等症状。此后，布氏菌进入肝、脾、骨髓、淋巴结等组织形成新的感染灶，而血流中布氏菌则逐渐消失，体温也趋于正常。当布氏菌在新的感染灶中繁殖到一定程度时，再次进入血流又出现菌血症，体温再次升高。如此反复发热呈波浪式，故名波浪热。布氏杆菌为胞内寄生菌，一般认为细胞免疫起主要作用。布氏杆菌病的实验室诊断依靠病原体分离鉴定、血清学试验及皮肤试验（布氏菌素试验）等。

预防主要是加强病畜管理、切断传播途径和预防接种减毒活疫苗，接种对象主要以畜群为主。对疫区人群、相关职业人群可采用减毒活疫苗皮上划痕法接种，有效期一年。

急性期治疗以抗生素为主，敏感药物有四环素、青霉素等。对慢性患者，抗生素治疗仍然有效，同时加用特异性菌苗脱敏治疗，并配合综合治疗措施，以提高机体免疫力。

（二）耶尔森菌属

耶尔森菌属（*Yersinia*）属于肠杆菌科，是一类革兰阴性小杆菌，包括 11 个菌种，与人类关系密切的有鼠疫耶尔森菌和小肠结肠炎耶尔森菌等。

1.鼠疫耶尔森菌

鼠疫耶尔森菌（*Y.pestis*）俗称鼠疫杆菌，是鼠疫的病原菌。鼠疫是一种自然疫源性的烈性传染病，是我国法定的甲类传染病。在历史上曾发生过多次大流行，死亡率高达 10%～30%。

革兰阴性杆菌，两端钝圆浓染，有荚膜，无鞭毛，不形成芽胞。镜下可见着色极为浅淡的菌影（ghost）。在陈旧的培养物内或 3%NaCl 培养基上呈现明显的多形态。

鼠疫耶尔森菌毒力很强，少数几个细菌即可使人致病。致病物质主要有：①内毒素、荚膜；②V/W 抗原，存在于菌体表面，可抑制吞噬细胞的吞噬；③鼠毒素（murine toxin），是一种外毒素，菌体裂解后释放，可引起局部坏死和毒血症，经甲醛处理制成类毒素。

鼠疫耶尔森菌寄居于啮齿动物体内，在人类鼠疫发生前，一般先在鼠类流行。随着大量病鼠死亡，失去宿主的鼠蚤转向人群，引起人类鼠疫。临床常见的病型有腺鼠疫、败血性鼠疫和肺鼠疫，肺鼠疫是人类传播的类型。主要因鼠毒素作用于全身周围血管及淋巴管，致微循环障碍，患者临死前，皮肤高度发绀，故有"黑死病"之称。

预防的根本措施是灭鼠、灭蚤，流行区可接种鼠疫疫苗。鼠疫耶尔森菌感染应早期足量使用抗菌药物治疗，氨基糖苷类抗生素及磺胺类药物均有效。

2.小肠结肠炎耶尔森菌

小肠结肠炎耶尔森菌（*Y.enterocolitica*）是人类严重小肠结肠炎的病原菌，为革兰阴性多形态的小杆菌，有毒株多呈球杆状，无毒株以杆状多见。25℃培养时有周鞭毛，呈翻滚旋转运动，但 37℃培养时则很少或无鞭毛。耐低温，在 4℃能生长，但最适温度为 20～28℃，最适 pH 为 7.6，在 SS 琼脂平板上生长缓慢，培养 24h 形成无色（或灰白色）、透明（或半透明）光滑型小菌落。有 O、H 和 K 三种抗原。此菌主要通过侵袭力和肠毒素引起肠道感染。该菌可从狗、猫、猪等动物中分离到，主要通过污染食物经口感染。人类感染后临床表现多样,其中以急性胃肠炎(或小肠结肠炎)最为常见。本型多发生于 3 岁以下婴幼儿。以腹泻、腹痛和发热为主要症状。鉴定此菌的依据为 25℃培养时动力阳性,嗜冷性、脲酶阳性、H_2S 阳性,血清学试验也有鉴定作用。可用卡那霉素、庆大霉素和磺胺类药物治疗。

(三)芽胞杆菌属

芽胞杆菌属(*Bacillus*)是一大群需氧或兼性厌氧、革兰阳性大杆菌。因在有氧条件下可形成芽胞,故本属细菌常以芽胞形式广泛存在于土壤、水、空气尘埃中。芽胞杆菌属的细菌种类繁多,其中炭疽芽胞杆菌为主要致病菌。

炭疽芽胞杆菌(*B.anthracis*)俗称炭疽杆菌,是引起动物和人类炭疽病的病原体。

1.生物学性状

(1)形态染色 革兰阳性大杆菌,(4~8)μm×(1~2)μm,菌体两端平切,在培养基中培养后呈长链状排列,形如竹节。在氧气充足、温度适宜(25~30℃)的外界环境或人工培养基中易形成芽胞(呈椭圆形,小于菌体宽度,位于菌体中央)。在机体内或含血清的培养基中可形成荚膜。无鞭毛,无动力。

(2)培养特性 需氧,在普通培养基上生长良好,形成灰白色、表面粗糙、无光泽、不透明、边缘不整齐的菌落,低倍显微镜下呈卷发样边缘,血平板上可形成轻微溶血环。有毒株在含 $NaHCO_3$ 血琼脂平板上,于 5% CO_2 环境中培养 48h 可产生荚膜,菌落由粗糙型变为黏液型。无毒株不形成荚膜。

(3)抵抗力 繁殖体抵抗力与一般细菌相似,但芽胞抵抗力极强,在室温干燥环境条件下可存活 20 年,在皮毛中能存活数年。牧场一般维持 20~30 年。121.3℃高压蒸汽灭菌 15min,140℃干热 3h,1:2500 碘液 10min 可杀死芽胞。

2.致病性与免疫性

(1)致病因素 主要为荚膜和炭疽毒素。荚膜具有抗吞噬作用,有利于炭疽芽胞杆菌在体内生存、繁殖和扩散。炭疽毒素是由保护性抗原、致死因子和水肿因子三种蛋白形成的复合物。水肿因子、致死因子均必须与保护性抗原结合后才能致实验动物的水肿和坏死。三种成分混合能损伤微血管内皮细胞,使血管内通透性增强,致微循环障碍,最后引起弥散性血管内凝血,休克、死亡。

(2)所致疾病 炭疽主要是草食动物的传染病。人类对炭疽芽胞杆菌也易感,根据感染途径不同,人类炭疽有三种临床类型。①皮肤炭疽:最常见,病菌经皮肤小伤口侵入,起初在局部形成小疖,继之变为水疱、脓疱,最后中心出现黑色坏死,形成焦痂,故名炭疽。患者常伴有高热、寒战,如不及时治疗,可发展成败血症。②肺炭疽:由于吸入病菌芽胞所致,此型为人类传播的主要类型,症状初起时似感冒,继之呈现严重的支气管肺炎症状。2~3d 内可死于中毒性休克。③肠炭疽:由于食入未煮熟的病畜肉制品所致。以全身中毒症状为主,有连续性呕吐及中毒性肠麻痹。2~3d 内死于毒血症。

上述三种临床类型均可并发败血症,引起急性脑膜炎,死亡率很高。

炭疽病后可获得持久免疫力,再次感染少见。一般认为与特异性抗体的产生和吞噬作用增强有关。

3.微生物学检查

根据临床病型的不同,可采取渗出液、血液、痰、粪便等标本。畜尸一般不进行解剖。必要时在严格无菌条件下割耳或舌尖组织检查,要在三级以上生物安全实验室检查。先行涂片,用 1:1000 升汞溶液固定 5min 以杀死芽胞,然后染色镜检。也可分离培养鉴定。炭疽芽胞杆菌在含青霉素(0.05~0.5U/mL)培养基中可发生形态变异,菌体呈球状、似串珠,称串珠试验。

此外,还可做动物试验,将标本或培养物皮下注射小鼠或豚鼠体内,如为炭疽,动物多在 2~3d

内死亡,可在有特殊防护设备的实验室中剖检查菌。

4.防治原则

其预防的关键在于加强病畜管理,一经发现,病畜应立即隔离、处死,焚烧或深埋于地下 2m。对相关职业人员可进行炭疽减毒活疫苗接种。治疗可选用青霉素等抗生素。

二、嗜血杆菌属

嗜血杆菌属(*Haemophilus*)是一群革兰阴性短小杆菌,常呈多形态性。无鞭毛,不形成芽胞。人工培养时,必须为其提供新鲜血液成分才能生长,故名嗜血杆菌属。嗜血杆菌属有 17 种,最常见的致病菌是流感嗜血杆菌。

流感嗜血杆菌(*H.influenzae*)简称流感杆菌,曾被误认为流行性感染的病原体,现已明确该菌为流感继发感染常见的细菌,也可引起原发性化脓性感染。

流感杆菌大小为(1.0~1.5)μm×(0.3~0.4)μm,在新鲜的感染病灶标本中,形态呈短小杆状。在恢复期病灶或长期人工培养物中呈明显多形态性。革兰染色阴性。多数菌株有菌毛。有毒菌株有明显荚膜,呼吸道正常菌群中的流感杆菌无荚膜。

流感杆菌营养要求高,培养时需要 X 和 V 因子。X 因子是一种高铁血红素,为过氧化氢酶、过氧化物酶和细胞色素氧化酶的辅基,耐热,120℃ 30min 不被破坏。V 因子是辅酶Ⅰ或辅酶Ⅱ,血液中此因子通常处于抑制状态,经 80~90℃加热 10min 破坏红细胞膜上不耐热抑制物,可使 V 因子释放,故常用巧克力色培养基培养流感杆菌。当流感杆菌与金黄色葡萄球菌一起培养时,因后者可产生 V 因子,故在葡萄球菌菌落周围的流感杆菌菌落较大,远则渐小,称为"卫星现象"。

根据荚膜多糖抗原的不同将有荚膜流感杆菌分为 a~f 六个型,其中 b 型致病力强,f 型次之。

致病因素有:①菌毛,使细菌黏附于口咽部细胞,起定植作用;②荚膜,具有抗吞噬作用,是此菌的主要毒力因子;③IgA 蛋白酶,水解 sIgA,降低黏膜局部抗感染能力。

流感嗜血杆菌所致疾病包括原发感染和继发感染:①原发性感染,多由 b 型菌株引起,表现为急性化脓性感染,如化脓性脑膜炎、鼻咽炎、咽喉会厌炎、化脓性关节炎、心包炎等,以小儿多见,其中急性咽喉会厌炎是一种进行性咽喉和会厌的蜂窝织炎,常因气道阻塞而有生命危险;②继发性感染(内源性感染),常继发于流感、麻疹、百日咳、结核病等,多由呼吸道寄居无荚膜菌株引起,表现有慢性支气管炎、鼻窦炎、中耳炎等,以成人多见。

三、鲍特菌属

鲍特菌属(*Bordetella*)是一类革兰阴性小球杆菌,常寄居于人和动物的上呼吸道。主要包括百日咳鲍特菌、副百日咳鲍特菌、支气管败血鲍特菌和鸟鲍特菌。对人有致病性的代表菌种为百日咳鲍特菌(*B.pertussis*),简称百日咳杆菌,是人类百日咳的病原菌。

百日咳鲍特菌为革兰阴性小杆菌,两端浓染。无鞭毛,不形成芽胞。光滑型菌株有荚膜和菌毛。专性需氧菌。常用含甘油、马铃薯、血液的鲍金(*Borde–Gengou*)培养基培养,2~3d 后形成细小、光滑、银灰色、不透明的珍珠状菌落,周围有不透明的溶血环。

百日咳鲍特菌的致病物质有荚膜、内毒素、百日咳毒素、菌毛等。传染源为带菌者和患者,尤其是轻症非典型患者。通过飞沫传播。此菌首先附着于纤毛上皮细胞,在局部繁殖,产生毒素,引起局部炎症、坏死,上皮细胞纤毛运动受抑制或破坏,黏稠分泌物增多而不能及时排出,导致剧烈咳嗽。潜伏期 7~14d。临床分为:①卡他期,类似普通感冒,有低热、打喷嚏、轻度咳嗽,呼吸道分泌物传染性很强,持续 1~2 周;②痉咳期,出现阵发性痉挛性咳嗽,伴有呕吐、呼吸困难、发绀等,由于气管痉挛,咳时常伴吸气吼声(鸡鸣样吼声),持续 1~6 周;③恢复期,阵咳减轻,完全恢复需数周至数月不等,病程较长,故称百日咳。5 岁以下儿童易感。1%~10%患者发生肺炎链球菌、金黄色葡萄球菌、溶血性链球菌继发感染及中枢神经系统症状。

百日咳病后可获持久免疫力,主要为体液免疫。预防主要用百日咳死疫苗(或白百破三联疫苗)进行人工自动免疫。治疗首选红霉素、氨苄西林等。

四、假单胞菌属

假单胞菌属(Pseudomonas)是一群革兰阴性菌,形态直杆状或稍有弯曲。绝大多数有单端单鞭毛或单端丛鞭毛,运动活泼,不形成芽胞。专性需氧。该属细菌种类繁多,至今发现200余种,分布十分广泛。某些菌种对人和动物致病,其中与人类关系密切的是铜绿假单胞菌。

铜绿假单胞菌(P.aeruginosa)俗称绿脓杆菌,广泛分布于医院内的潮湿环境,如厕所、水槽、透析装置、各种导管和内窥镜等处。可引起免疫力低下者及住院患者多种感染。因产生水溶性色素,感染时脓汁呈绿色,故名。

1.生物学性状

铜绿假单胞菌为直或稍弯、两端钝圆的杆菌,有1~3根单端鞭毛,运动活泼。临床分离的菌株常有菌毛和微荚膜,不形成芽胞。革兰染色阴性。在普通培养基上生长良好。血平板上产生透明溶血环。为需氧菌。从自然界分离出的菌株常产生水溶性色素,主要有绿脓素和荧光素。此菌对外界因素的抵抗力较强;对青霉素等多种抗生素有天然的耐药性;对庆大霉素等抗生素敏感,但易产生耐药性变异。

2.致病性

铜绿假单胞菌为机会致病菌,是医院感染的主要细菌之一。当机体局部或全身免疫功能下降时,以及在医院接受某些诊疗措施中可引起感染。感染部位可波及任何组织。常见的有烧伤感染、创伤感染;气管切开和插管、人工机械辅助通气、留置导尿、内窥镜检查等引发的下呼吸道感染、尿路感染,以及长期接受化疗、免疫抑制剂治疗、继发性免疫缺陷病患者的组织器官或全身感染。此菌易污染眼药水等眼用药物,还可引起婴儿严重的流行性腹泻。

3.微生物学检查

可采取脓汁、创面渗出液、痰、尿、血液等标本,或在可疑物品器械上取材,接种于血琼脂培养基上分离培养细菌。根据菌落特点、色素、生化反应等进行鉴定,或用血清学试验,噬菌体分型进行医院感染的追踪调查。

4.防治原则

在提高机体免疫力的同时,预防医院感染是十分重要的。应加强一些特殊病房及检查室、诊疗器械的消毒管理,同时要避免医务人员与患者之间的交叉感染。因该菌对一些抗生素有抵抗,治疗过程中,应合理选择有效抗生素,如第四代头孢菌素、磺苄西林(磺苄青霉素)、多黏菌素B等效果较好。

五、弯曲菌属

弯曲菌属(Campylobacter)是一类形态弯曲呈S型或逗点状的革兰阴性菌。已知有21个菌种,广泛分布于动物界,引起动物的多种疾病。对人致病的主要有空肠弯曲菌等。

空肠弯曲菌(C.jejuni)形态细长弯曲,呈s形、逗点状、海鸥状或螺旋形,大小为$(1.5~2.0)\mu m \times (0.2~0.5)\mu m$。一端或两端有单鞭毛,运动活泼。在陈旧培养物中,形态变为球形,并失去动力。无荚膜,不形成芽胞。革兰染色阴性。微需氧($5\%O_2$,$10\%CO_2$和$85\%N_2$),42℃培养生长良好。营养要求高,在血琼脂平板上培养48h,出现两类菌落,一类为圆形、凸起、不溶血、发亮、边缘整齐的单个小菌落;另一类为溶血、灰色湿润有光泽、边缘不整齐、有扩散倾向的菌落。此菌抵抗力弱,易被直射阳光、干燥、一般消毒剂所杀灭。56℃经5min即被杀死。

空肠弯曲菌是禽类肠道正常寄生菌,人类通过接触家禽和患者粪便,或通过污染食物和水源感染。空肠弯曲菌能产生霍乱样肠毒素。主要引起婴儿急性肠炎。此菌可通过肠黏膜进入血液引起败血症或其他器官感染。

预防本菌感染,应加强人畜粪便的卫生管理,注意食品及饮水卫生。治疗可用红霉素、庆大霉素等抗生素。

六、螺杆菌属

螺杆菌属(Helicobacter)是 20 世纪末从弯曲菌属中划分出来的新菌属。形态呈螺旋形,生长要求微需氧环境。目前本属细菌已发现 23 种。与人类疾病关系密切的有幽门螺杆菌等。

幽门螺杆菌菌体弯曲,革兰阴性,呈螺旋状、U 形、S 形及 w 形。长短不一,可长达 6μm。镜下常呈鱼群样排列或聚集成团状。新鲜培养物菌体细长,弯曲度小,呈多形性。经多次传代后,菌体变为球形,着色不均匀。单端 2~6 根鞭毛,运动活泼。为微需氧菌。营养要求高,需在含血或血清的培养基上生长。最适生长温度为 37℃,pH 为 6~8。本菌生长缓慢,培养 3~4d 后才见针尖状、圆形、光滑、透明无色菌落。在血琼脂平板上轻度溶血,因本菌对多种抗生素不敏感,为抑制其他细菌生长有必要在培养基中加入万古霉素、多黏菌素等。此菌具有快速尿素酶反应,是区别于其他弯曲菌的重要依据之一。测定尿素酶活性已作为本菌的快速诊断方法之一。

目前认为幽门螺杆菌是慢性胃炎、消化性溃疡的主要病因,与胃腺癌、黏膜相关淋巴组织(mucosa-associated lymphoid tissue,MALT)淋巴瘤的发生也有一定关系。但其传播过程和致病物质,以及确切的致病机制还不十分清楚。人类是此菌感染的主要传染源,自然人群总感染率约 50%,有些地区高达 90%。此菌在上消化道寄居,可能传播途径是粪—口途径,但从患者粪便中尚未查到活的幽门螺杆菌。

微生物学检查时可用纤维胃镜采集胃、十二指肠处黏膜组织标本,直接涂片并进行革兰染色镜检。如查到形态典型的弯曲菌即可初步诊断。将活检标本接种于选择培养基,置微需氧环境 37℃培养 72h 长出菌落,并依据菌落特点结合尿素酶试验进行鉴定。

基因重组脲酶幽门螺杆菌疫苗正在试用阶段,此疫苗同时具备预防与治疗作用。药物治疗一般采用胶态铋制剂加两种抗生素,疗程为 2 周。敏感抗菌药物有阿莫西林、甲硝唑、替硝唑、克拉霉素、四环素、多西环素(强力霉素)、呋喃唑酮等。

七、军团菌属

军团菌属(Legionella)是自然界普遍存在的一群细菌。各种天然水源及人工冷、热水管道系统是其主要贮存场所。这群细菌引起人们的关注,主要起因于 1976 年美国费城的一次退伍军人大会期间,暴发流行一种原因不明的肺炎,当时称为军团病。与会者 149 人中,有 34 人死亡。随后从 4 例死亡者肺组织中分离出一种新的革兰阴性杆菌。在 1978 年的一次军团病国际会议上将其命名为嗜肺军团菌,是本属细菌中的主要致病菌。

嗜肺军团菌(L.pneumophila)为革兰阴性粗短杆菌,有显著的多形性,大小(2~5)μm×(0.3~0.9)μm,无荚膜,有鞭毛。专性需氧。营养要求高,生长缓慢。在血琼脂平板上不生长,只有在含盐酸半胱氨酸和铁离子的培养基上才能生长。在合适的培养基上,培养 3d 可见针类大小的菌落,5~7d 可形成 3~4mm 的菌落,凡在普通琼脂、血琼脂平板上 48h 形成菌落的细菌,一般不属于军团菌。此菌在自然界中抵抗力较强,在自来水中可存活 1 年,对一般消毒剂敏感,但耐酸。

嗜肺军团菌产生多种与致病有关的酶,外毒素和内毒素样物质。此菌通过呼吸道侵入机体,黏附于肺泡和支气管黏膜,继在吞噬细胞内生长繁殖,导致吞噬细胞大量死亡。军团菌病有流感样型、肺炎型和肺外感染三种临床类型。流感样型为轻症感染,表现为发热、寒战、头痛、肌肉酸痛等症状,延续 3~5d,预后良好,X 线未见肺炎征象;肺炎型起病急骤,以肺炎症状为主,伴有多器官损害,患者出现高热寒战、头痛肌痛剧烈,咳嗽由干咳转为有脓痰、咯血,还可伴有中枢神经系统和消化道症状,治疗不当,死亡率可达 15%;肺外感染型,为继发性感染,患者出现脑、肠、肾、肝、脾等多脏器感染症状。本菌为胞内寄生菌,感染后可产生细胞免疫,同时也可获得保护性抗体。

临床标本主要采集痰、气管分泌物、血液及病理组织标本。将标本接种于血平板和鲍金培养基上,24h 内有菌生长,则为非军团菌。鲍金培养基48h 有菌生长,而血平板无菌生长者为军团菌,再依据形态、生理、生化等其他检测指标进一步鉴定。目前尚无特异性疫苗。治疗可用红霉素、庆大霉素、利福平等。

第十二章　其他原核细胞型微生物

其他原核细胞型微生物包括衣原体、立克次体、支原体、螺旋体和放线菌。本章主要介绍其他原核细胞型微生物的概念、特点及引起的主要疾病。

第一节　衣原体

一、概述

衣原体(chlamydia)是一类严格真核细胞内寄生,有独特发育周期,能通过细菌滤器的原核细胞型微生物。衣原体的共同特征是:①具有独特的发育周期,类似细菌的二分裂方式繁殖;②有 DNA 和 RNA 两种类型的核酸;③有细胞壁,革兰阴性,圆形或椭圆形;④含有核糖体;⑤具有独立的酶系统,能进行多种代谢,但缺乏产生代谢能量的作用,必须依靠宿主细胞的代谢中间产物作为能量来源,因而具有严格的细胞内寄生性;⑥对多种抗生素敏感。

衣原体在宿主细胞内生长繁殖,有特殊的发育周期。可观察到两种大小、形态结构不同的衣原体颗粒。较小而致密的称原体(elementary body,EB),卵圆形,直径 0.2~0.4 肚 m,在光学显微镜下勉强可见。原体有高度传染性,但无繁殖能力。另一种大而疏松的称为始体,也称为网状体(initial body,IB),呈圆形或不规则形,直径 0.5~1.2μm,是衣原体的繁殖型,无感染性。原体感染宿主细胞后被细胞膜包围形成空泡,在空泡内原体增大,发育成为始体。始体以二分裂形式繁殖,在空泡内形成许多子代原体,成熟的子代原体从细胞中释出,再感染新的易感细胞,开始新的发育周期(图 12-1)。

衣原体为专性细胞内寄生。可于鸡胚卵黄囊中繁殖。沙眼衣原体是我国学者汤飞凡 1956 年用鸡胚卵黄囊接种法首次在世界上分离成功的,从而促进了有关衣原体的研究。

衣原体分布广泛,常寄生于人类、哺乳动物及禽类,仅少数致病。能引起人类疾病的衣原体有沙眼衣原体(C.trachomatis)、肺炎衣原体(C.pneumoniae)、鹦鹉热衣原体(C.psittaci)等,前两者与人类疾病关系密切。

二、主要致病性衣原体

(一)沙眼衣原体

沙眼衣原体主要寄生于人类黏膜上皮细胞,无动物宿主,主要引起以下疾病。

1.沙眼

由沙眼生物变种 A、B、Ba、C 血清型引起。主要经眼-眼或眼-手-眼传播。当沙眼衣原体感染眼结膜上皮细胞后,在其中增殖并在胞浆内形成包涵体,引起局部炎症。早期出现眼睑结膜急性或亚急性炎症,症状是流泪、有黏性或脓性分泌物、结膜充血、滤泡增生等。晚期可出现结膜瘢痕、眼睑内翻、倒睫、角膜血管翳等引起的角膜损害,影响视力或致盲。据统计沙眼是目前世界上致盲的第一病因。

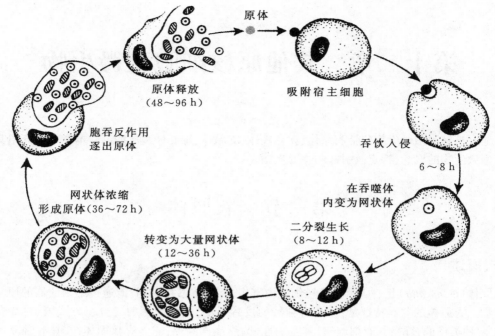

图 12-1　衣原体发育周期

2.包涵体结膜炎

由沙眼生物变种 *B*、*Ba*、*D*、*Da*、*E*、*F*、*G*、*H*、*I*、*Ia*、*J*、*K* 血清型引起,包括婴儿结膜炎和成人结膜炎。前者系婴儿通过产道时感染,引起急性化脓性结膜炎(包涵体脓漏眼),其分泌物内含大量衣原体。成人感染可因两性接触,经手一眼的途径或污染的游泳池水感染,引起滤泡性结膜炎,又称游泳池结膜炎。病变类似沙眼,但不出现角膜血管翳,无结膜瘢痕,一般经数周或数月痊愈,无后遗症。

3.泌尿生殖道感染

由沙眼生物变种 *D*~*K* 血清型引起,经性接触传播。男性多表现为非淋菌性尿道炎,伴有排尿困难和稀薄的脓性尿道分泌物。不经治疗可缓解,但多数转变成慢性,周期性加重,并可合并副睾炎、直肠炎等。女性能引起尿道炎、宫颈炎、输卵管炎、盆腔炎等,可导致不孕症和宫外孕。衣原体性泌尿生殖道炎症是目前世界严重的性传播疾病(*sexually transmitted diseases*,*STD*)之一,在我国有逐年上升的趋势。

4.性病淋巴肉芽肿

由沙眼衣原体 *LGV* 生物变种 *L1*、*L2*、*L2a* 及 *L3* 引起。*LGV* 主要通过性接触传播。男性侵犯腹股沟淋巴结,引起化脓性淋巴结炎和慢性淋巴肉芽肿,常形成瘘管。女性可侵犯会阴、肛门、直肠,引起会阴一肛门一直肠组织狭窄。

沙眼无特异的预防方法,注意个人卫生,不使用公共毛巾、浴巾和脸盆,避免直接或间接接触传染,是预防沙眼的重要措施。

(二)鹦鹉热衣原体

鹦鹉热衣原体首先从鹦鹉体内分离出来,主要在鸟类及家禽中传播,引起鸟、禽类的腹泻或隐性感染。人因接触受染的动物而感染,临床表现多为非典型性肺炎。患者有发热、头痛、干咳等症状,可并发心肌炎。人类的鹦鹉热已公认为一种养禽业的职业病,从事禽类加工和运输的人员应注意加强防护。治疗首选四环素。

（三）肺炎衣原体

肺炎衣原体寄生于人类，是呼吸道疾病的重要病原体，常引起肺炎、支气管炎、咽炎、鼻窦炎等急性呼吸道感染。近年研究发现肺炎衣原体与冠状动脉硬化和心脏病的发生有关，但其具体机制尚有待深入研究。

第二节　立克次体

一、概述

立克次体（rickettsia）是一类以节肢动物为传播媒介，严格细胞内寄生的原核细胞型微生物。立克次体的共同特点：①专性细胞内寄生；②具有细胞壁，以二分裂方式繁殖；③含有 RNA 和 DNA 两种核酸；④以节肢动物作为传播媒介或储存宿主；⑤多数引起自然疫源性疾病；⑥对多种抗生素敏感。

对人类致病的立克次体有三个属，包括立克次体属（Rickettsia）、东方体属（Orientia）、埃立克体属（Ehrlichia）等。立克次体属又分成两个生物群：斑疹伤寒群和斑点热群。

立克次体的大小介于细菌和病毒之间，$(0.8 \sim 2.0)\mu m \times (0.3 \sim 0.6)\mu m$，光镜下可见。形态以球杆状或杆状多见。革兰阴性，但着色不明显，常用 Gimenez 或 Giemsa 法染色，Gimenez 法染色立克次体被染成红色，Giemsa 法染色立克次体被染成蓝紫色。在感染细胞内，不同立克次体分布的位置不同，具有鉴别作用。如普氏立克次体常散在于胞质中，恙虫病立克次体靠近核旁成堆排列，而斑点热群立克次体则在胞质和核内均可发现。

立克次体有两种主要抗原，一种为群特异性抗原，耐热，与细胞壁表面的脂多糖成分有关；另一种为种特异性抗原，不耐热，与细胞壁成分有关。斑疹伤寒等立克次体与变形杆菌某些菌株（如 OX_{19}、OX_2、OX_k 等）的菌体抗原（O）有共同的抗原成分，故可用这些菌株代替相应的立克次体抗原进行非特异性凝集反应，检测患者血清中相应抗体。这种交叉凝集试验称为外-斐反应，可用于辅助诊断立克次体病。

立克次体的致病物质主要有内毒素和磷脂酶 A。内毒素的主要成分是脂多糖，具有与肠道杆菌内毒素相似的多种生物学活性。磷脂酶 A 可溶解细胞膜或细胞内吞噬体膜，增强对易感细胞的侵袭力。

立克次体引起人兽共患性疾病，其流行有明显的地区性。预防立克次体病的重点是控制和消灭中间宿主及储存宿主，讲究卫生，加强个人自身防护。消灭体虱、灭鼠、杀灭媒介节肢动物等可有效地预防流行性斑疹伤寒、恙虫热、斑点热等。

特异性预防可接种灭活疫苗。活疫苗正处于实验阶段。治疗可用氯霉素、四环素类抗生素，对各种立克次体均有效，能明显缩短病程，降低病死率。但病原体的最终清除仍有赖于机体免疫机能，因立克次体为细胞内感染，故细胞免疫更为重要。禁用磺胺类药物，因其不能抑制立克次体，反而有促进其繁殖的作用。

二、主要致病性立克次体

（一）普氏立克次体

普氏立克次体（R.prowazekii）是流行性斑疹伤寒的病原体。患者是唯一传染源，人体虱为媒介，传播方式是虱—人—虱。虱叮咬患者后，普氏立克次体进入虱肠管上皮细胞内繁殖。当感染的人虱再去叮咬健康人时，普氏立克次体随粪便排泄在人的皮肤上，由于瘙痒而抓伤，经搔抓的皮肤破损处侵入人体。普氏立克次体在干燥虱粪中能保持感染性两个月左右,也有通过呼吸道或眼结膜发生感染。

普氏立克次体侵入皮肤后,先在局部淋巴组织或小血管内皮细胞中大量增殖,导致细胞破裂,引起第一次立克次体血症。普氏立克次体随血流扩散至全身组织器官的小血管内皮细胞,大量繁殖后再一次释放入血,引起第二次立克次体血症。其主要病理改变为血管内皮细胞增生,血栓形成及血管壁坏死,并伴有神经系统、心血管系统或其他实质脏器损害。人感染普氏立克次体的潜伏期为 10~14d,发病急,主要表现为高热、剧烈头痛、皮疹等。

病后患者可获得牢固免疫力,而且与斑疹伤寒立克次体的感染有交叉免疫。

（二）莫氏立克次体

莫氏立克次体(R.mooseri)是地方性斑疹伤寒的病原体。地方性斑疹伤寒的临床症状与流行性斑疹伤寒相似,只是症状较轻,病程较短,很少累及中枢神经系统及其他实质脏器。

（三）恙虫病立克次体

恙虫病立克次体(R.tsutsugamushi)又称恙虫病东方体,是恙虫病的病原体。恙虫病是一种自然疫源性疾病,恙虫病立克次体通过恙螨的叮咬在鼠间传播。人被恙螨叮咬后,叮咬处会出现红色丘疹,形成水疱后破裂,溃疡中央呈黑色焦痂。患者还会出现发热、全身淋巴结肿大及内脏器官的病变。

恙虫病因病原体抗原型别多、抗原性弱,目前仍无安全有效的疫苗。预防主要依靠个人防护、灭恙螨、灭鼠及药物治疗等综合措施。

第三节　支原体

一、概述

支原体(mycoplasma)是一类无细胞壁、可通过除菌滤器、能在无生命培养基中生长繁殖的最小原核细胞型微生物。因其在生长中能形成有分支的长丝(图 12-2),故称为支原体。支原体在自然界中分布广泛,种类较多,与人类感染有关的是支原体属(Mycoplasma)和脲原体属(Ureaplasma)。

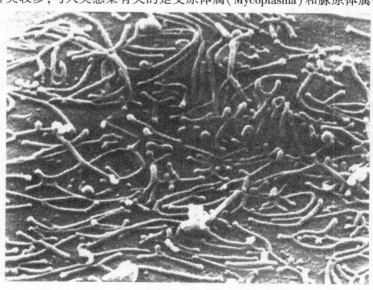

图 12-2　支原体形态

支原体大小 0.2~0.3μm，因其无细胞壁，故形态呈多形性，有球状、杆状、丝状等。常用 *Giemsa* 法染色，呈淡紫色。支原体细胞膜厚 7.5~10mm，电镜下分内、中、外三层。内、外层含蛋白质及糖类；中间层含脂质，其中胆固醇含量较多，约占 36%。故凡能作用于胆固醇的物质如两性霉素 *B*、皂素、洋地黄苷等均可引起支原体细胞膜破裂而死亡。支原体基因组是一环状 *DNA*，分子量比细菌小。

支原体营养要求较高，在牛心浸液中添加 10%~20% 动物血清及 10% 新鲜酵母浸液的低琼脂培养基中培养。支原体生长较慢，主要以二分裂繁殖，2~3d 后形成"油煎蛋"样小菌落（图 12-3）。菌落中心较厚，向下长入培养基，周边由较薄的颗粒层包绕。

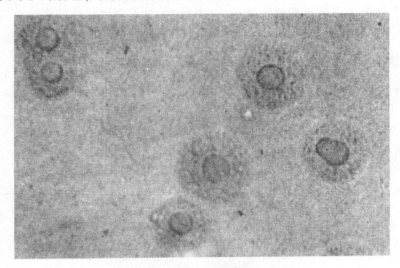

图 12-3 支原体菌落

支原体因无细胞壁，对理化因素的抵抗力比较弱。支原体对热、干燥及对石炭酸、来苏儿等化学消毒剂敏感；低温或冷冻干燥可将其长期保存。作用于细胞壁的抗生素对支原体无效，红霉素、四环素、卡那霉素等抑制或影响蛋白质合成的抗生素对支原体有杀伤作用。

二、主要致病性支原体

（一）肺炎支原体

肺炎支原体（M.pneumoniae）是引起支原体肺炎（亦称原发性非典型性肺炎）的病原体，其病理改变以间质性肺炎为主，也可引起上呼吸道感染和慢性支气管炎等。肺炎支原体主要经飞沫通过呼吸道传播，潜伏期 2~3 周，常发生于夏秋季，青少年多见（1~15 岁）。支原体肺炎约占非细菌性肺炎的 1/2，感染后一般症状较轻，可表现为头痛、发热、咳嗽等一般症状，严重者可出现高热，剧烈而持久的咳嗽，病程长，可引起肺外器官或组织病变，如心肌炎、心包炎、脑膜炎等。使用红霉素、阿奇霉素等抗生素可缩短病程，减少并发症。

（二）解脲脲原体

解脲脲原体（U.urealyticum）是泌尿生殖道感染的常见病原体之一，主要经性接触传播，引起非淋球菌性尿道炎、前列腺炎、附睾炎、盆腔炎、阴道炎、输卵管炎等。大约 80% 孕妇的生殖道内带有解脲脲原体，所以也可经胎盘传给胎儿，引起早产、死胎；或分娩时感染新生儿。此外，解脲脲原体可以阻碍精子运动，干扰精子与卵子的结合，在一定条件下可引起不孕症。

加强卫生宣传教育，注意公共卫生和个人卫生，控制传染源，切断性传播途径。感染者可用红霉素、四环素、喹诺酮类药物治疗。

第四节 螺旋体

螺旋体（spirochete）是一类细长、柔软、弯曲呈螺旋状、运动活泼的原核细胞型微生物。具有与细菌相似的细胞壁和原始核质,以二分裂方式繁殖,对抗生素敏感。其胞壁与胞膜之间有与原虫相似的弹性轴丝,借助它的屈曲和收缩能自由活泼运动。

螺旋体广泛分布在自然界和动物体内,种类很多,对人有致病性的有三个属:密螺旋体属（Trcponema）、疏螺旋体属（Borrella）和钩端螺旋体属（Leptospira）。

一、密螺旋体属

密螺旋体属有 8~14 个细密而规则的螺旋,对人致病的有苍白密螺旋体和品他密螺旋体。常见致病的主要是梅毒螺旋体,它是苍白密螺旋体的苍白亚种,是梅毒的病原体。

（一）生物学性状

梅毒螺旋体细长,$(6~20)\mu m \times (0.1~0.2)\mu m$,螺旋致密而规则,两端尖直。常用 Fontana 镀银染色法,菌体被染成深棕色（图 12-4）。

梅毒螺旋体抵抗力极弱,对温度和干燥特别敏感。离体后干燥 1~2h 或 50℃ 5min 死亡。在血液中 4℃ 放置 3d 可死亡,故血库冷藏 3d 以上的血液已无传染梅毒的危险。对化学消毒剂敏感,在 10~20g/L 石炭酸内数分钟死亡。对青霉素、四环素、红霉素敏感。

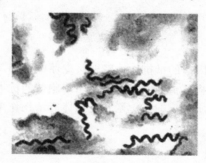

图 12-4　梅毒螺旋体（Fontana 镀银染色）

（二）致病性与免疫性

人是梅毒螺旋体唯一的宿主。因感染方式不同,可分为先天性梅毒和后天性梅毒。

先天性梅毒又称胎传梅毒。梅毒螺旋体经胎盘进入胎儿血循环,造成流产或死胎,或引起先天畸形,如间质性肺炎、锯齿形牙、神经性耳聋等症状,称为梅毒儿。

后天梅毒是出生后感染的,又称获得性梅毒,95%是由性接触感染的,分为三期,具有反复隐伏和再发的特点。①第一期梅毒:梅毒螺旋体侵入皮肤黏膜约 3 周后,在侵入局部出现无痛性硬结及溃疡,称硬性下疳。硬结及溃疡直径约 1cm,多见于外生殖器,溃疡渗出液中含大量梅毒螺旋体,有极强的传染性。1~2 个月,下疳常自然愈合。进入血液中的螺旋体则潜伏在体内,经 2~3 个月无症状的潜伏期后进入第二期。②第二期梅毒:全身皮肤黏膜出现梅毒疹,周身淋巴结肿大,也可累及骨、关节、眼及其他器官。在梅毒疹及淋巴结中有大量螺旋体,具有极强的传染性。不经治疗症状在 1~3 个月后自然消退而痊愈,但常发生复发性二期梅毒。少数患者经 2~4 年的潜伏期又可被激活而进入第三期。③第三期梅毒:又称晚期梅毒。发生于感染后 2 年,亦可长达 10~15 年后。其主要表现为皮肤黏膜的溃疡性损害和内脏器官的肉芽肿样病变,重症患者可引起心血管及中枢神经系统损害,出现梅毒瘤、动脉瘤、脊髓痨及全身麻痹等。肝、脾、骨骼常被累及。此期病灶中不易查到螺旋体,传染性小,但由于侵害多种脏器,破坏性大,可危及生命。

梅毒螺旋体为传染性免疫,以细胞免疫为主。

（三）防治原则

梅毒是一种性传播性疾病,预防的主要措施是加强卫生宣传教育和严格社会管理。对患者应早期诊断、早期治疗。治疗多采用青霉素,治疗期间要监测患者血清中抗体的动态变化,治疗三个月至一年后,以血清中抗体阴转为治愈指标,否则要继续治疗。

二、疏螺旋体属

疏螺旋体属亦称包柔螺旋体属,对人致病的主要有回归热螺旋体、奋森氏螺旋体和伯氏疏螺旋体。

（一）回归热螺旋体

回归热螺旋体（Borrelia recurrentis）是回归热的病原体,以节肢动物为传播媒介。回归热是一种以周期性反复发作为特征的急性传染病。按回归热传播媒介不同分为两类:一类以人虱为传播媒介,引起流行性回归热;另一类以蜱为传播媒介,引起地方性回归热,在我国已少见。

（二）奋森氏螺旋体

奋森氏螺旋体（Borrelia vincenti）寄居在人类口腔中,一般不致病。当机体抵抗力降低时,常与寄居在口腔的梭形梭杆菌协同引起奋森氏咽峡炎、齿龈炎、口腔坏疽等。

（三）伯氏疏螺旋体

伯氏疏螺旋体（Borrelia burgdor feri）是 1982 年美国科学家 Burgdorfer 自硬蜱体内分离出,并由 Barbour 从患者体内分离培养证实为莱姆病（Lyme disease,1977 年在美国康涅狄格州 Lyme 镇发现本病,故名）的病原体。世界上许多国家有莱姆病流行,我国已有 27 个地区有该病发生。

莱姆病是以蜱为传播媒介,以野生动物为储存宿主的自然疫源性疾病。在蜱叮咬处引起以红斑性丘疹为主的皮肤病变,严重者可引起关节、心脏、神经系统等多脏器损害。

三、钩端螺旋体属

钩端螺旋体简称钩体,种类很多。致病性钩端螺旋体能引起人兽共患的钩端螺旋体病,简称钩体病,我国绝大多数地区都有不同程度的流行,对人民健康危害很大,是我国重点防治的传染病之一。

（一）生物学性状

菌体纤细,呈圆柱形,长短不一,大小为（6～12）μm×（0.1～0.2）μm,具有细密而规则的螺旋。菌体一端或两端弯曲呈钩状,常为"C""S"等形状（图 12-5）。在暗视野显微镜下可见钩体像一串发亮的微细珠粒,运动活泼。革兰阴性,但着色较难。常用 Fontana 镀银染色法,菌体染成棕褐色。钩端螺旋体是唯一可用人工培养基培养的螺旋体。

钩端螺旋体的抵抗力较其他致病螺旋体强。夏季在中性的湿土或水中能活 20d 以上,甚至数月之久,这对此菌的传播有重要意义。但对干燥、热、

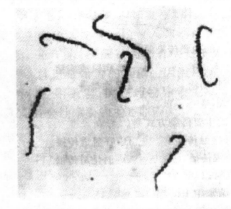

图 12-5　钩端螺旋体的形态（Fontana 镀银染色）

直射日光的抵抗力均较弱,56℃10min死亡;对多种消毒剂如0.2%来苏儿、1%石炭酸等较敏感;对青霉素、金霉素等抗生素敏感。

(二)致病性

钩端螺旋体的致病物质主要有溶血毒素、细胞毒因子和内毒素样物质。溶血毒素不耐热,对氧稳定,能破坏红细胞而溶血。细胞毒性因子能引起小鼠肌肉痉挛、呼吸困难而死亡。内毒素样物质不同于一般细菌的内毒素,但也能使动物发热,引起炎症和坏死。此外,钩端螺旋体在宿主体内的代谢产物,如有毒脂类和某些酶类,可损害毛细血管壁,使其通透性升高,引起广泛出血。损害肾脏,引起血尿、蛋白尿等。

钩端螺旋体病为自然疫源性疾病,在野生动物和家畜中广泛流行,其中以鼠类和猪为主要传染源和储存宿主,人群对钩端螺旋体普遍易感。动物感染后大多呈无症状的"带菌"状态,但钩体不断从尿中排出,人由于接触疫水或进食被污染的食物或饮水而感染。孕妇感染钩体后,可经胎盘感染胎儿引起流产,也可经吸血昆虫传播。

钩端螺旋体通过皮肤黏膜侵入机体,即在局部繁殖,经7～10d潜伏期后,进入血流引起钩体血症,随后钩端螺旋体随血流侵入肝、脾、肾、肺、心、淋巴结和中枢神经系统等组织器官,患者出现发热、恶寒、全身酸痛、头痛、结膜充血、腓肠肌痛、淋巴结肿大、主要脏器受损等典型钩体病的表现。由于钩端螺旋体的菌型、毒力、数量不同及机体免疫力强弱不同,其疾病类型、病程长短和症状轻重差异很大,临床上常见有流感伤寒型、黄疸出血型、肺出血型、脑膜脑炎型、肾衰竭型等。

(三)防治原则

钩端螺旋体病主要在多雨、鼠类等动物活动频繁的夏、秋季节流行。因此,防鼠灭鼠,加强病畜管理;保护水源,避免或减少与疫水接触是主要的预防措施。对流行区的居民及易感人群可接种钩端螺旋体外膜疫苗。治疗钩体病首选青霉素,对青霉素过敏者可用庆大霉素或金霉素。

第五节　放线菌

一、概述

放线菌(actinomycetes)是一类丝状、呈分枝生长的原核细胞型微生物。因在感染组织中或培养中,菌丝缠绕成团呈放线状排列,故称为放线菌。放线菌种类较多,大多为人体的正常菌群,引起内源性感染。对人致病的主要有放线菌属和诺卡菌属中的某些放线菌。

二、常见的放线菌

(一)放线菌属

放线菌属(Actinomyces)正常寄居在人和动物口腔、上呼吸道、胃肠道和泌尿生殖道。致病的有衣氏放线菌(A.israelii)、牛放线菌(A bovis)、内氏放线菌(A.naeslundii)、黏液放线菌(A.viscous)和龋齿放线菌(A.odontolyticus)等。衣氏放线菌是引起人类放线菌病的主要病原。

放线菌主要引起软组织的化脓性炎症,炎症中心部位形成坏死脓肿,并常伴有多发性瘘管形成。在患者病灶组织和瘘管流出的脓样物质中,可见硫磺样颗粒(sulfur granule,图12-6),是放线菌在组织中形成的菌落。将硫磺样颗粒制成压片,显微镜下可见颗粒呈菊花状。硫磺样颗粒的检测有助于放线菌感染的诊断。

放线菌大多存在于正常人口腔等与外界相通的腔道,属正常菌群。在机体抵抗力减弱、口腔卫

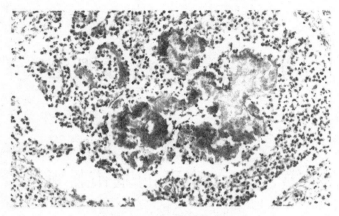

图 12-6　放线菌硫磺样颗粒

生不良、拔牙或外伤时引起内源性感染。根据感染途径和涉及的器官,临床分为面部、颈部、胸部、腹部、盆腔和中枢神经系统等不同部位放线菌病。最常见的为面、颈部感染,约占患者的 60%。

面颈部放线菌病大多有近期口腔炎、拔牙史或下颌骨骨折史,患者表现为后颈面肿胀,不断产生新结节、多发性脓肿和瘘管形成。病原体可沿导管进入唾液腺和泪腺,或直接蔓延至眼眶和其他部位,若累及颅骨可引起脑膜炎和脑脓肿,也可引起吸入性肺部感染,肺部病灶、症状和体征似肺结核。病变还可扩展到心包、心肌,并能穿破胸膜和胸壁,在体表形成多发性瘘管,排出脓液。腹部感染常形成大包块与腹壁粘连,有便血与排便困难,疑为结肠癌,术后切面见多个散在的硫磺样颗粒。盆腔感染大多继发于腹部感染。原发性皮肤放线菌病常由外伤或昆虫叮咬引起,先出现皮下结节,然后结节软化破溃形成瘘管。中枢神经系统感染常继发于其他病灶。

放线菌与龋齿和牙周炎有关,内氏和黏液放线菌能产生一种黏性很强的多糖物质 6-去氧肽洛糖,使口腔中其他细菌也黏附在牙釉质上,形成菌斑。细菌分解食物中糖类产生的酸可腐蚀釉质,形成龋齿。细菌并能进一步引起齿龈炎和牙周炎。患者血清中检测到的抗体无诊断意义,机体对放线菌的免疫主要靠细胞免疫。

注意口腔卫生、及时治疗牙病和牙周炎是预防放线菌病的主要方法。患者的脓肿和瘘管应及时进行外科清创处理,同时长期应用大剂量青霉素进行治疗,也可用甲氧苄啶-磺胺甲基异噁唑(TMP-SMZ)、克林达霉素、红霉素或林可霉素等治疗。

(二)诺卡菌属

诺卡菌属(*Nocardia*)广泛分布于土壤,不属于人体正常菌群。对人致病的主要有星形诺卡菌(*N.asteroides*)、巴西诺卡菌(*N.brasiliensis*)和豚鼠诺卡菌(*N.caviae*)。我国以星形诺卡菌感染多见。

星形诺卡菌可由呼吸道或侵入创口引起化脓性感染,特别是免疫力低下的感染者,如白血病或艾滋病患者及肿瘤患者、器官移植使用免疫抑制剂治疗的患者。此菌可引起与结核相似的肺部病变;通过血行播散,可引起脑膜炎与脑脓肿。对于有创伤的皮肤,可引起化脓和坏死,并伴有脓肿和慢性瘘管形成。巴西诺卡菌可侵入皮下组织引起慢性化脓性肉芽肿,好发于脚部和腿部,称为足菌肿(mycetoma)。

第十三章　病毒概论

第一节　病毒的基市性状

病毒(virus)是一类非细胞型微生物。主要特征有:①可通过除菌滤器;②仅含有一种类型的核酸(DNA 或 RNA);③严格细胞内寄生,能够自我复制;④对抗生素不敏感,对干扰素敏感。在微生物引起的传染病中,约75%是由病毒引起的。

一、病毒的形态与结构

1.大小与形态　完整的成熟病毒颗粒称为病毒体(virion),具有典型的形态结构和感染性。测量病毒大小的单位是纳米(nm)。多数病毒介于 30~200 nm 之间。多数病毒呈球形或近似球形,少数为杆状、丝状、子弹状或砖块状。

2.病毒的结构

(1)核衣壳:病毒的基本结构包括核心(core)和衣壳(capsid),两者组成核衣壳(nucleocapsid)。有些病毒的核衣壳外还有包膜(envelope)。有包膜的病毒称为包膜病毒(enveloped virus),无包膜的病毒称为裸露病毒(naked virus)。

1)核心:病毒体核心成分主要为核酸,构成病毒的基因组,其化学成分为 DNA 或 RNA。根据所含的核酸类型不同,可将病毒分为 DNA 病毒和 RNA 病毒两大类。

2)衣壳:包绕在核酸外面的蛋白质外壳。衣壳具有抗原性,是病毒体的主要抗原成分,可刺激机体产生免疫应答。衣壳也可保护核酸免遭外环境中核酸酶的破坏,并能介导病毒选择性吸附和进入宿主细胞。

衣壳是由许多壳粒(capsomere)组成的,每个壳粒由一至数条结构多肽组成。不同病毒体的衣壳所含壳粒数目和对称方式不同,可作为病毒鉴别和分类的依据之一。

(2)包膜:包膜是某些病毒在成熟过程中穿过宿主细胞以出芽方式向细胞外释放时获得的,含有宿主细胞膜或核膜成分,包括脂质和少量的糖类。包膜上有一些突起,称为刺突(spike)。包膜具有病毒种、型特异性,是病毒鉴定分型的依据之一。包膜对干、热、酸、脂溶剂等敏感,有助于鉴定病毒有无包膜。

蛋白质是病毒的主要组成部分。病毒蛋白分为结构蛋白和非结构蛋白。结构蛋白主要分布于衣壳、包膜和基质中,是组成病毒体的蛋白成分,参与感染的过程,具有良好的抗原性。非结构蛋白不参与病毒体构成,不一定存在于病毒体内,可存在于感染细胞中,如病毒编码的酶类等。

二、病毒的增殖

病毒结构简单,缺乏增殖所需的酶系统,因此决定了它活细胞寄生的特性,必须侵入易感的宿主细胞,依靠宿主细胞的酶系统、原料和能量才能进行增殖。病毒在易感活细胞内,以自身基因为模板,按一定的程序复制和合成子代病毒所需的核酸和蛋白质,然后组装并释放子代病毒。病毒的这种增殖方式被称为自我复制(self replication)。病毒的复制是一个连续的过程,大致分为吸附、穿入、脱壳、生物合成、装配与释放 5 个阶段,又称为复制周期(replication cycle)。

1.复制周期

(1)吸附(adsorption):指病毒吸附于敏感细胞表面,它是感染的起始期。病毒表面特异性吸附蛋白(virus attachment protein,VAP)与细胞表面受体(即病毒受体,virus receptor)相互作用启动吸附过程。病毒受体具有种系和组织特异性,决定了病毒感染的宿主或组织特异性。

(2)穿入(penetration):指病毒核酸或感染性核衣壳穿过细胞进入胞质,开始病毒感染的细胞内期。

(3)脱壳(uncoating):病毒体进入胞质后,必须脱去蛋白质衣壳,核酸才能发挥指令作用。脱壳方式因病毒不同而异。

(4)生物合成(biosynthesis):病毒核酸一旦从衣壳中释放,就利用宿主细胞提供的酶等合成病毒核酸和蛋白质。在此阶段,用血清学方法和电镜检查,不能在细胞内检出病毒体,故称为隐蔽期(eclipse)。

(5)装配与释放(assembly and release):新合成的病毒核酸和病毒结构蛋白在宿主细胞内组合成病毒颗粒的过程称为装配,而从细胞内转移到细胞外的过程称为释放。

2.异常增殖　病毒的增殖形式多样,病毒对敏感细胞的感染不一定都能产生有感染性的子代病毒,由于病毒或细胞的原因,病毒出现异常增殖。

(1)顿挫感染(abortive infection):病毒进入宿主细胞后,若细胞不能为病毒的复制提供所需要的酶、能量及必要的成分等,则不能复制出有感染性的病毒颗粒,称为顿挫感染。这类不能为病毒复制提供必要条件的细胞被称为非容纳细胞(nonpermissive cell)。

(2)缺陷病毒(defective virus):其核酸有部分缺损或被宿主 DNA 片段替换,单独不能复制出完整的有感染性病毒颗粒。缺陷病毒必须依赖于其同源的完全病毒才能复制。

3.病毒的干扰现象　两种病毒感染同一细胞时,可发生一种病毒抑制另一种病毒增殖的现象,称为干扰现象(interference)。干扰现象可发生于异种、同种、同型及同株的病毒间,其中异种病毒间的干扰较多见。干扰现象不仅发生于活病毒间,灭活病毒也可干扰病毒的复制和活病毒的增殖。

三、病毒的遗传与变异

临床诊断病毒性感染时,应考虑病毒有抗原变异的可能性。另外,可利用病毒的毒力变异、温度敏感条件致死突变等研制减毒活疫苗用于疾病的预防。亦可利用基因工程方法制备疫苗或诊断用抗原。

1.基因突变　病毒的基因突变(mutation)可表现为毒力变异、抗原性变异、宿主范围变异、温度变异和耐药性变异等。

2.基因重组与重配

(1)基因重组(genetic recombination):指两种有亲缘关系的不同病毒感染同一宿主细胞时,病毒之间发生基因的交换而形成子代的过程。

(2)基因重配(genetic ressortment):指两种不同病毒株共同感染细胞时,发生基因片段的交换,使子代病毒获得两亲代的基因,如流感病毒。

四、理化因素对病毒的影响

病毒受理化因素作用后,失去感染性称为灭活(inactivation)。灭活的病毒仍能保留其他特性,如抗原性、红细胞吸附、血凝及细胞融合等。

1.物理因素

（1）温度：大多数病毒耐冷而不耐热，经加热 56~60℃ 30 min，100℃ 几秒钟即可被灭活。

（2）pH：大多数病毒在 pH 5~9 的环境中比较稳定，但在某些病毒的血凝反应中，pH 改变可影响试验的结果。

（3）射线：紫外线、电离辐射可灭活病毒。

2.化学因素

（1）脂溶剂：乙醚、氯仿、去氧胆酸钠等脂溶剂可使包膜病毒的脂质溶解而灭活病毒。常用乙醚灭活试验鉴别有包膜病毒和无包膜病毒。

（2）化学消毒剂：苯酚、醛类、氧化剂、卤素、醇类均能使大多数病毒灭活。

（3）中草药：板蓝根、大青叶、大黄和黄芪等对某些病毒有一定抑制作用。

第二节　病毒的感染与免疫

一、病毒的感染

病毒的感染是病毒侵入宿主细胞内复制增殖，与机体防御系统相互作用，造成机体不同程度的损伤。其对宿主的损伤可分为整体损伤及细胞损伤。

1.病毒的传播方式和感染途径

（1）传播方式：多数病毒以水平方式传播，但也有为数较多的病毒进行垂直传播，即病原体从宿主的亲代到宿主的子代，主要通过胎盘或产道传播称为垂直传播或围生期传播。主要见于发生病毒血症或病毒与血细胞紧密结合的感染，如巨细胞病毒、人类免疫缺陷病毒（HIV）及乙型肝炎病毒等。此外，还有其他方式可从亲代到子代传播感染，如产后哺乳和密切接触感染等。产前在宫内的胚胎或胎儿被感染及经生殖细胞的基因遗传称为先天性感染。

（2）感染途径：不同种类的病毒进入机体的途径可不同，皮肤、呼吸道、消化道、眼和泌尿生殖道黏膜是主要侵入部位。

2.病毒感染的类型

（1）隐性感染：病毒侵入机体不引起临床症状的感染称为隐性感染或亚临床感染（inapparent or subclinical infection）。

（2）显性感染：病毒感染机体后因组织细胞受损严重而表现为明显的临床症状，称为显性感染或临床感染（apparent infection or clinical infection）。根据病毒在体内的滞留时间长短，可分为急性感染及持续性感染。持续性病毒感染（persistent viral infection）是病毒感染中的一种重要类型。在这类感染中，病毒可在机体内持续数月至数年、甚至数十年。可出现症状，也可不出现症状而长期带病毒，引起慢性进行性疾病，并可成为重要的传染源。持续性病毒感染的致病机制不同，而且临床表现各异，主要有以下几种类型：①慢性感染（chronic infection），显性或隐性感染后，病毒未完全清除，持续存在于血液或组织中并不断排出体外，可出现症状，也可无症状，但常反复发作，迁延不愈；②潜伏性感染（latent infection），经隐性或显性感染后，病毒基因存在于一定的组织或细胞中，但并不能产生有感染性的病毒体，在某些条件下病毒可被激活而急性发作；③慢发病毒感染（slow virus infection），为慢性发展的进行性加重的病毒感染，较为少见但后果严重；④急性病毒感染的迟发并发症（delayed complication after acute viral infection），急性感染后 1 年或数年，发生致死性的病毒病。

3.病毒感染的致病机制

（1）病毒感染对宿主细胞的直接作用：病毒感染人体进入易感细胞并在细胞内增殖，导致细胞损伤或产生其他变化。当病毒扩散至多数细胞后则可形成对组织器官的损伤或功能障碍。

1）杀细胞效应（cytocidal effect）：病毒在宿主细胞内复制成熟后，在很短时间内一次释放大量子代病毒，细胞被裂解而死亡，称为杀细胞性感染（cytocidal infection）。发生溶细胞型感染的病毒多数引起急性感染。

2）稳定状态感染：有包膜的病毒进入细胞后能够复制，以出芽方式释放子代病毒却不引起细胞裂解、死亡，如流感病毒、疱疹病毒等。但宿主细胞出现细胞融合及细胞表面产生新抗原具有重要意义。

a.细胞融合：是病毒扩散的方式之一。病毒借助于细胞融合，扩散到未感染的细胞，其结果是形成多核巨细胞，具有病理学特征。

b.细胞表面出现病毒基因编码的抗原：病毒感染细胞后，在复制过程中，细胞膜上出现由病毒基因编码的新抗原。病毒导致细胞癌变后，因病毒核酸整合到细胞染色体上，细胞表面也表达病毒基因编码的特异性抗原。

3）包涵体形成：用普通光学显微镜可看到，某些受病毒感染的细胞内有与正常细胞结构和着色不同的圆形或椭圆形斑块，称为包涵体（inclusion body）。包涵体与病毒的增殖、存在有关，而且具有病毒的特征，因而可作为诊断依据。

4）细胞凋亡：有些病毒感染细胞后（如人类免疫缺陷病毒、腺病毒等）或直接由感染病毒本身，或由病毒编码蛋白间接地作为诱导因子可引发细胞凋亡。

5）基因整合与细胞转化：病毒 DNA（或反转录病毒的 RNA 反转录而成的 DNA）在细胞核内可与细胞染色体随机重组，整合的病毒 DNA 可随细胞分裂而带入子细胞中。整合可导致细胞转化，增殖变快，失去细胞间接触抑制，与肿瘤形成相关，如乙型肝炎病毒、EB 病毒、人乳头瘤病毒等分别与肝细胞癌、鼻咽癌、宫颈癌相关。

（2）病毒感染的免疫病理作用：是病毒在感染损伤宿主的过程中，诱发免疫机制损伤机体时其重要的致病机制之一。特别是持续性病毒感染及主要与病毒感染有关的自身免疫性疾病，其免疫损伤机制可包括特异性体液免疫和特异性细胞免疫。

二、抗病毒免疫

机体抗病毒免疫应答可分为固有免疫及获得性免疫两方面。固有免疫是抗病毒感染的第一道防线，干扰素与自然杀伤细胞（NK 细胞）占有突出的地位。

抗病毒免疫持续时间的长短在各种病毒之间差异很大，其特点如下：

1.有病毒血症的全身性病毒感染　病毒抗原能与免疫系统广泛接触，病后免疫牢固，持续时间长，如水痘、天花、麻疹、脊髓灰质炎病毒等。而有的病毒感染常局限于局部或黏膜表面，无病毒血症，常引起短暂的免疫，宿主可多次感染，如流感病毒、鼻病毒等。

2.只有单一血清型的病毒感染　病后有牢固性免疫，持续时间长，如乙型脑炎病毒。而鼻病毒的血清型多，针对某型感染建立的免疫对其他型病毒无免疫作用。

3.易发生抗原变异的病毒感染　病后只产生短暂免疫力。如流感病毒表面抗原变异，使人群失去免疫力，引起流感的流行。

第三节　病毒感染的检查方法与防治原则

一、病毒感染的诊断

1.标本的采集与送检　病毒标本的采集与送检要特别注意以下原则。

（1）对本身带有杂菌（如粪便、鼻咽分泌物）或容易受污染的标本，要进行病毒分离培养时，应根据污染菌的种类使用抗生素，如青霉素、链霉素、庆大霉素或两性霉素等。

（2）由于病毒在室温中很易被灭活，应在采集和运送标本中注意冷藏并尽快送检。若标本不能立即送检和做分离培养，应存放在-70℃环境中或液氮罐内。

（3）如欲检测抗体，早期单份血清可用于检测 IgM 抗体，而欲检测早期与恢复期的抗体效价的变化，则需采集早期与恢复期双份血清。血清抗体检测标本应保存于-20℃环境中。

2.病毒感染的快速诊断　　快速诊断指从含有病毒的标本及感染机体的血清中检测到蛋白抗原、IgM 抗体、核酸和病毒颗粒等，常数小时内可出结果。

（1）形态学观察

1）电镜和免疫电镜检查：用电镜技术可直接观察含有高浓度病毒颗粒（≥10^7 颗粒/mL）的样品，用免疫电镜技术检查不能进行细胞培养或不易培养的病毒。

2）普通光学显微镜检查：有些病毒在宿主细胞内增殖后，在细胞的一定部位出现包涵体。对病毒感染的诊断有一定价值。

（2）病毒蛋白抗原检查

1）免疫荧光技术（IF）：可用直接法或间接法检测病毒抗原，该法特异性高，可检测多种病毒。

2）酶免疫技术（EIA）：可检测多种病毒及抗体，特异性和敏感性高。

3）固相放射免疫测定（solid-phase radioimmunoassay，SPRIA）：此法可以检测到 ng 至 pg 水平的半抗原或抗原，反应极敏感，特异性高，主要用于 HAV、HBV、流感病毒、痘病毒疱疹病毒等的检测。但所用放射性同位素有半衰期，不能长期使用，还有引起放射污染的危险。

（3）特异性 IgM 抗体的检测：诊断急性感染可以检测病毒特异性 IgM 抗体，如对证实孕妇感染风疹病毒特别重要。另外，检测早期抗原的抗体是快速诊断的另一途径，如检测针对 EBV 的早期抗原（EA）、核心抗原（EANA）和衣壳抗原（VCA）等的抗体，可用来区别急性或慢性 EBV 感染。

（4）检测病毒核酸：可做出快速诊断，现已广泛应用。

1）核酸杂交技术：有斑点杂交、细胞内原位杂交、DNA 印迹杂交、RNA 印迹杂交等技术。

2）核酸扩增技术：多数病毒基因已明确了核苷酸序列，使 DNA 扩增技术成为常规诊断技术之一。

a.聚合酶链反应（polymerase chain reaction，PCR）：PCR 技术既能定性又能定量，目前应用较多的是定量实时荧光 PCR（real-time PCR），该技术实现了对 PCR 产物进行实时动态检测和自动分析结果。

b.反转录 PCR（RT-PCR）：根据待测病毒 RNA 的已知序列设计引物，在 PCR 反应体系中先加病毒 RNA 分子作为模板，合成 cDNA，再进行 PCR。

3）基因芯片技术：可以一次性完成大量样品 DNA 序列的检测和分析，在病毒诊断和流行病学调查方面有广阔的应用前景。

检测病毒核酸的缺点为，病毒核酸阳性并不等于标本中存在有感染性的活病毒。此外，对于未知病毒及可能出现的新病毒则因不了解病毒核苷酸序列不能采用这些方法。可根据病毒与临床特点选择不同的检测方法。

3.病毒的分离与鉴定　　由于病毒分离与鉴定的方法复杂、要求严格和需时较长，所以只用于实验室研究或流行病学调查，称为金标准。在以下情况需进行病毒的分离与鉴定：①分离病毒对患者有指导性意义；②发现新病毒或对已被消灭的病毒性疾病疑"死灰复燃"；③为鉴别临床上具有相同症状的疾病，以明确何种病毒感染；④监测所用的病毒活疫苗，及时发现恢复毒力的变异株等。

4.病毒感染的血清学诊断　　用已知病毒抗原来检测患者血清中有无相应抗体，因要待患者产生抗体才能检出，虽不能进行早期诊断，但下列情况仍需做血清学诊断：①采取标本分离标本为时已晚;②目前无分离病毒的方法或难以分离的病毒;③为证实所分离的病毒有临床意义;④进行血清流行病学调查。

二、抗病毒治疗

病毒严格在细胞内寄生,抗病毒药物一方面必须对病毒有选择性抑制作用而又不能损伤宿主细胞或机体,另一方面需提高机体的免疫应答,促进消灭病毒感染细胞。

1.抗病毒化学制剂

(1)核苷类药物:核苷类化学药物可通过模拟核苷成分掺入病毒基因组或竞争病毒复制酶等方式抑制病毒基因复制,也可模拟天然二脱氧核苷底物而抑制病毒基因转录,是最早用于临床的抗病毒药物。如目前常用于治疗疱疹病毒引起的角膜炎的 5′-碘 2-脱氧尿苷(IDU,商品名疱疹净)即为此类药物。此外常用的核苷类药物有:抗疱疹病毒的无环鸟苷(acyclovir,ACV,阿昔洛韦)、阿糖腺苷(vidarabine,adenine arabinoside,Ara-A);抑制 HIV 复制的齐多夫定(azidothymidine,AZT)、双脱氧尿苷(dideoxyinosine,didanosine,DDI)、双脱氧胞苷(dideoxycytosine,DDC)、3TC(lamivudine)、dTC(stavi-dine);抑制慢性乙型肝炎患者体内 HBV 复制的拉米呋定(lamivudine);对多种 RNA 和 DNA 病毒的复制都有抑制作用 3′氮唑核苷(ribavarin,病毒唑)等。

(2)非核苷类反转录酶抑制剂:①奈韦拉平(nevirapine)是第一个新合成的非核苷类反转录酶抑制剂,用于治疗 HIV,因出现耐药株,应与其他药联合应用;②吡啶酮(pyridone)作用类似于 nevirap-ine。

(3)蛋白酶抑制剂:现已发现有些病毒除本身可编码病毒复制或转录后剪接、加工酶外,还具有降解大分子病毒蛋白的酶。将病毒的酶蛋白作为靶分子,有利于减少药物的不良反应,而增加药物的特异性和效力。如赛科纳瓦(saquinavir)、英迪纳瓦(indinavit)、瑞托纳瓦(ritonavir)等可抑制 HW 复制周期中的晚期蛋白酶活性。蛋白酶抑制剂与反转录酶抑制剂联合应用可有效减少血液中 HIW 含量和延长存活期。

(4)其他抗病毒药物:金刚烷胺和甲基金刚烷胺能阻止脱壳,主要用于治疗甲型流感。甲酸磷霉素能抑制多种疱疹病毒,包括 CMV、HSV、VAV、EBV、HHV-6,能选择性抑制病毒 DNA 聚合酶和反转录酶,而对宿主细胞无影响。

2.干扰素等其他抗病毒药物

(1)干扰素(IFN):具有光谱抗病毒作用,毒性小,同种 IFN 无抗原性,用于 HSV、HBV、HCV、乳头瘤病毒和鼻病毒等感染的治疗。目前临床有反复应用引起耐受的报道。

(2)IFN 诱生剂:polyI:C 制备较易,作用时间较长,但对机体有一些毒性,但未普及;甘草甜素具有诱生 IFN 和促进 NK 细胞活性的作用,可大剂量静脉滴注治疗肝炎;芸芝多糖具有诱生 IFN、抗病毒、促进免疫功能和抗肿瘤等作用。

(3)中草药防治:如黄芪、板蓝根、螃蜞菊、甘草和大蒜提取物、大青叶等对肠道病毒、虫媒病毒、肝炎病毒感染有一定防治作用。

(4)基因治疗:目前处于研究阶段,主要有反义寡核苷酸、干扰 RNA 和核酶等不同类型的各种制剂。

三、病毒感染的预防

目前,对病毒感染的治疗药物效果远不如抗生素等对细菌感染的疗效,因此对病毒感染的预防显得尤为重要。病毒感染的预防原则也主要是控制传染源、切断传播途径和增强人群免疫力。人工免疫是增强特异性免疫力的重要措施,包括人工主动免疫和人工被动免疫。

第十四章 常见病毒

第一节 呼吸道病毒

一、流行性感冒病毒

流行性感冒病毒(influenza virus,简称流感病毒)引起人和动物(猪、马、海洋哺乳动物和禽类等)流行性感冒(简称流感)。流感病毒有甲(A)、乙(B)、丙(C)三型,其中甲型流感病毒是流行最为频繁和引起全球流行的重要病原体。

1.形态与结构　一般呈球形或丝状。球形直径80~120 mm。流感病毒的结构主要包括内部核心(核衣壳)和外面的包膜。

(1)核心:病毒核酸为分节段的单负链RNA。甲、乙型流感病毒的RNA为8个节段,丙型为7个节段。

(2)包膜:由内层的基质蛋白(matrix protei,MP)和外层的脂蛋白构成。基质蛋白在维持病毒形状与完整性上起重要作用,脂蛋白来自宿主细胞的脂质双层膜。包膜上面镶嵌有两种由病毒基因编码的糖蛋白刺突:血凝素(hemagglutinin,HA)和神经氨酸酶(neuraminidase,NA)。它们是划分流感病毒亚型的依据,抗原性极易变异。

1)HA:与病毒吸附和穿入宿主细胞有关,由HA1和HA2两个亚单位构成。HA能与人、鸡、豚鼠等多种红细胞表面唾液酸受体结合引起红细胞凝集(简称血凝)。HA为保护性抗原,其诱导的相应抗体称血凝抑制抗体,为保护性抗体,能抑制血凝现象和中和病毒感染性。血凝素抗原性易发生变异,是流感病毒亚型划分的依据之一。

2)NA:由四个亚单位组成的四聚体。NA能破坏细胞膜上病毒特异性受体,有利于成熟病毒的释放和集聚病毒的扩散。NA具有抗原性,其相应抗体能抑制酶的水解作用,但不能中和病毒的感染性。NA的抗原结构较易发生变异,是流感病毒亚型划分的另一依据。

2.分型、命名与变异　根据核蛋白和基质蛋白抗原性的不同,可将流感病毒分为甲、乙、丙三型。甲型又可根据HA和NA抗原性不同,再区分为若干亚型,目前从禽类已鉴定出15个HA亚型(H1~H15),9个NA亚型(N1~N9)。乙型、丙型流感病毒至今尚未发现亚型。

根据1980年wHO公布的流感病毒命名法,一个新分离株完整的命名应包括:型别/宿主(人则省略)/分离地点/病毒株/序号/分离年代(HA与NA亚型号),如A/HongKong/1/68(H3N2)。

流感病毒HA和NA易发生变异,HA变得更快。流感病毒抗原变异有两种形式:①抗原漂移(antigenic drift),变异幅度小(小于1%),属量变,由点突变造成,引起局部中、小型流行;②抗原转换(antigenic shift),变异幅度大(20%~50%),属质变,导致新亚型的出现。由于人群完全失去免疫力,每次新亚型出现都曾引起世界性的流感暴发流行,随后该亚型进入抗原漂移阶段,直至新亚型出现才终止流行。

3.培养特性　流感病毒可在鸡胚和培养细胞中增殖。细胞培养一般可用原代猴肾细胞(PMK)

或狗。肾传代细胞(MDCK)。病毒在鸡胚和细胞中均不引起明显的病变,可用红细胞凝集试验或红细胞吸附试验,以及免疫学方法判断病毒的存在。

4.抵抗力　流感病毒抵抗力较弱,对干燥、紫外线、乙醚、乳酸等敏感。不耐热,56℃30 min被灭活,酸性条件下更易灭活,0~4℃能存活数周,-70℃以下可长期保存。

5.致病性与免疫性　传染源是患者和隐性感染者。病毒主要经飞沫、气溶胶在人与人之间直接传播。在我国,冬季为流行季节。潜伏期1~4 d,患者出现鼻塞、流涕、咽痛和咳嗽等症状。病毒仅在局部增殖,一般不入血,但可释放内毒素样物质入血,引起全身中毒症状,患者有畏寒、发热、头痛、肌痛、厌食、乏力等症状,发热可高达38~40℃。幼儿或年老体弱患者易继发细菌感染,特别是肺炎,常危及生命。

病后机体对同型病毒有免疫力。

6.微生物学检查法　在流感暴发流行时,根据典型症状即可做出临床诊断。实验室检查主要用于鉴别诊断和分型,特别是监测新变异株的出现、预测流行趋势和提出疫苗预防建议。

(1)病毒分离:取急性期患者咽漱液或鼻咽拭子,接种培养细胞或鸡胚;利用血凝试验检查有无病毒增殖及血凝抑制试验进行型别鉴定。

(2)血清学诊断:采集患者急性期(发病3天内)和恢复期(发病2~4周)双份血清,如恢复期抗体效价较急性期增高4倍或以上,即有诊断价值。血凝抑制试验在流感病毒血清学诊断中最为常用。

(3)快速诊断:用免疫荧光法或酶免疫测定法直接从患者呼吸道分泌物、脱落细胞中检测病毒抗原。用核酸杂交、PCR或序列分析直接检测病毒核酸和进行分型测定。

7.防治原则　流行期间应尽量避免人群聚集,公共场所可用乳酸、食醋熏蒸,能灭活空气中的流感病毒。免疫接种是预防流感最有效的方法,但因流感病毒抗原易变,所用疫苗必须与当前流行株的型别基本相同。流感尚无特效疗法,盐酸金刚烷氨及其衍生物甲基金刚烷氨可用于预防甲型流感,但因其能引起中枢神经症状和耐药毒株出现而未被广泛使用。此外,干扰素滴鼻及中药板蓝根、大青叶等在减轻症状及缩短病程方面有一定疗效。

二、副黏病毒

1.麻疹病毒　麻疹病毒(measles virus)是麻疹的病原体。麻疹是儿童时期最为常见的一种急性呼吸道传染病,发病率几乎达100%,可因并发症的发生导致死亡。

(1)生物学性状:呈球形、丝状等多种形态,直径为140~180 nm。囊膜上有两种糖蛋白刺突:一种称为H蛋白,能凝集猴、狒狒等动物的红细胞;另一种称为F蛋白,具有溶解红细胞及引起细胞融合的活性,可引起多核巨细胞病变。麻疹病毒只有一个血清型,可在人胚、肾、人羊膜细胞及Hela、Vero等多种传代细胞中增殖,出现细胞病变,形成多核巨细胞。本病毒对理化因素抵抗力较低,加热56℃ 30 min和一般消毒剂均易将病毒灭活。

(2)致病性与免疫性:人是麻疹病毒的自然宿主,急性期患者为传染源,通过飞沫直接或鼻腔分泌物污染玩具、用具等感染易感人群。麻疹是一种典型的全身出疹的急性传染病。其传染性强,儿童初次感染几乎都发生麻疹。冬春季发病率最高。若无并发症,麻疹可自然痊愈。但患者抵抗力低下,死亡率亦可高至25%以上。最严重的并发症为脑炎,发病率为0.5%~1.0%,其中死亡率为5%~30%。最常见的并发症为肺炎,占麻疹死亡率的60%。极个别患者在患麻疹数年后会患一种亚急性硬化性全脑炎(subacute sclerosing pancephalitis,SSPE)。

麻疹自然感染后一般免疫力牢固,机体一般不会出现二次感染。抗体可持续终生,母源抗体能保护新生儿。麻疹的恢复主要靠细胞免疫,T细胞缺陷者会产生麻疹持续感染,导致死亡。

(3)微生物学检查法:麻疹因临床症状典型,一般无需进行实验室检查。

（4）防治原则:麻疹减毒活疫苗是当前最有效疫苗之一。对接触麻疹的易感者,可紧急用丙种球蛋白或胎盘球蛋白进行人工被动免疫,防止发病或减轻症状。

2.腮腺炎病毒　腮腺炎病毒(mumps virus)是流行性腮腺炎的病原体。只有一个血清型,人是其唯一宿主。

青春期感染者,男性易并发睾丸炎(25%),女性易并发卵巢炎,有时还可波及中枢神经系统,引起脑炎。病后可获得牢固的免疫力。

对患者要及时隔离。接种减毒活疫苗可产生长期免疫效果,有较好的预防效果。在美国等国家已将腮腺炎病毒、麻疹病毒、风疹病毒组成了三联疫苗(MMR)。

3.副流感病毒　副流感病毒(parainfluenza virus)为引起轻型流感样症状的呼吸道病毒,但在婴幼儿也可引起严重的下呼吸道感染。

4.呼吸道合胞病毒　呼吸道合胞病毒(respiratory syncytial virus,RSV)属于副黏病毒科肺病毒属,是婴幼儿细支气管炎和肺炎等下呼吸道感染的主要病原因子,但在较大儿童和成人主要引起鼻炎、感冒等上呼吸道感染。

5.风疹病毒　风疹病毒(rubella virus)属披膜病毒科(Togaviridae),是风疹(又名德国麻疹)的病原体。为单正链RNA病毒,核衣壳为二十面体对称,有包膜,包膜刺突有血凝性。风疹病毒只有一个血清型,人是病毒唯一的自然宿主。

病毒通过气溶胶经呼吸道传播,经病毒血症播散全身。儿童是主要易感者,表现为发热,麻疹样出疹,但较轻,伴耳后和枕下淋巴结肿大。成人感染症状较严重,除出疹外,还有关节炎和关节疼痛,血小板减少,出疹后脑炎等。但疾病大多预后良好。孕妇妊娠早期感染风疹病毒,病毒可通过胎盘导致胎儿发生先天性风疹综合征(congenital rubella syndrome,CRS),引起胎儿畸形、死亡、流产或产后死亡。畸形主要表现为先天性心脏病、白内障和耳聋三大主症。

风疹病毒自然感染后可获得持久免疫力,孕妇血清抗体有保护胎儿免受风疹病毒感染的作用。风疹减毒活疫苗接种是预防风疹的有效措施,常与麻疹、腮腺炎组合成三联疫苗(MMR)使用。

6.腺病毒　腺病毒(adenovirus)主要通过呼吸道、胃肠道和密切接触从人传播到人,可通过手将病毒传播到眼,消毒不充分的游泳池还能引起腺病毒感染的暴发流行。腺病毒主要感染儿童,大多无症状,成人感染不常见。

已经证明有少数腺病毒(12、18型等)可引起细胞转化和动物肿瘤。病后,机体产生的相应抗体对同型病毒具有保护作用。目前尚无理想疫苗。

7.鼻病毒　鼻病毒(rhinovirus)属于小RNA病毒科(Picornaviridae),为单正股RNA病毒,无包膜。至少有100个血清型。鼻病毒是普通感冒最重要的病原体,引起至少50%的上呼吸道感染,具有自限性。婴幼儿和有慢性呼吸道疾患者,常导致支气管炎和支气管肺炎。

8.冠状病毒　冠状病毒(coronavirus)大小为120~160 nm,单正链RNA,有包膜,包膜上有排列间隔较宽的突起,使整个病毒颗粒外形如日冕或冠状,故名。冠状病毒引起10%~30%普通感冒,其重要性仅次于鼻病毒,居第二位,各年龄组均可发病,婴幼儿为主。

9.呼肠病毒　呼肠病毒(reovirus)归属于呼肠病毒科,为双链RNA,双层蛋白质衣壳,无包膜。病毒直径60~80 nm,有3个血清型。大多数人在儿童期被感染,且多呈亚临床状态。显性感染包括轻度上呼吸道疾病和胃肠道疾病等。

第二节　肠道病毒

肠道病毒(enterovirus)归属于小RNA病毒科(Picornaviridae)。人类肠道病毒包括:脊髓灰质炎病毒,柯萨奇病毒,人肠道致细胞病变孤儿病毒(简称埃可病毒)和新肠道病毒。

一、脊髓灰质炎病毒

脊髓灰质炎病毒(poliovirus)是脊髓灰质炎(poliomyelitis)的病原体。该疾病传播广泛,是一种急性传染病。约 0.1%的感染者因病毒侵犯脊髓前角运动神经细胞,导致弛缓性肢体麻痹,多见于儿童,故亦称小儿麻痹症。

1.生物学性状　球形,直径 27~30 nm,核衣壳呈二十面体立体对称,无包膜。基因组为单正链 RNA。

该病毒感染的宿主范围很窄,人是自然界循环中唯一的宿主。多数毒株可直接接种猴脑或脊髓,猴子则被感染。猩猩和猕猴经口途经也能感染,但感染的猩猩常常无症状,成为病毒的肠道携带者。

病毒对理化因素的抵抗力较强,粪便中的病毒在室温条件下,其感染性能维持数周;在胃肠道能耐受胃酸、蛋白酶和胆汁的作用。对热、去污剂均有一定抗性,在室温下可存活数日,4℃时能存活数月,-20℃或-70℃时存活数年。但 50℃可迅速破坏病毒。

2.致病性与免疫性

(1)致病性:脊髓灰质炎一年四季均可发生,但流行在夏、秋季。传染源是患者或无症状携带者。传播主要通过粪-口途径。至少 90%的感染者表现为隐性感染,约 5%产生流产感染。患者只出现发热、疲倦、嗜睡、头痛、咽痛和呕吐等症状,数天后则可恢复。在 1%~2%的患者,病毒蔓延至中枢神经系统和脑膜,产生非麻痹型脊髓灰质炎或无菌性脑膜炎。只有 0.1%~2.0%的患者产生最严重的结局,包括暂时性肢体麻痹、永久性弛缓性肢体麻痹,以及极少数患者发展为延髓麻痹,导致呼吸、心脏衰竭死亡。

(2)免疫性:机体感染后产生中和抗体并可持续多年,对同型病毒具有较牢固的免疫力。

3.微生物学检查

(1)病毒分离与鉴定:咽拭子、粪便、体液等标本加抗生素处理后,接种原代猴肾或人胚肾细胞,若出现细胞病变,用中和试验进一步鉴定其型别。

(2)血清学试验:用发病早期和恢复期双份血清进行中和试验,若血清抗体有 4 倍或以上增长或发病早期抗体阴性而恢复期阳性则有诊断意义。

(3)核酸检测:应用 RNA 探针进行核酸杂交试验及 RT-PCR 等方法检测病毒的 RNA,并能区分野生株和疫苗株。

4.防治原则　疫苗接种是预防脊髓灰质炎病毒感染唯一有效的方法。脊髓灰质炎疫苗有两种:灭活脊髓灰质炎疫苗(IPV),又称 Salk 疫苗;口服脊髓灰质炎减毒活疫苗(OPV),又称 Sabin 疫苗。IPV 和 OPV 都是三价混合疫苗(TIPV 或 TOPV),免疫后都可获得抗三个血清型脊髓灰质炎感染的免疫力。

我国实行卫生部颁布的 2 月龄开始连服三次 OPV,每次间隔一个月,4 岁时加强一次的免疫程序可保持持久免疫力。由于 OPV 热稳定性差,保存、运输、使用要求高,有毒力回复的可能,特别是从 1979 年以来,美国所发生的麻痹型脊髓灰质炎都与疫苗株有关,所谓疫苗相关麻痹型脊髓灰质炎(VAPP),因此,新的免疫程序建议最初两次免疫使用 IPV 以排除 VAPP 发生的危险。

二、柯萨奇病毒、ECHO 病毒和新肠道病毒

柯萨奇病毒和 ECHO 病毒能引起人类多种疾病,从轻型的呼吸道感染到心肌炎、心包炎、脑膜脑炎及严重的婴儿全身性疾病。

1.疱疹性咽峡炎(herpangina)　主要由柯萨奇 A 组病毒某些血清型引起,典型的症状为发热、

咽喉痛、在软颚、悬雍垂周围出现水疱性溃疡损伤。

2.手足口病(hand-foot-moth disease)　主要由柯萨奇病毒A组的A16引起,新肠道病毒71型引起。特点为手足口舌上水疱性损伤,有时可蔓延至臂部和腿部。

3.心肌炎(myocarditis)　主要由柯萨奇B组病毒引起,ECHO病毒1、6、9等型也可引起。在婴儿室可引起爆发流行,死亡率高。散发流行于成人和儿童。

4.无菌性脑膜炎(aseptic meningitis)　由柯萨奇B组病毒和常见的A7、A9及ECHO病毒引起。早期症状为发热、头痛、全身不适、呕吐和腹痛、轻度麻痹,1~2 d后出现颈强直、脑膜刺激症状等。

5.婴儿全身性疾病　由柯萨奇B组病毒和ECHO病毒某些型别经胎盘感染胎儿或护理不当造成接触性感染引起。婴儿感染后常有嗜睡、吸乳困难和呕吐,伴有或不伴有发热等症状,进一步发展为心肌炎或心包炎,甚至死亡。

柯萨奇病毒、ECHO病毒还可引起结膜炎、呼吸道感染、胃肠道疾病、流行性胸痛等疾病,可能还与病毒感染后疲劳综合征、Ⅰ型糖尿病相关。

三、新肠道病毒

新肠道病毒(new enterovirus)包括68~71型。68型是从患者支气管或肺炎儿童的呼吸道分离到的,提示它与这两种疾病相关。69型与人疾病的关系有待研究证实。70型是急性出血性结膜炎的病原体。

四、轮状病毒

轮状病毒(rotavirus)属于呼肠孤病毒科(*Reoviridae*)轮状病毒属,是引起婴幼儿及动物胃肠炎的最重要的病原体。

1.生物学性状

(1)形态:病毒颗粒呈球形,有双层衣壳,无包膜。内衣壳的壳微粒沿着病毒体边缘呈放射状排列,形同车轮辐条。有双层衣壳的病毒体具有传染性。病毒体的核心为双链RNA,由11个不连续的节段组成。

(2)抗原构造与分型:根据病毒RNA各节段在凝胶电泳中移动距离的差别,将轮状病毒分为A~G七个血清型。其中A、B和C组与人腹泻有关,其他组与哺乳动物及脊椎动物腹泻有关。

2.致病性与免疫性

(1)致病性:A组轮状病毒是世界范围内婴幼儿急性腹泻的最重要的病原体。临床显性感染多见于6个月至2岁儿童。以粪—口途径传播为主,也可经人与人的接触传播。以秋、冬为流行季节。潜伏期为1~4 d。典型症状为腹泻、发热、腹痛、呕吐,最终导致脱水。B组轮状病毒是引起成人腹泻的病原体。c组轮状病毒在儿童腹泻中常为散发,偶见暴发流行,发病率低。

(2)免疫性:机体感染轮状病毒后,血液中很快出现特异性IgG,肠道局部出现SIgA,可中和病毒,对同型病毒感染有保护作用。细胞免疫亦有交叉保护作用。

3.微生物学检查

(1)病毒分离培养:实验室可应用原代猴肾细胞或传代MA-104细胞分离病毒,但因程序复杂,一般很少采用。

(2)电子显微镜检查:轮状病毒因其特殊形态及粪便中含病毒颗粒数量大的特点,用电子显微镜检查,特别是免疫电镜检查实为一种快速可靠的诊断方法。

(3)病毒基因组检测:聚丙烯酰胺凝胶电泳(PAGE)常用于轮状病毒分子流行病学研究。Rrr-PCR也可用于轮状病毒的诊断。

(4)其他方法:临床可应用ELISA商品试剂盒检测轮状病毒的抗原,方法简便、灵敏、快速。

4.防治原则　儿童受轮状病毒感染后常因腹泻和呕吐造成脱水和电解质紊乱。因此治疗主要是及时补液,纠正酸中毒,以减少死亡率。目前尚无用于临床治疗轮状病毒感染的有效药物。轮状病毒疫苗尚在研究中。

第三节　肝炎病毒

肝炎病毒(hepatitis Virus)是以侵害肝脏为主引起病毒性肝炎的一组病原体。目前已经公认的人类病毒性肝炎的病原体至少有五种,包括甲型肝炎病毒(hepatitis A virus,HAV)、乙型肝炎病毒(hepatitis B virus,HBV)、丙型肝炎病毒(hepatitis C virus,HCV)、丁型肝炎病毒(hepatitis D virus,HDV)、戊型肝炎病毒(hepatitis E virus,HEV),它们的基本生物学特性、传播途径、临床经过均不完全相同。近年来又发现了一些与人类肝炎相关的病毒,如庚型肝炎病毒(HGV)和TT病毒,但尚未确认。此外,还有一些病毒如黄热病毒、巨细胞病毒等虽也可引起肝炎,但不列入肝炎病毒范围之内。

一、甲型肝炎病毒

HAV属小RNA病毒科的嗜肝病毒属。人类感染HAV后,大多表现为亚临床或隐性感染,仅少数人表现为急性甲型肝炎,一般可完全恢复,不转变为慢性肝炎。

1.生物学性状

(1)形态与结构:HAV呈球形,直径约为27 nm,核酸为+ssRNA。无包膜。衣壳呈二十面体立体对称。目前分离的HAV毒株均属同一血清型。

(2)病毒感染模型与培养:黑猩猩和狨猴对HAV易感,可成为宿主且能传代。经口或静脉注射HAV可使动物发生肝炎。HAV可用多种原代及传代细胞株分离培养,如人胚肺细胞、人胚肾细胞、原代狨猴肝细胞等。

(3)抵抗力:HAV对乙醚、酸、热稳定。60℃加热1 h及酸(pH 3)的作用均不能使HAV失活。在4℃可存活数月,-20℃贮存数年仍保持感染性。但100℃加热5 min或用甲醛溶液、氯等处理可使之灭活。

2.致病性与免疫性

(1)传染源与传播途径:传染源为患者和隐性感染者。HAV主要通过粪-口途径传播。HAV随患者粪便排出体外,通过污染水源、食物、海产品(如毛蚶等)、食具等可造成散发性流行或大流行。1988年上海曾发生因食用HAV污染的毛蚶而暴发甲型肝炎流行,发病多达30余万例。

(2)致病性:HAV多侵犯儿童及青年,发病率随年龄增长而递减,且多为隐性感染。甲型肝炎的潜伏期为15~50 d,发病急,多出现发烧、肝肿大、疼痛等症状,黄疸较多见。甲型肝炎一般不转为慢性肝炎,甲型肝炎预后良好,长期病毒携带者很少见。

(3)免疫性:机体感染后可产生抗HAV的lgM和IgG。前者在急性期和恢复期出现,后者在恢复后期出现,并可维持多年,对同型病毒的再感染有免疫力。

3.微生物学检查　HAV可在培养细胞中增殖,但不引起明显的细胞病变,实验室诊断一般不依靠分离病毒,而是以检测HAV的抗原和抗体为主。

抗HAV的IgM具有出现早、消失快的特点,故成为HAV新近感染的标志。抗HAV的IgG的检测有助于流行病学调查。粪便中抗HAV IgA的检查也有助于诊断。应用RT-PCR技术或cDNA-RNA分子杂交技术可以检测标本中的HAV RNA。

4.防治原则　预防甲型肝炎应搞好饮食卫生,保护水源,加强粪便管理,并做好卫生宣传教育工作。注射丙种球蛋白及胎盘球蛋白应急预防甲型肝炎有一定效果。我国生产的 HAV 减毒活疫苗有 H2 株和 LA-1 株,免疫效果良好。

二、乙型肝炎病毒

HBV 属于嗜肝 DNA 病毒科。人感染乙型肝炎病毒后,起病徐缓,部分患者可转为慢性,少数还可导致肝硬化和肝癌。全世界感染者及病毒携带者达 3.5 亿之多,其中我国约有 1.2 亿人。

1.生物学性状

(1)形态与结构:在乙型肝炎患者的血清中可观察到三种不同形态的。HBV 颗粒,即大球形颗粒、小球形颗粒和管形颗粒。

1)大球形颗粒:亦被称为 Dane 颗粒。大球形颗粒即完整的 HBV,直径约 42 nm,含有双层衣壳。外衣壳相当于包膜,由脂质双层和蛋白质组成。在脂质双层中镶嵌有 HBV 的表面抗原(hepatitis B surface antigen,HBsAg),以及少量的前 S1(Pre S1)和前 S2(Pre S2)抗原。

2)小球形颗粒:直径约 22 nm,其主要成分为 HBsAg,是 HBV 感染肝细胞后合成过剩的游离于血循环中的外衣壳,不含 DNA 和 DNA 多聚酶。小球形颗粒在 HBV 感染后血液中最多见。

3)管形颗粒:直径约 22 nm,长 100~700 nm,实际上是由小球形颗粒连接而成的,但同样具有 HBsAg 的抗原性。

(2)基因结构:HBV 的基因组是由长链 L(负链)和短链 S(正链)组成的不完全双链环状 DNA。长链有 3200 个核苷酸,短链长度可变,为长链的 50%~80%。HBV DNA 负链有 4 个开放阅读框(ORF),分别为 S、C、P 及 X,能编码全部已知的 HBV 蛋白质。

(3)抗原组成

1)HBsAg 和 PreSAg:HBsAg 是机体受 HBV 感染的主要标志之一。HBsAg 具有几种特异性抗原组分,包括各亚型共同抗原特异决定簇 a 和两组互相排斥的亚型决定簇 d/y 和、w/r。HBsAg 的主要亚型有 adr、adw、ayr 及 ayw4 种,我国汉族以 adr 居多。HBsAg 能刺激机体产生相应抗体(抗-HBs),它是 HBV 的中和抗体,具有免疫保护作用。PreS1 和 PreS2 常在感染早期出现,具有良好的免疫原性,能刺激机体产生相应抗体(抗-PreS1 和抗-PreS2)。该抗体通过阻断 HBV 与肝细胞的结合而起抗病毒作用。

2)HBcAg:存在于大球形颗粒的核心内衣壳表面和乙型肝炎患者的肝细胞核内。HBcAg 外面包裹 HBsAg,故 HBcAg 不易游离于血循环当中,因此不易从患者血清中检出。HBcAg 抗原很强,在乙型肝炎的急性期、恢复期和 HBcAg 携带者中常可测出抗-HBc,但无中和作用。体内如发现 HBcAg 或抗-HBc,特别是高滴度 HBcAg 或抗-HBc IgM,表示 HBV 在肝内处于复制状态。

3)HBeAg:HBeAg 和 Dane 颗粒出现时间相一致,与 HBV DNA 聚合酶在血液中的消长动态也基本一致,HBeAg 的存在可作为体内有 HBV 复制及血清具有传染性的标志。血中 HBsAg 滴度越高,HBeAg 的检出率亦越高。有些患者可出现抗-HBe,该抗体有一定的保护作用。急性乙型肝炎进入恢复期时 HBeAg 消失,抗 HBe 阳性;但抗 HBe 亦见于携带者及慢性乙型肝炎血清中。

(4)培养:HBV 在组织细胞内的培养尚未成功。目前采用的 HBV DNA 转染的细胞培养系统,即将病毒 DNA 导入肝癌细胞后,HBV 可以整合并复制,表达出 HBV 抗原成分,有的细胞株还能产生大球形颗粒。上述方法可用于抗 HBV 药物的筛选。S 基因转染的中国地鼠卵巢细胞(CHO)系可分泌 HBsAg 而用于制备疫苗。

黑猩猩是 HBV 的易感动物,接种后可发生人类相似的急慢性感染,可用于 HBV 致病机制和 HBV 疫苗效果的研究。采用 HBV 转基因小鼠作为动物模型,也可以进行 HBV 致病机制方面的研究。

(5)抵抗力:HBV 对外界环境的抵抗力较强,对低温、干燥、紫外线和 70%乙醇等一般化学消毒剂均有抵抗性。100℃加热10 min及环氧乙烷等可使HBV灭活。0.5%过氧乙酸、5%次氯酸钠及0.2%苯扎溴铵等也可用于消毒。

2.致病性与免疫性

（1）传染源与传播途径：主要传染源是患者和无症状HBsAg携带者。潜伏期、急性期和慢性活动期患者的血清均有传染性。传播途径包括以下三种。

1）血液传播：HBV的传染性很强，输血或注射是重要的传染途径，外科和口腔手术、针刺、使用公用剃刀和牙刷等物品时含受少量病毒的血液污染也可造成传染。

2）母婴传播：主要是围生期感染，即分娩时新生儿经产道通过微小伤口或受母血、羊水或分泌物的病毒感染所致。也可由宫内感染（<10%）或通过哺乳而传播。凡母亲血液为HBeAg阳性者，其婴儿被感染的机会可达90%以上。

3）接触传播：乙型肝炎可通过性接触传播。在西方国家将乙型肝炎列为性传播疾病（sexually transmitted disease，STD）之一。近来有人报告在急性乙型肝炎患者和慢性HBsAg携带者唾液标本中检测到HBsAg及大球形颗粒，因此对HBsAg随唾液经口传播的途径应当重视。

（2）致病性与免疫机制：乙型肝炎的临床表现呈多样性，可表现为无症状病毒携带者、急性肝炎、慢性肝炎及重症肝炎等。对HBV的致病机制尚未完全清楚，目前认为HBV在肝细胞内增殖而直接损害靶细胞不是主要的致病原因，很可能是通过机体对病毒的免疫反应引起肝组织免疫病理损伤。

（3）IIBV与原发性肝癌：研究表明，HBV感染与原发性肝癌的发生有密切关系。

3.微生物学检查

（1）HBV抗原与抗体检查：实验室诊断最常用的是采用血清学方法检测患者血清中HBV抗原、抗体，并根据这些标志进行分析判断。

1）HBsAg和抗-HBs：在血清中检测到HBsAg，表示机体感染了HBV。HBsAg阳性见于以下情况：急性乙型肝炎的潜伏期或急性期（大多短期阳性）；HBV所致的慢性肝病包括慢性乙型肝炎、肝硬化和原发性肝癌；无症状携带者。急性肝炎恢复后，1~4个月内HBsAg可消失，持续6个月以上则认为转为慢性肝炎。HBsAg阳性而长期无临床症状者为HBV携带者。抗-HBs表示曾感染过HBV，或接种过乙型肝炎疫苗，机体对HBV有一定的免疫力。

2）HBcAg与抗-HBc：HBcAg阳性表明有病毒颗粒存在，具有传染性。由于HBcAg主要存在于肝细胞核内，因此在患者血清内不能检测出HBcAg，通常检测抗-HBc。抗HBc IgM阳性说明血液有很强的传染性。慢性HBV感染者，抗HBc IgG持续阳性。

3）HBeAg和抗-HBe：HBeAg阳性是体内有HBV复制和血液传染性强的标志。急性乙肝HBeAg呈短暂阳性，如持续阳性提示预后不良。孕妇HBeAg阳性者，新生儿感染HBV阳性率高，这说明HBeAg与垂直感染有一定相关性。抗-HBe阳性表明HBV复制能力减低，血液传染性降低。

（2）血清HBV DNA检测：应用核酸杂交技术、PCR或荧光定量PCR技术可用于乙型肝炎的诊断及流行病学调查。这些方法具有特异性强、敏感性高等特点。用PCR技术检测患者血清中HBV DNA，在临床上也已用于辅助诊断，特别是定量PCR能测出DNA拷贝数量，可作为药物疗效的考核指标。但一般不能单独依靠PcR进行临床诊断。

4.防治原则　接种乙型肝炎疫苗是最好的预防乙型肝炎的措施。我国普遍使用HBV基因工程疫苗。注射高效价抗-HBV免疫球蛋白（HBig），可用于紧急预防或阻断母婴传播。

三、丙型肝炎病毒

丙型肝炎病毒（hepatiIis C virus，HCV）为丙型肝炎的病原体，属黄病毒科HCV属成员。HCV主要经血液或血液制品传播，其临床和流行病学特点类似乙型肝炎，但症状较轻。

传染源主要为患者和病毒携带者。HCV 主要经血源传播,国外 30%~90%输血后肝炎为丙型肝炎,我国 1/3 输血后肝炎为丙型肝炎。此外,HCV 也可经母婴垂直传播、家庭日常接触传播和性接触等途径传播。输入含 HCV 或 HCV RNA 的血浆或血液制品,一般经 6~7 周潜伏期后急性发病,临床表现为全身无力,胃纳差,肝区不适,1/3 患者有黄疸,血清谷丙转氨酶(ALT)升高,抗 HCV 抗体呈阳性。患者可发展为慢性肝炎,甚至部分患者会发展为肝硬化及肝细胞癌。

四、丁型肝炎病毒

丁型肝炎病毒(hepatitis D virus,HDV)是丁型肝炎的病原体。它是一种缺陷病毒,必须在 HBV 或其他嗜肝 DNA 病毒辅助下才能复制,因此其致病必须同时有 HBV 感染,病情较单纯感染 HBV 的患者严重。

HDV 传播方式与 HBV 基本相同,主要经输血或注射传播。与 HBV 相比,HDV 母婴垂直传播少见,而性传播相对重要。研究表明,丁型肝炎病毒的感染需同时或先有 HBV 感染。丁型肝炎病毒与 HBV 的同时感染被称为联合感染(coinfection),发生在 HBV 感染基础上的丁型肝炎病毒感染被称为重叠感染(superinfection)。一般认为,HDV 致病作用主要是病毒对肝细胞的直接损伤,肝脏损伤程度与 HDV RNA 呈正相关。HDV 感染常导致 HBV 感染者的症状加重与病情恶化。

丁型肝炎预防原则与乙型肝炎相同。注射乙肝疫苗可预防丁肝病毒(HDV)感染。目前治疗尚无特效药,但由于 HDV 是缺陷病毒,抑制 HBV 增殖的药物也能控制 HDV 的复制。

五、戊型肝炎病毒

戊型肝炎病毒(hepatitis E virus,HEV)是戊型肝炎(hepatitis E)的病原体,在分类学上属于杯状病毒科。

HEV 的传染源主要是潜伏末期和急性期早期的戊型肝炎患者。主要经粪-口途径传播。人感染 HEV 后,潜伏期 10~60 d,平均为 40 d。病毒经胃肠道进入血液,在肝内复制后释放到血液和胆汁中,并随粪便排出体外,污染水源、食物和周围环境而发生传播。潜伏期末和急性期初的患者粪便内含戊型肝炎病毒量大,其传染性最强。

戊型肝炎病毒通过对肝细胞的直接损伤和免疫病理反应,引起肝细胞出现炎症和坏死,可发生急性戊型肝炎(包括急性黄疸型和无黄疸型)、重症肝炎等。临床患者多为轻中型肝炎,常为自限性,不发展为慢性。戊型肝炎病毒主要侵犯青壮年,儿童感染表现为亚临床型较多,成人戊型肝炎的病死率高于甲型肝炎,尤其孕妇患戊型肝炎后病情严重,妊娠最后 3 个月者病死率可高达 10%~20%。机体感染戊型肝炎病毒后可产生一定的免疫保护作用。此外,HBsAg 携带者重叠感染 HEV 后,病情也较重。

戊型肝炎病后有一定免疫力,病后可产生保护性中和抗体,但免疫力持续时间较短。

第四节　虫媒病毒

虫媒病毒(arbovirus)是以某些节肢动物作为传播媒介的病毒。大多数虫媒病毒引起人畜共患的自然疫源性疾病,主要包括出血热、脑脊髓炎及全身性感染等。虫媒病毒所致疾病具有明显的季节性和地域性。

一、流行性乙型脑炎病毒

流行性乙型脑炎病毒(epidemic typeB encephalitis virus)简称乙脑病毒,曾被命名为日本乙型脑炎病毒(Japanese B encephalitis virus)。该病毒主要通过库蚊作为传播媒介,引起人类流行性乙型脑炎。

1.生物学性状

(1)形态与结构:病毒颗粒呈球形,直径为30~40 nm,有包膜。病毒核心为二十面体立体对称的病毒核衣壳,由单正链RNA和病毒衣壳蛋白C组成。病毒RNA具有感染性。病毒包膜含有包膜糖蛋白E和膜蛋白M。

包膜糖蛋白E为病毒血凝素,具有凝血活性,能凝集雏鸡、鸽和鹅的红细胞,其特异性抗体可以抑制其凝血能力,并具有中和病毒的作用。

(2)培养特性:病毒在多种动物的组织细胞和鸡胚内均能增殖。敏感动物是小鼠或乳鼠,鼠龄越小,易感性越高。病毒可在C6/36、BHK21、Vero等细胞系或地鼠及猪、肾的原代细胞中增殖并引起明显的CPE,病毒在软营养琼脂覆盖的培养细胞单层上形成蚀斑。

(3)抗原性:稳定,较少发生变异,迄今只发现1个血清型。包膜蛋白E是病毒的主要抗原,可以刺激机体产生中和抗体。

(4)抵抗力:流行性乙型脑炎病毒的抵抗力弱,对热敏感。病毒含有包膜,对乙醚、丙酮等脂溶剂敏感。

2.致病性与免疫性

(1)致病性:流行性乙型脑炎病毒主要存在于蚊子、家畜体内。蚊子是该病毒的传播媒介,在我国主要是三节吻库蚊。蚊子是该病毒的长期储存宿主,而家畜是病毒的扩增宿主,也是三节吻库蚊的吸血对象。当病毒在蚊子肠道和唾液腺内增殖至一定数量后,可以随着蚊子叮咬而传播至猪(幼猪多见)、牛、羊等家畜。家畜被病毒感染后出现短暂的病毒血症,而多无明显的临床症状。病毒可以在猪和三节吻库蚊之间形成自然感染循环,在猪体内增殖的病毒经三节吻库蚊传给人。

在流行性乙型脑炎的流行区内,猪发生病毒血症的时间比人群发病高峰早1~2个月。因此,在流行季节前,通过检查猪的病毒血症和带毒率,可预测当年人群的流行程度。绝大多数病例表现为隐性感染或仅出现轻微症状,只有少数病例发生脑炎,出现中枢神经系统症状。临床表现为高烧、头痛、呕吐、昏迷等脑膜刺激症状及脑炎。部分患者病后有后遗症。

(2)免疫性:机体感染病毒后可产生持久的免疫力。首先出现IgM型血凝抑制(HI)抗体,感染后2周达高峰;其次是IgG中和抗体,在病后1周内出现,持续时间长。机体免疫除了以体液免疫为主外,完整的血-脑屏障和细胞免疫对抗流行性乙型脑炎病毒感染也具有重要作用。

3.微生物学检查　一般情况下,根据临床表现和流行病学资料可以进行临床诊断。确诊需要进行血清学诊断、病毒抗原或核酸的检测及病毒分离等。

(1)病毒分离:病毒感染人体后病毒血症的持续时间短,可将感染组织接种到小鼠脑内分离病毒。用免疫荧光法检查病毒特异抗原。对于分离到的病毒,可以用已知的特异性抗血清进行血清学鉴定。

(2)血清学诊断:可以检测血清内血凝抑制(HI)抗体及中和抗体。

1)特异性IgM和IgG:恢复期血清抗体效价是急性期的4倍或4倍以上有诊断意义。此方法应用于临床早期诊断和大规模的流行病学调查。

2)HI抗体:特别是IgM型HI抗体可以于发病后5 d出现,2~3周达高峰,可用于早期诊断。

(3)病毒核酸检测:用RT-PCR法检测病毒的特异性RNA片段,敏感性和特异性较高,适合于对尚未产生抗体的患者进行早期诊断。

4.防治原则　防蚊、灭蚊和易感人群的预防接种是预防本病的关键。目前尚无有效的药物可以治疗流行性乙型脑炎。幼猪是乙脑病毒的主要的传染源和中间宿主,有条件时可给幼猪接种疫苗。

二、登革病毒

登革病毒(dengue virus)属于黄病毒科的黄病毒属。登革病毒主要通过伊蚊等媒介昆虫传播,引起普通登革热(dengue fever)、登革出血热(dengue hemorrhagic fever,DHF)和登革休克综合征(dengue shock syndrome,DSS)。上述疾病在亚洲、非洲、南美洲的热带地区发病率呈上升趋势,我国广东、海南和台湾等地也有发生。

1.生物学性状

(1)形态与结构:病毒颗粒呈球形,直径约为 55 nm,有包膜。病毒核心是由单正链 RNA 和衣壳蛋白 C 共同组成的二十面体核衣壳结构。E 蛋白是病毒包膜的主要糖蛋白,与病毒的细胞嗜性、红细胞凝集,以及诱导红细胞凝集抑制抗体、中和抗体等有关。

(2)培养特性:登革病毒可以在多种昆虫和哺乳动物的细胞培养中增殖,并引起培养细胞发生不同程度的细胞病变。

(3)抗原性与变异性:根据登革病毒包膜蛋白 E 的抗原性不同,将病毒分为 4 个血清型。各型病毒之间抗原性有交叉,但与黄病毒科的其他抗原群无交叉性。病毒 E 蛋白的抗原决定簇既可以诱导宿主产生保护性的中和抗体和血凝抑制抗体,又可能参与登革出血热和登革休克综合征的发生。登革病毒易发生变异。

(4)抵抗力:病毒对热敏感,56℃加热 30 min 可被灭活。氯仿、丙酮等脂溶剂通过破坏病毒包膜而灭活病毒。病毒对胃酸、胆汁和蛋白酶均敏感。乙醇、1%碘酒、2%戊二醛、过氧乙酸等消毒剂可以灭活病毒。

2.致病性与免疫性

(1)致病性:登革病毒的储存宿主是人和蚊子。在登革热疫区的主要传播媒介是埃及伊蚊和白蚊伊蚊。当蚊子叮咬感染了登革病毒的人或动物时,可以通过改换叮咬对象而直接传播病毒。当人被携带登革病毒的蚊子叮咬时,可以形成蚊-人-蚊的循环传播途径。登革病毒感染的主要靶细胞是血管内皮细胞和单核-巨噬细胞。发病患者的主要临床表现有登革热、登革出血热及登革热-休克综合征。

(2)免疫性:登革病毒感染引起的机体免疫以体液免疫为主。机体感染登革病毒后产生的同型免疫抗体可长期存在。

3.微生物学检查 大多数登革热病例可以根据发热、出血、肝大、休克或血小板减少等症状进行临床诊断。病毒分离、血清学诊断及病毒核酸检查是确切的诊断方法。

(1)病毒分离:可用蚊传代细胞培养或小鼠脑内接种分离病毒。一般采集患者发病初期血清接种至白蚊伊蚊 C6/36 株细胞分离病毒。病毒分离后,可以使用登革病毒血清特异性单克隆抗体,在 2 周内通过间接凝集实验进行病毒的鉴定。

(2)血清学诊断:一般采用血凝试验、血凝抑制试验或 ELISA 法进行抗体检查。若恢复期抗体的效价比急性期增高 4 倍或 4 倍以上,有诊断意义。在登革病毒的再次感染中,交叉反应抗体的快速出现为主要特征。另外,用 ELISA 法检测患者血清中登革病毒特异性的 IgM,有助于登革热早期诊断。

(3)病毒核酸检测:用 RT-PCR 法可以检测病毒的双重或多重感染。

4.防治原则 控制传播媒介、防止蚊虫叮咬是防治登革病毒感染的重要措施。目前主要通过清除蚊虫孳生场所,改善环境卫生条件等方式控制蚊虫的数量。

目前尚无安全、有效的登革病毒疫苗。亚单位疫苗或基因疫苗等正在研制中。

三、森林脑炎病毒

森林脑炎病毒(forest cephalitis virus)又名蜱传脑炎病毒(tick-borne-encephalitisvirus),属于黄病

毒属。由该病毒引起的森林脑炎是一种中枢神经系统的急性传染病,由蜱传播,属于自然疫源性疾病。

1.生物学性状 病毒形态、结构与流行性乙型脑炎病毒相似,呈球形,核酸为单正链 RNA,衣壳呈二十面体立体对称,外有包膜,含有血凝素。病毒的动物感染范围较广,小鼠对该病毒的易感性最高。病毒的抗原性比较单一,但与羊跳跃病毒有交叉反应。不同来源毒株的毒力差异较大。病毒对外界的抵抗力不强。

2.致病性与免疫性 蜱是森林脑炎病毒的传播媒介,又是其储存宿主。此外,蝙蝠、松鼠、野兔等也是其储存宿主。在自然情况下,由蜱叮咬并传染病毒给森林中的一些动物,构成自然的感染循环。当易感人群进入林区时,可被蜱叮咬而感染。森林脑炎的病死率一般为 20%~30%,痊愈恢复的患者中 30%~60%残留有后遗症。机体感染森林脑炎病毒后可获得牢固、持久的免疫力。

3.微生物学检查 森林脑炎病毒的分离鉴定方法、血清学诊断(血凝抑制抗体、中和抗体)方法都与乙型脑炎病毒相似。实验室工作人员分离病毒时应特别注意防护。

4.防治原则 森林脑炎的预防应以灭蜱及防蜱叮咬为重点,尤其是林区工作者应当采取防护措施。目前在我国林区进行接种的森林脑炎病毒疫苗是用组织培养制备的灭活疫苗,每年加强免疫接种一次,已证明有较好的预防效果。

第五节　　出血热病毒

一、汉坦病毒

呈球形或椭圆性,直径为 75~210 nm(平均为 122 nm),病毒外层是双层脂质包膜,表面有由病毒糖蛋白 G1 和 G2 组成的刺突。

根据 NT 试验结果可将汉坦病毒分为 6 个血清型,即黑线姬鼠型、褐家鼠型、欧洲棕背鼠型、草原田鼠型、巴尔干姬鼠型和小家鼠型。在我国流行的汉坦病毒主要是黑线姬鼠型和褐家鼠型。另外,根据病毒的抗原性和基因结构特征的不同,可以把汉坦病毒分为 14 型。其中汉滩病毒、多布拉伐—贝尔格莱德病毒、汉城病毒和普马拉病毒主要引起肾综合征出血热(hemorrhagic fever with renal syndrome,HFRS);辛诺柏病毒引起汉坦病毒肺综合征(hantavirus pulmonary syndrome,HPS)。汉坦病毒是分节段的 RNA 病毒,容易发生变异。

在我国汉坦病毒的传染源主要是黑线姬鼠、褐家鼠和林区的大林姬鼠。HFRS 呈季节性流行,与鼠类的繁殖活动和与人的接触时间等密切相关。病毒感染的大鼠或小鼠等实验动物也可以传播病毒,引起汉坦病毒的实验室感染。

HFRS 病后可获持久免疫力,再次感染发病者极少。

目前对于症状典型的 HFRS 患者,主要根据临床症状进行临床诊断。但非典型患者的早期症状与流感相似,不易确诊,需要用微生物学检查方法进行辅助诊断。

控制该病的传播,应积极采取有效措施防鼠、灭鼠,并注意处理鼠的排泄物,加强实验动物的管理,改善家庭和个人的居住环境。注意个人防护,特别是野外工作人员和动物实验工作者,避免与啮齿类动物密切接触,并防止经呼吸道或消化道摄入啮齿类动物的排泄物、污染物等而被感染。特异性预防方面,我国主要使用经金黄地鼠肾细胞、长爪沙鼠。肾细胞等细胞培养制备的灭活病毒疫苗等。

二、埃博拉病毒

埃博拉病毒颗粒具有多形性,呈管状、丝状或索状等,直径为 80 nm,长度约 800 nm 至数千纳米;

外被脂蛋白包膜,病毒包膜表面有 7 nm 长的刺突。病毒核酸为单负链 RNA(-ssRNA),与病毒核蛋白和多聚酶共同组成螺旋对称的核衣壳,构成病毒的核心。

埃博拉病毒感染主要引起埃博拉热。埃博拉病毒在猴群中传播,通过猴感染人,并在人群中传播。埃博拉热的临床特点是经过 3~7 d 的潜伏期后,突然发病;早期出现流感样非特异症状(如发热、肌肉疼痛等),发病后 5~7 d 出现严重的出血,伴有剧烈腹泻、呕吐和皮肤瘀斑;进而迅速衰竭,于发病后 7~16 d 出现死亡,病死率高达 50%~80%。

埃博拉病毒是高度危险的病原体,必须在专门的实验设施内进行病毒的分离与鉴定。目前在非洲疫区主要通过检测埃博拉病毒的特异性 IgM 和 IgG 抗体及检查病毒抗原或核酸等进行诊断。

目前尚无有效的预防埃博拉病毒感染的疫苗。重要的防治措施是加强对感染者的隔离及对实验室和医护人员的防护,避免接触感染者的血液、分泌物等以减少被感染的机会。高效价抗埃博拉病毒抗体可以在一定程度上防止病毒感染,在受到埃博拉病毒攻击后 48h 内使用,有较高的保护作用,可用于发生意外感染人员的紧急处理。

三、克里米亚-刚果出血热病毒

该病毒 1944 年在克里米亚有过暴发流行,后来在高加索和中亚等广大地区也发现本病。非洲于 1956 年首先在扎伊尔发现了该病患者。1965 年 5 月在我国新疆巴楚县人群中曾发生暴发流行,病死率高达 80%,该病与国内其他地区流行的出血热不同,故定名为新疆出血热。后经病毒病原学和血清学研究证实,该病毒和已知的克里米亚-刚果出血热病毒相同。

人群的感染通常是被带毒蜱叮咬所致,但与发热期患者血液及其分泌物、排泄物接触也可被感染。

经静脉输入抗病毒药物和复原期的血浆对治疗有利。由于该病毒在医院内传染性强,医护人员处理患者的血液或分泌物时需采取严格的预防感染措施。由于患者可将病毒直接传播给人,故需特别注意可能发生的家庭、病房及实验室内的感染问题。

本病目前尚无特效治疗,原则上应采取综合治疗措施,以控制出血和抗休克治疗为主。

第六节　疱疹病毒

疱疹病毒科(*Herpesviridae*)病毒是一群中等大小、有包膜的 DNA 病毒。根据病毒基因组的结构和同源性及病毒的生物学性状,又将疱疹病毒分为 α、β、γ 共 3 个亚科,现有成员 114 种,其分别引起人和动物的多种疾病。

疱疹病毒的共同特点有:①病毒颗粒呈球形,直径为 150~200 nm。基因组由线形双链 DNA 组成。核衣壳是由 162 个壳粒组成的二十面体立体对称,外有包膜,包膜表面有糖蛋白刺突。②病毒通过包膜糖蛋白与易感细胞表面结合,在细胞核内进行 DNA 复制及装配。除 EBV、HHV-6 和 HHV-7 型嗜淋巴细胞外,其他 HHV 均能感染人二倍体成纤维细胞,形成包涵体。病毒感染的细胞可与周围的正常细胞发生融合,形成多核巨细胞。③病毒感染宿主细胞后,可能出现多种感染类型:显性感染(原发和复发感染)、潜伏感染、整合感染和先天性感染。当机体受外界不利因素影响时,潜伏感染可转变为显性感染。病毒部分基因组可与宿主细胞 DNA 整合形成整合感染,导致细胞转化,与某些疱疹病毒(如 EBV)的致癌机制有关。病毒经胎盘感染胎儿,可引起先天畸形,如巨细胞病毒。

一、单纯疱疹病毒

单纯疱疹病毒(herpes simplex virus,HSV)致细胞病变作用强,宿主范围广泛,能引起人类多种类型的感染性疾病,如角膜结膜炎(keratoconjunctivitis)、生殖系统感染及严重的脑炎(encephalitis)。HSV 感染宿主后,在神经细胞形成潜伏感染,经激活后,引起复发感染。

HSV 呈球形,直径 150~200 nm,核衣壳立体对称,内有线形 dsDNA,外有包膜。HSV-1(HHV-1)与 HSV-2(HHV-2)基因组相似,序列有 50%的同源性。HSV 对动物感染的宿主范围较广,因此常用家兔、豚鼠、小鼠等作为实验动物。HSV 在体外能感染多种细胞并在其中增殖。分离 HSV 常用的细胞系:BHK 细胞、Vero 细胞和 HEP-2 细胞等,在这些细胞中均能引起明显的细胞病变。

患者和病毒携带者是 HSV 感染的传染源。HSV 感染主要经密切接触传播,病毒可通过破损皮肤、性接触及呼吸道途径进入机体,也可经呼吸道传播。典型的皮肤损伤为水疱。HSV 的感染通常表现为原发感染、潜伏感染、先天性感染和整合感染。

原发感染多发生于婴幼儿和学龄前儿童,其中大多数为隐性感染。HSV-1 的原发感染常局限在口咽部,尤以龈口炎(gingivostomatitis)为多见,临床表现为牙龈、咽颊部成群疱疹,发热,咽喉痛,疱疹破溃后形成溃疡。此外,HSV-1 的原发感染还可引起疱疹性角膜炎、皮肤疱疹性湿疹。HSV-2 的原发感染主要引起生殖器疱疹,在男性表现为阴茎的水疱性溃疡,在女性表现为宫颈、外阴、阴道的水疱性溃疡。新生儿可经产道感染,引起脑膜炎和角膜结膜炎。

感染 HSV 后,正常机体可清除 HSV,但在免疫功能受损或有缺陷的情况下,HSV 可以处于潜伏状态。HSV-1 潜伏在三叉神经节和颈上神经节,HSV-2 常潜伏在骶神经节。潜伏状态下只有很少的病毒基因表达。当机体受到多种因素如紫外线、发热、月经、细菌或病毒感染等影响后,潜伏的 HSV 被激活,其沿感觉神经纤维轴索下行至神经末梢,感染上皮细胞,引起细胞和组织病变。由 HSV 引起的感染复发,往往在同一部位发生相同的病理损伤,如原发病变部位是角膜,则复发的病变部位依然是角膜,重者可导致角膜瘢痕乃至失明。

妊娠妇女感染 HSV 后,可经胎盘或产道感染胎儿,造成流产、早产、死胎或先天性畸形。

一些资料表明 HSV 整合感染可能与唇癌、外阴癌及子宫颈癌有关,特别是 HSV-2 作为子宫颈癌的病因,曾经受到人们的重视,但近年的研究表明人乳头瘤病毒与子宫颈癌有直接关系,因此子宫颈癌的成因也许是复杂的。

二、水痘-带状疱疹病毒

水痘-带状疱疹病毒(varicella-zoster virus,VZV)即 HHV-3 在儿童原发感染时引起水痘(vaticella),当恢复后,VZV 仍然潜伏在体内,少数患者在青春期或成人后,VZV 再发感染而引起带状疱疹,故称之为 VZV。

VZV 的形态与 HSV 相似,仅有 1 个血清型;基因组有 71 个基因,编码 67 种蛋白质,其中 6 种糖蛋白命名为 gE、gB、gH、gI、gC 和 gL。

培养 VZV 常用人及猴的成纤维细胞,可出现典型的细胞病变,如细胞核内出现嗜酸性包涵体及多核巨细胞的形成。VZV 不容易向细胞外释放,其通过细胞间扩散,再感染邻近细胞。

人是 VZV 的唯一自然宿主,VZV 没有动物储存宿主。患者的分泌物是主要的传染源,皮肤是 VZV 的主要靶器官。

原发感染主要表现为水痘,起始于呼吸道黏膜,通过血和淋巴系统,进入肝脾复制,经两次病毒血症,扩散至全身的皮肤,出现丘疹、水疱疹,有的发展成脓疱疹。皮疹呈向心性分布,躯干比面部和四肢多。有免疫缺陷的儿童感染 VZV 后,病死率高。孕妇感染 VZV 后病情严重,可导致胎儿畸形、流产或死亡。

复发感染表现为带状疱疹,可发生于成人、老年人或免疫抑制患者,VZV 潜伏于脊髓后根神经节或颅神经的感觉神经节中,受外伤、手术、发热等因素的激活,活化的病毒经感觉神经纤维轴突下行至所支配的皮肤区。初期局部皮肤有瘙痒、疼痛,进而出现红疹、疱疹并串联成带状,以躯干和面额部多见。

VZV 的 3 种主要糖蛋白能诱导产生中和抗体,中和病毒感染性,特异性体液免疫和细胞免疫对限制 VZV 扩散及疾病的痊愈起主要作用,其中尤以特异性细胞免疫更为重要。机体在患水痘后可以获得持久性免疫力。但特异性体液免疫和细胞免疫不能阻止病毒的激活,不能阻止带状疱疹的发生。

临床典型的水痘或带状疱疹容易诊断。若需要做微生物学检测时,可应用疱疹液做电镜快速检查,或通过细胞培养来分离病毒,或应用间接免疫荧光试验检测疱疹病毒抗原。

预防水痘或带状疱疹可采用水痘减毒活疫苗免疫接种,产生的特异性抗体能维持较长时间。用特异性抗体(VZIG)做被动免疫,也有预防效果。应用阿昔洛韦、IFN-α 等治疗水痘或带状疱疹,能阻止疾病的发展。

三、EB 病毒

EB 病毒(epstein-barr virus,EBV)即 HHV-4,是 1964 年由 Epstein 和 Barr 从建立的 Burkitt 淋巴瘤细胞株中发现的一种新病毒,其形态和结构、生物学特性与疱疹病毒科的其他病毒相似。

EBV 形态与其他疱疹病毒相似。直径约 75 nm,衣壳为 20 面体立体对称,由 162 个壳微粒组成。包膜由感染细胞的核膜组成,其上有病毒基因编码的糖蛋白。EBV 为嗜 B 淋巴细胞的病毒,只有 B 淋巴细胞才是 EBV 的靶细胞。一般用人脐血淋巴细胞或外周血分离的淋巴细胞培养 EBV。EBV 的基因组全长为 172 kb,有 100 多个开放阅读框,编码约 80 种蛋白质,其中 gp350 和 gp220 为黏附性糖蛋白,gpS5 为融合性糖蛋白。

病毒在潜伏期表达的抗原:①EBV 核抗原(EB nuclear antigen,EBNA),是由 EBV 基因编码的非结构抗原;②潜伏感染膜蛋白(latent membrane protein,LMP),分布在潜伏感染的 B 淋巴细胞细胞膜上,包括 LMP1 和 LMP2。

早期抗原(early antigen,EA):是 EBV 增殖早期诱导产生的非结构蛋白,具有 DNA 聚合酶的活性。早期抗原的表达,表明 EBV 复制、增殖活跃。EA 抗体出现于感染的早期。

晚期抗原:①衣壳抗原(viral capsid antigen,VCA)是 EBV 的衣壳成分;②膜抗原(membrane antigen,MA)是胞膜糖蛋白,分布于病毒包膜和感染细胞膜的表面,其中的 gp320/220 糖蛋白可诱导中和抗体的产生。

人群普遍受到 EBV 感染,尤以 3~5 岁儿童最为多见,多无明显症状。青年期发生原发感染后,约有 50% 出现 IM。EBV 通过唾液、口咽密切接触或输血传播,引起多种疾病。

传染性单核细胞增多症:EBV 在口咽部和唾液腺上皮细胞中复制,低水平排毒数周至数月,而后病毒感染 B 淋巴细胞,少数受 EBV 感染的 B 淋巴细胞可长期潜伏。典型症状为头痛、咽喉痛、持续发热、淋巴结和脾肿大,部分患者伴有肝肿大、黄疸等,外周血单核细胞和淋巴细胞显著增多,其中多为异形淋巴细胞。急性期后,低热、疲劳可持续数周或数月,正常人中少见并发症,免疫缺陷患者可致死。

Burkitt 淋巴瘤(Burkitt lymphoma):是多发于非洲儿童的一种恶性淋巴瘤,多见于 5~12 岁儿童。EBV 与 Burkitt 淋巴瘤的发生关系密切,已从来自 Burkitt 淋巴瘤的细胞中分离出 EBV,一般在 Burkitt 淋巴瘤组织中都可检出 EBV DNA 及其表达的抗原 EBNA1,所有患者血清中有 EBV 抗体,其中 80% 以上患者的抗体滴度高于正常人。

鼻咽癌(nasopharyngeal carcinoma,NPC):是与 EBV 密切相关的一种常见上皮细胞恶性肿瘤,多见于 40 岁以上的中老年人,我国南方和东南亚地区为高发区。

免疫缺陷患者易发生 EBV 感染诱发的淋巴增生性疾病。

特异性抗体检测是临床诊断最常用的方法之一,常采用 ELISA 法或免疫荧光法,检测 EBV 的

VCA-IgA 和 EA-IgA 抗体,抗体滴度达到或超过 1:5~1:10 或持续升高,对鼻咽癌有辅助诊断意义。VCA-IgM 阳性表明 EBV 原发感染的存在。鼻咽癌患者抗 EA-D 抗体阳性;Burkitt 淋巴瘤患者抗 EA-R 抗体阳性;VCA-IgG 和 EBNA-IgG 都是阳性表示既往感染;但是 EBNA-IgG 阴性,VCA-IgG 阳性表示近期感染。

异嗜性抗体检测用于 IM 的辅助诊断。感染者血清中出现一种 IgM 抗体,能非特异性凝集绵羊红细胞,抗体滴度超过 1:224 则有辅助诊断意义,但要结合临床表现和其他实验室检测结果综合分析。

利用间接免疫荧光法检测细胞中 EBV 抗原 EBNA。

应用核酸杂交和 PCR 检测病变组织中的 EBV DNA,敏感性和特异性均高。

阿昔洛韦(ACV)和丙氧鸟苷(DHPG)可抑制 EBV 的复制,有一定疗效。

四、人巨细胞病毒

巨细胞病毒(cytomegalovirus,CMV)曾经称巨细胞包涵体病毒,由于感染的细胞肿大,并有巨大的核内包涵体,故名。CMV 有严格的种属特异性,人 CMV(HCMV)即 HHV-5 不感染动物,动物的 CMV 也不感染人。

HCMV 是引起 CID 的病毒,形态与 HSV 极为相似。其基因组大小为 240 kb,编码至少 30 种多肽。HCMV 体外培养只能在人成纤维细胞中复制,增殖速度缓慢,复制周期长。初次分离一般需一个月才出现典型的细胞病变效应,如细胞肿胀、变圆、核变大、多核巨细胞等,核内形成的嗜酸性包涵体,似“猫头鹰状”。在 HCMV 感染者的尿标本中也能发现带包涵体的巨细胞。HCMV 对热、低 pH、脂溶剂等敏感,在 4℃ 条件下能维持数天。HCMV 在低温冷冻条件下可长期保存。

人群中 HCMV 感染非常普遍,多呈隐性或潜伏感染。人在原发感染后常潜伏感染,HCMV 在淋巴细胞、内皮血管组织、肾上皮细胞和唾液腺中潜伏,在机体患病或用药物后被激活。HCMV 的传染源为患者和隐性感染者。HCMV 通过胎盘、产道、哺乳、接吻、性接触、输血、器官移植等途径进行传播,垂直传播是重要的传播途径。孕期前 3 个月内感染 HcMV,可通过胎盘传至胎儿,引起先天性感染,出现死胎和先天性疾病。先天性感染率为 0.5%~2.5%,其中 5%~10% 感染儿出生时有临床症状:肝脾肿大、血小板减少性紫癜、溶血性贫血、黄疸、肝炎及神经系统的损伤。部分病儿出生后数月至数年才出现耳聋和智力低下等症。

围产期 HCMV 感染患者一般多无明显临床症状,少数表现为肺炎、肝脾轻度肿大等。在妊娠后期,HcMV 可被激活而从泌尿道和宫颈排出,分娩时新生儿可经产道感染。

若输入含有 HCMV 的血液,可发生输血性 HCMV 感染,潜伏期为 4~8 周,引起传染性单核细胞增多综合征。

在某些肿瘤如子宫颈癌、结肠癌、前列腺癌、Kaposi 肉瘤中 HCMV DNA 检出率高,且 HCMV 抗体滴度高于正常人,提示 HCMV 与其他疱疹病毒一样具有潜在的致癌性。

更昔洛韦(ganciclovir,丙氧鸟苷)是目前认为有效的抗 HCMV 药物,其作用机制是抑制 DNA 合成。磷甲酸(foscarnet)是一种非核苷焦磷酸类似物,能抑制 HCMV 的 DNA 聚合酶活性。抗 HCMV 高滴度免疫球蛋白可用于严重患者的治疗。

现已研制成功 HCMV 减毒活疫苗,在高危人群中使用,能诱导抗体的产生。但如何排除疫苗致癌潜能的问题仍然未完全解决。

五、其他人疱疹病毒

HHV-6 形态结构与 EBV 和 HCMV 相似,易感染 CD4 阳性的 T 细胞,属嗜淋巴细胞病毒。主要经唾液传播,人群中感染普遍。主要引起婴儿玫瑰疹。

HHV-7 的传播途径类似于 HHV-6,但血清学、DNA 同源性分析均显示与 HHV-6 不同,与疾病的关系有待证实。

HHV-8 与 γ-疱疹病毒有较高同源性,性接触是其主要的传播方式,与卡波齐肉瘤高度相关。

第七节　反转录病毒

反转录病毒是一大群含有反转录酶的 RNA 病毒。按其致病作用可分为 3 个亚科:①肿瘤病毒亚科(Oncovirinae),包括引起禽类、哺乳类及灵长类动物的白血病、肉瘤、淋巴瘤和乳腺癌等多种病毒。例如,人类嗜 T 细胞病毒 Ⅰ 型、Ⅱ 型即属此亚科。②慢病毒亚科(Lentivirinae),包括人类免疫缺陷病毒(human Immunodeficiency virus,HIV)及多种对动物致病的慢病毒。③泡沫病毒亚科(Spumavirinae),包括灵长类、牛、猪及人泡沫病毒,可引起培养细胞发生泡沫样变性和细胞融合,但尚未发现与临床疾患有关。

一、人类免疫缺陷病毒

HIV 是获得性免疫缺陷综合征(acquired immune ddiciency syndrome,AIDs)即艾滋病的病原体。1983 年 Montaginer 等首先从 1 例淋巴腺病综合征患者分离到,命名为淋巴结病综合征相关病毒(lymphadenopathy associated virus,LAS)。其后 1984 年美国 Gallo 等从艾滋病患者体内分离到反转录病毒,称为嗜人类 T 淋巴细胞病毒Ⅲ型(human T cell lymphotropic virus TypeⅢ,HTLV-Ⅲ),后来证明这两种病毒相同,1986 年国际病毒命名委员会统一称其为 HlV。HIV 主要型别为 HIV-1 和 HIV-2,艾滋病大多由 HIV-1 引起。

HIV 病毒呈球形,直径 100~120 nm,电镜下可见一致密的圆锥状核心,内含 2 条相同的正链 RNA、核衣壳蛋白 P7 和多种酶(反转录酶、整合酶、蛋白酶),衣壳蛋白为 P24,病毒包膜系双层脂质蛋白膜,其中嵌有 gp120 和 gp41,分别组成刺突和跨膜蛋白,包膜内为 P17 蛋白。

病毒的复制:HIV 的包膜糖蛋白刺突(gp120)首先与易感细胞上的主要受体 CD4(辅助受体 CCR5 和 CXCR4)结合,然后病毒包膜与细胞膜发生融合,核衣壳进入细胞质内脱壳,释放其核心 RNA。病毒的反转录酶以病毒 RNA 为模板,藉宿主细胞的 tRNA 作引物,经反转录产生互补的负链 DNA,构成 RNA:DNA 中间体。再由负链 DNA 合成正链 DNA,形成双链 DNA,在病毒整合酶的协助下,整合入细胞染色体中。这种整合的病毒双链 DNA 即前病毒。在宿主细胞的 RNA 多聚酶作用下,病毒 DNA 转录形成 RNA。有些 RNA 经拼接而成为病毒 mRNA,在细胞核糖体上先转译成多蛋白,在蛋白酶的作用下,裂解成各种结构蛋白和调节蛋白;另一些 RNA 经加帽加尾则可作为病毒的子代 RNA。子代 RNA 与一些结构蛋白装配成核衣壳,并从宿主细胞膜获得包膜,组成完整的子代病毒,以出芽方式释放到细胞外。

AIDS 患者或 HIV 携带者是重要传染源。从 HIV 感染者的血液、精液、阴道分泌物、眼泪、乳汁等标本中都能分离到 HIV。该病毒传播途径主要有:①性传播,通过男性同性恋之间及异性间的性接触感染。②血液传播,通过输血、血液制品或没有消毒好的注射器传播,静脉嗜毒者共用不经消毒的注射器和针头造成严重感染,如我国云南边境静脉嗜毒者感染率高达 60%。③母婴传播,包括经胎盘、产道和哺乳方式传播。

HIV 侵入机体后可选择性地侵犯易感的 T 淋巴细胞、单核巨噬细胞、树突状细胞等,造成细胞破坏。在 AIDS 患者发病时可激活细胞凋亡(apoptosis)。如 HIV 的 gp120 与 CD4 受体结合,可直接激活受感染的细胞凋亡,甚至感染 HIV 的 T 细胞表达的包膜抗原也可启动正常 T 细胞,通过细胞表面 CD4 分子交联间接地引起 CD4$^+$T 细胞的大量破坏,结果造成以 CD4$^+$T 细胞缺损为中心的严重免疫缺陷,患者主要表现为外周淋巴细胞减少,CD4/CD8 比例倒置,对植物血凝素和某些抗原的反应消失,迟发型变态反应下降,NK 细胞、巨噬细胞活性减弱,IL-2、免疫干扰素等细胞因子合成减少。病程早期由于 B 细胞处于多克隆活化状态,患者血清中 Ig 水平往往增高,随着疾病的进展,B 细胞对各种抗原产生抗体的功能也直接和间接地受到影响。

艾滋病患者由于免疫功能严重缺损,常导致严重的机会感染,如感染鸟分枝杆菌、卡氏肺孢子菌、弓形体、白色念珠菌、新生隐球菌、巨细胞病毒、单纯疱疹病毒、乙型肝炎病毒等,最后导致死亡。另一些病例可发生 Kaposis 肉瘤或恶性淋巴瘤。此外,感染单核巨噬细胞的 HIV 呈低度增殖,不引起病变,但损害其免疫功能,可将病毒传播全身,引起间质肺炎和亚急性脑炎。HIV 感染人体后,往往经历很长潜伏期(3~5 年或更长)才发病,表明 HIV 在感染机体中,以潜伏或低水平的慢性感染方式持续存在。当 HIV 潜伏细胞受到某些因素刺激,使潜伏的 HIV 激活并大量增殖而致病,多数患者于 1~3 年内死亡。

检测 HIV 感染者体液中病毒抗原和抗体的方法,操作方便,易于普及应用,其中抗体检测更为多用。常用方法有 ELISA 和免疫荧光试验(IFA)。ELISA 用去污剂裂解 HIV 或感染细胞液提取物作抗原、IFA 用感染细胞涂片作抗原进行抗体检测。为防止假阳性,可做蛋白印迹试验(western blot)进一步确证。用 ELISA 检测 p24 抗原,在 HIV 感染早期尚未出现抗体时,血中就有该抗原存在。由于 P24 量太少,阳性率通常较低。现有用解离免疫复合物法或浓缩 p24 抗原,可提高敏感性。常用 PCR 法检测 HIV 的前病毒 DNA,具有快速、高效、敏感和特异等优点,目前该法多应用于 HIV 感染早期诊断及艾滋病的研究中。

由于艾滋病惊人的蔓延速度和较高的死亡率,已引起世界许多国家的高度重视,普遍采用了一系列综合措施,主要包括:①广泛地开展宣传教育,普及防治知识,认识本病传染源、传播方式及悲惨结局;②建立 HIV 感染和艾滋病的监测系统,掌握流行动态,对高危人群实行监测,严格管理艾滋病患者及 HIV 感染者;③对供血者进行 HIV 抗体检测,确保输血和血液制品安全;④加强国境检疫,防止本病传入;⑤提倡安全性生活,抵制和打击吸毒行为;⑥HIV 感染妇女避免怀孕或母乳喂养。

目前用于治疗艾滋病的药物有叠氮脱氧胸苷(AZT)、苏拉明(Suramin)、双脱氧胞苷(ddC)、双脱氧肌苷(ddI)等。AZT 能干扰病毒 DNA 合成,从而抑制 HIV 在体内增殖,缓解症状,延长患者生存期。苏拉明对 HIV 的反转录酶活性有抑制作用。ddC 是有效的 HIV 抑制剂,能明显减少 HIV 的复制和改善患者免疫功能。DdI 抗病毒的范围比 AZT 和 ddC 窄一些,但毒性较低,半衰期较长。由于 HIV 极易发生变异,临床上抗反转录病毒药物往往不单独使用,高效抗反转录病毒治疗多采用同时给予两种反转录酶抑制剂和一种蛋白酶抑制剂的三联治疗,俗称鸡尾酒疗法。中草药中发现括蒌蛋白、贝母苷、甘草皂苷、地丁、空心苋、紫草等抽提物都有抑制 HIV 的作用。中药制剂治疗艾滋病也能缓解症状,其临床经验都在研究和总结中。

二、人类嗜 T 细胞病毒 I 型和 II 型

人类嗜 T 淋巴细胞病毒 I、II 型(HTLV-I、HTLV-II)分别是引起成人 T 细胞白血病(ATL)和毛细胞白血病的病原体。HTLV-I 可通过输血、注射或性接触等途径传播,也可经胎盘、产道或哺乳等垂直传播;HTLV-II 的感染率在进行药物注射等人群中也较高。

第八节 其他病毒

一、狂犬病病毒

在弹状病毒科（*Rhabdoviridae*）中,狂犬病毒属（*Lyssavirus*）的基因型 1~7 型均为人类病原体。它们主要存在被感染动物的唾液中,通过咬伤或密切接触而传播。一旦完全发病,致死率很高(狂犬病或恐水症)。其中 1 型的宿主主要是普通野生动物(狐狸等),蝙蝠(导致森林狂犬病)和亚洲地区的犬类(导致都市狂犬病)。2~7 型主要存在于欧洲、亚洲、非洲和澳大利亚的蝙蝠宿主中。可通过免疫荧光直接检测角膜和皮肤活体组织,通过尸检检测脑组织。由于病毒具有数周至数月的潜伏期(2~4 型除外),因此暴露后通过主动免疫(死疫苗)和被动免疫(人免疫球蛋白)预防接种可起到保护作用。对于高危人群可通过接种死疫苗进行暴露前预防。

狂犬病毒呈子弹状,一端钝圆,一端扁平,大小约为 60 nm×180 nm。病毒由核衣壳和包膜组成,核衣壳包括病毒的核酸和螺旋对称的蛋白质衣壳(由 N、M1 和 L 蛋白组成)。病毒核酸为单负链 RNA(-ssRNA),长约 12 kb,具有 5 个结构基因,它们彼此由非编码序列间隔。狂犬病病毒引起动物感染的范围很广,在家畜、宠物及野生动物中自然感染与传播。在易感动物与人类的中枢神经细胞(主要是大脑海马回的锥状体)细胞质内,可形成多个圆形或椭圆形的嗜酸性包涵体,即内基小体(Negri body),可用于辅助诊断。

狂犬病病毒具有毒力变异的特性。野生型毒株或街毒型毒株(从自然感染的动物体内分离获得)在家兔脑内连续传代培养,其对家兔致病的潜伏期逐渐缩短,当传至 50 代左右时,潜伏期不再缩短,此时获得固定毒株(潜伏期保持在 4~6 d)。固定毒株的主要特点是对人或犬的致病性减弱,通过脑外途径接种时,不能侵入脑神经组织引起狂犬病。

野生型狂犬病病毒以多种家畜、野生动物为自然宿主,通过患病动物咬伤健康动物进行传播。临床表现分为狂暴型(包括前驱期、兴奋期和麻痹期)和麻痹型(麻痹症状为主,兴奋期极短)。在发展中国家病犬是主要传播源,其次是猫和狼等野生动物。在发达国家,病犬已得到有效控制,而狐狸、蝙蝠等野生动物成为重要的传染源。患病动物唾液中含有大量的病毒,隐性感染期和发病前都具有感染性。人类是狂犬病病毒的易感宿主,主要通过被患病动物咬伤、抓伤或密切接触而感染,此外,含病毒的唾液污染黏膜组织也会造成感染。

狂犬病病毒对神经组织有很强的亲和力。被患病动物咬伤后,病毒进入伤口附近的横纹肌细胞,繁殖 5 d 左右后侵入周围神经,此为第一阶段,此阶段患者无自觉症状。第二阶段,病毒沿周围传人神经迅速上行至背根神经节,大量繁殖后侵入脊髓和中枢神经系统,侵犯脑干及小脑等处的神经元,造成神经细胞肿胀变性,产生幻觉、精神错乱、痉挛、麻痹和昏迷等神经症状。第三阶段,病毒自中枢神经系统通过传出神经侵入眼、舌、唾液腺、心脏等各组织与器官,引起迷走神经核、舌咽神经核和舌下神经核受损,导致吞咽肌、呼吸肌痉挛,表现出恐水(饮水或听到水声时引起严重的咽喉肌痉挛)及吞咽困难、呼吸困难、唾液和汗腺分泌增多、心血管功能紊乱或猝死等症状。

通常情况下,可根据动物咬伤史和典型的临床症状进行诊断。但对于发病早期或咬伤不明确的可疑患者,需进行微生物学检查确诊。

动物预防:对犬类等动物进行预防接种,严格管理并捕杀野犬,这些措施可以有效降低狂犬病的发病率。

人群预防接种:人被可疑动物咬伤后,应立即对伤口进行处理,用 3%~5% 的肥皂水或 0.1% 的苯扎溴铵及清水充分清洗伤口;如伤口较深,应对伤口深部进行灌流清洗,再用70%乙醇擦拭消毒。

人被狂犬病病毒感染后发生狂犬病的潜伏期较长,应及时接种狂犬病疫苗进行暴露后预防接种。目前常用人二倍体细胞培养制备的狂犬病病毒灭活疫苗(HDCV)进行全程免疫,分别于第0、3、7、14和28 d进行5次肌内注射,可于8 d左右获得中和抗体,并保持免疫力1年左右。如果伤口较为严重,可联合使用抗狂犬患者免疫球蛋白(RIG)或抗狂犬病马血清进行被动免疫,必要时可配合干扰素增强免疫力。此外,鸡胚细胞培养制备的纯化狂犬病病毒疫苗(PCECV)已获批准,可一定程度上降低疫苗成本并减少不良反应。对于长期接触家畜、野生动物或进行狂犬病研究的高危人群,可进行3次暴露前预防接种,并定期检查血清抗体水平,及时加强免疫。

二、人乳头瘤病毒

人乳头瘤病毒(human papillomavirus,HPV)外观呈球形,衣壳为20面体立体对称,由72个壳粒组成,直径55 nm左右,无包膜。病毒的基因组为双链环状DNA。

HPV具有严格的宿主和组织特异性,人类是HPV的唯一自然宿主,它只能感染人的皮肤和黏膜上皮细胞。HPV主要通过直接接触病损部位或间接接触污染物品进行传播,另外,生殖道感染主要通过性接触传播,新生儿感染则是通过产道传播。

HPV感染后主要引起上皮细胞增生性病变,特征是表现出"凹空细胞"。病毒感染局限于局部皮肤和黏膜中,不产生病毒血症,易形成持续性感染。不同的HPV侵染的部位和所致的疾病各不相同。①嗜皮肤性HPV:主要感染鳞状上皮,常引起青少年儿童扁平疣、手足部疣等。②嗜黏膜性HPV:主要感染黏膜。其中HPV6、HPV11等型别的低危型HPV可引起生殖道尖锐湿疣、口腔及喉的乳头状瘤等良性病变;HPV16、HPV18、HPV45、HPV58等型别的高危型HPV与子宫颈癌、肛门癌、口腔癌等恶性肿瘤的发生有关。

三、人类细小病毒B19

人类细小病毒B19属于小DNA病毒科(Parvoviridae),是形态最小的单链DNA病毒。小DNA病毒呈球形,直径19~25 nm,衣壳为20面体立体对称,无包膜,对热和脂溶剂不敏感。病毒核心为单链DNA(ssDNA),主要在细胞核中复制。

细小病毒B19是最早确定对人类致病的小DNA病毒,主要通过呼吸道和消化道黏膜,以及血液和胎盘感染与传播。根据研究,它与人类的传染性红斑、镰状细胞贫血患者的一过性再生障碍危象、先天感染形成的自发性流产等密切相关。该病毒对骨髓中分裂旺盛的红细胞前体细胞具有高度亲嗜性,主要致病机制为病毒的直接杀细胞作用和造成的免疫病理损伤。

四、痘病毒

痘病毒(poxvirus),分类学上属于痘病毒科(Poxviridae),可引起人类和多种脊椎动物的感染。其中仅以人类为唯一宿主的是天花病毒和传染性软疣病毒。

痘病毒是目前发现的体积最大,结构最复杂的病毒。衣壳由30种以上的结构蛋白组成的复合对称结构,呈砖形或卵形,体积大约230 nm×350 nm,有包膜。病毒的核心较大,约180 kb,可控制合成200种以上的病毒蛋白质,参与病毒的增殖和包涵体的形成。核心两侧存在1~2个特殊结构,称为侧体。

痘病毒主要通过直接接触、呼吸道分泌物等途径进行传播。人类的痘病毒感染主要包括天花、传染性软疣、人类猴痘等。

天花(smallpox)是由天花病毒引起的烈性传染性疾病,曾广泛流行,主要通过直接接触和呼吸道传播,症状表现为高热、面部及全身皮肤出现水疱或脓疱等症状,发病后死亡率极高,部分幸存者面部等部位残留明显瘢痕。1796 年,英国人琴纳发明牛痘种植免疫法后,天花逐步得到控制。1980年,世界卫生组织(WHO)宣布全球范围内消灭了天花。但由于天花病毒的高传播性和高致死率,再加上由于计划免疫的终止而导致的人群无免疫状态,天花病毒的生物安全性备受重视。

传染性软疣(molluscum contagiosum)是传染性软疣病毒引起的皮肤白色的疣状物,主要通过皮肤接触传播,多见于儿童;也可通过性接触传播,引起生殖器传染性软疣。软疣可自行消退,不留瘢痕。

人类猴痘(human monkeypox)最早见于非洲刚果,近年来各地有感染病例出现。主要由人与野生动物直接接触进而感染猴痘病毒所致。患者病死率约 10%,临床症状与天花类似,主要表现为全身水疱和脓疱,有出血趋势、高热、局部淋巴结肿大等。

第十五章 真 菌

第一节 真菌概论

真菌(fungus)是一大类有细胞壁、典型的细胞核、完善的细胞器,以寄生或腐生方式生存,能进行无性或有性繁殖的真核细胞型微生物。

一、生物学性状

1.形态结构 真菌按形态、结构可分为单细胞真菌和多细胞真菌两大类。

(1)单细胞真菌:呈圆形或椭圆形,常见为酵母型真菌和类酵母型真菌。

(2)多细胞真菌:由菌丝(hypha)和孢子(spore)组成。菌丝分枝交织成团形成菌丝体,并长有各种孢子,这类真菌一般称为丝状菌或霉菌。有些真菌可因环境条件的改变而发生丝状菌或酵母菌两种形态的互变,称为二相性真菌,如组织胞质菌、球孢子菌等。

1)菌丝:成熟的孢子在适宜的基质上萌发产生菌丝,菌丝长出许多分枝交织成团形成菌丝体。伸人培养基中吸收营养和水分的称为营养菌丝(vegetative mycelium);露出培养基表面的称为气中(生)菌丝(aerial mycelium),菌丝常带有许多孢子;部分气中(生)菌丝可产生不同大小、形状和颜色的孢子,称为生殖菌丝(reproductive mycelium)。菌丝按结构分为有隔菌丝(septate hypha)和无隔菌丝(nonseptate hypha)。多数病原性真菌产生有隔菌丝。

真菌的菌丝形状各异,可呈球拍状、梳状、螺旋状、鹿角状,哑铃状等,可借此鉴别。但有时不同种类的丝状菌也能产生相同形态的菌丝。

2)孢子:是真菌的繁殖器官,由生殖菌丝产生。一条菌丝可形成多个孢子,在环境条件适宜时,孢子又可发芽长出芽管,发育成菌丝体。真菌的孢子是真菌鉴定和分类的主要依据。

真菌的孢子分为有性孢子和无性孢子。

2.培养特性 大多数真菌营养要求不高,常用沙保弱培养基培养。最适 pH4.0~6.0,最适生长温度 22~28℃,但某些深部感染的真菌最适生长温度为37℃。多数病原性真菌生长缓慢,培养 1~4 周才出现典型菌落。在沙保弱培养基上,真菌菌落一般有酵母型菌落、类酵母型菌落和丝状菌落 3 种。

3.抵抗力 真菌的菌丝和孢子对热的抵抗力不强,一般 60~70℃ 1 h 即被杀灭。对干燥、阳光、紫外线及一般化学消毒剂耐受性较强,但对 2.5%碘酒、10%、2%甲紫则较敏感。真菌对青霉素、链霉素等不敏感,但制霉菌素、两性霉素 B、酮康唑等能抑制多种真菌。

二、致病性与免疫性

1.致病性 致病性真菌和机会致病性真菌引起的疾病统称真菌病(mycoses)。同一种真菌病可由不同种类真菌引起,一种真菌也可引起不同类型的疾病。

(1)致病性真菌感染:主要是外源性感染,包括浅部真菌感染和深部真菌感染。浅部真菌如皮肤癣菌等,侵犯皮肤、指甲及须发等组织,引起局部炎症反应和病变。深部真菌如荚膜组织胞质菌可侵犯皮下、内脏及脑膜等处,引起慢性肉芽肿及组织溃疡坏死。

(2)条件致病性真菌感染:主要是一些内源性感染(如白色念珠菌,新生隐球菌等),感染多发生在机体抵抗力降低时,如长期应用广谱抗生素、皮质激素、免疫抑制剂、放化疗患者,免疫缺陷患者等。

(3)真菌性超敏反应:敏感体质者在吸入或食入某些真菌菌丝或孢子时,可引起Ⅰ~Ⅳ型超敏反应。皮肤超敏反应主要表现为荨麻疹、接触性皮炎、过敏性皮炎、湿疹、瘙痒症等;呼吸道超敏反应主要表现为支气管哮喘及过敏性鼻炎等。

(4)真菌毒素中毒:某些真菌污染谷物、油料作物或植物后产生真菌毒素,人可通过食人、吸入或直接接触皮肤导致急性或慢性中毒。真菌毒素耐热,真菌污染的食物虽经高温蒸煮,食后仍可中毒。真菌毒素可侵害肝、肾、脑、中枢神经系统及造血组织。

(5)真菌毒素与肿瘤:有些真菌毒素与肿瘤的发生有关,其中研究最多、危害最大的是黄曲霉毒素。已证明黄曲霉素主要诱发肝癌,还可诱发肾癌、胃癌、直肠癌等,还可出现畸胎。

2.免疫性 真菌分布广泛而人群发病率较低,说明人体对真菌有较高的非特异性免疫力。真菌感染也可诱生机体产生特异性细胞免疫和体液免疫,但免疫力不强。

三、微生物学检查

真菌病的微生物学检查原则与细菌感染的检查大致相同,但更强调真菌的直接镜检及真菌的分离培养和鉴定。

1.标本 浅部真菌感染可采集病变部位的毛发、皮屑、指(趾)甲屑等标本。皮肤癣病宜采集病变区与健康皮肤交界部位的材料。深部真菌感染则应根据病情采集痰液、脓液、口腔或阴道分泌物、血液、脑脊液等。

2.形态学检查

(1)直接镜检:皮肤、毛发等标本经10%KOH溶液微加温处理后,在低倍镜下直接进行观察,如见到真菌的菌丝和孢子即可初步诊断。液状标本一般需离心后取沉渣直接镜检或染色后镜检。

(2)分离培养:直接镜检不能确诊时应做分离培养。皮肤和毛发等标本先经70%乙醇或2%苯酚处理,再接种于含抗生素的沙保培养基。观察菌落特点后再做真菌小培养,通过显微镜观察到的菌丝和孢子的特征进行鉴定,必要时可加做动物实验。

3.血清学试验 血清学试验多用于辅助检查深部真菌感染,检测真菌抗原和机体感染后产生的抗体。由于受检者多为免疫低下患者,抗体阳性率低,故现已少用。

4.核酸检测 核酸检测可用于真菌的快速诊断和分型研究。常用的方法有PCR、随机扩增多态性DNA(RAPD)、PCR限制性核酸酶切片段长度多态性分析(PCR-RFLP)等。与经典方法比较,核酸检测更敏感省时。

5.真菌毒素检测 常用的方法有生物学毒性检查法、薄层层析法、高效液相色谱法(HPLC)、免疫亲和柱层析净化荧光光度法(IA-fluorometer)和间接竞争ELISA法等。其中,间接竞争ELISA法具有特异性强、灵敏度高、可同时快速检测多个样品等优点而得到广泛应用。

四、防治原则

皮肤癣预防应注意清洁卫生,避免与患者及受污染的物品直接接触。引起深部感染的真菌多为条件致病菌,预防主要是去除各种诱发因素,提高机体抵抗力,应避免滥用抗生素、激素、免疫抑制剂等。

浅部真菌感染的治疗多选用硝酸咪唑、克霉唑等。深部真菌感染的治疗多选用两性霉素B与氟胞嘧啶合用、制霉菌素等,但这些药物存在毒副作用较大。伊曲康唑、氟康唑及酮康唑等具有广谱、高效、低毒的特点,得到广泛应用。

第二节　常见病原性真菌

根据病原性真菌侵犯的部位和临床表现,可将其分为皮肤感染真菌、皮下组织感染真菌和深部感染真菌。

一、皮肤感染真菌

1.皮肤癣菌　皮肤癣菌(*Drmatophytes*)又称癣菌(*Ringworm*),有嗜角质蛋白的特性,仅侵犯角化的表皮、毛发、指(趾)甲等角质化组织引起癣症。其中,手足癣最为常见。皮肤癣菌包括表皮癣菌属、毛癣菌属和小孢子菌属三个属。

(1)生物学性状

1)表皮癣菌属:仅絮状表皮癣菌(*E.floccosum*)对人有致病性,可侵犯人表皮、甲板,但不侵犯毛发。镜下可见结节状或球拍状菌丝和粗棒状大分生孢子。菌落初呈白色鹅毛状,以后转变为黄绿色粉末状。

2)毛癣菌属:以红色毛癣菌(T.purpureatum)和须毛癣菌(T.mentagrophytes)多见。镜下可见细长棒状的薄壁大分生孢子和葡萄串状的小分生孢子。菌丝有球拍状、鹿角状和结节状。菌落为灰白或棕色,表面呈绒毛状、粉状或蜡样。

3)小孢子菌属:在我国以犬小孢子菌(M.canis)、石膏样小孢子菌(M.gypseum)和奥杜盎小孢子菌(M.audouinii)多见。镜下可见厚壁梭形大分生孢子,菌丝侧枝末端有卵圆形的小分生孢子。菌落为灰色、棕黄色或橘红色,由绒毛状逐渐变至粉末状。

(2)致病性:皮肤癣菌感染多因直接或间接接触传播,也可经患病动物或自体传播。三种皮肤癣菌均可侵犯皮肤,引起手足癣、体癣、股癣等。手癣俗称鹅掌风,足癣俗称脚气。毛癣菌和表皮癣菌可侵犯指(趾)甲引起甲癣,表现为甲板失去光泽、松脆、增厚变形,呈灰黄色或灰白色,俗称灰指(趾)甲。

(3)微生物学检查:取病变部位的皮屑、指(趾)甲或病发,经10%*KOH*溶液消化后镜检。皮屑、甲屑中见有菌丝,病发中见有成串的孢子,即可初步诊断皮肤癣菌感染。再根据沙保弱培养基培养后的菌落特征、菌丝和孢子的特征确诊和鉴定菌种。

(4)防治原则:预防主要是注意清洁卫生,避免与患者直接或间接接触;保持足部、鞋袜清洁干燥以预防足癣。积极预防手足癣有助于避免灰指(趾)甲的发生。治疗可选用灰黄霉素、酮康唑、伊曲康唑等。

2.角层癣菌　角层癣菌主要侵犯人体皮肤浅表的角质层和毛干,可引起慢性、轻微症状或无症状的感染。引起这种感染的致病性真菌主要有枇糠状鳞斑癣菌(Malassezia fur fur)、黑毛结节菌(Piedraia borfae)、白毛结节菌(Trichosporon beigelii)等。

(1)枇糠状鳞斑癣菌:可引起颈、胸、腹、背等感染部位的皮肤表面出现细小皮糠状鳞屑,病变处呈深浅不一的黄褐色,称为花斑癣(*tinea versicolor*),俗称"汗斑"。一般仅影响美观而不影响健康。治疗可局部使用克霉唑霜、益康唑涂擦。症状严重者可口服伊曲康唑、酮康唑等抗真菌药。

(2)白毛结节菌和黑毛结节菌:主要侵犯头发,在毛干上形成坚硬的黑色或白色砂粒状结节,分别引起白毛结节病和黑毛结节病。治疗主要是将病发剃除,局部外涂复方苯甲酸软膏、3%硫磺软膏等抗真菌药物。

二、皮下组织感染真菌

皮下组织感染真菌多为腐生性真菌,必须经伤口才能侵入皮下组织。主要有孢子丝菌(Sporotrichum)和着色真菌(Dema fiaceOUS.fungi)。

1.孢子丝菌　主要的致病菌为申克孢子丝菌(Sporotrichum schenckii)。

(1)生物学性状:申克孢子丝菌是二相性真菌。标本直接镜检,可见梭形或圆形的孢子,偶见菌丝。在沙保弱培养基上长出黑褐色皱褶薄膜菌落。镜检可见分隔菌丝和成群的梨状小分生孢子。

(2)致病性:该菌经皮肤微小的伤口侵入机体引起感染,多发生于农民、园艺师和矿工。患者表现为局部皮肤形成亚急性或慢性肉芽肿,使淋巴管形成链状硬结,称为孢子丝菌性下疳(sporotrichotic chancre)。病变多发生于四肢,但儿童多发生于面部。本菌也可经消化道或呼吸道侵入,随后经血行播散至其他器官引起感染。

(3)微生物学检查:除对患者脓、痰和血标本做培养和直接镜检外,还可取患者血清与申克孢子丝菌抗原做凝集试验,若其效价在 1:320 以上,则有诊断意义。也可用申克孢子丝菌菌素对患者做皮肤试验,如 24~48 h 在皮试局部出现结节者为阳性,可辅助临床诊断。

(4)防治原则:孢子丝菌病在某些患者为自限性疾病。治疗可口服伊曲康唑、氟胞嘧啶、饱和碘化钾奶液等。深部感染治疗可选用两性霉素 B。

2.着色真菌　着色真菌是一些分类上接近,引起临床特征也相似的真菌的总称。代表菌种有卡氏枝孢霉(Cladosporium carrianii)、疣状瓶霉(Phialophora verrucosa)、裴氏着色霉(Fonsecasa pedrosoi)、甄氏外瓶霉(Exophiala jeanselmei)等。我国以卡氏枝孢霉为最多见。

(1)生物学性状:不同着色真菌的分生孢子形态有差异。卡氏枝孢霉长的分生孢子柄末端分叉长出孢子;裴氏着色霉分生孢子呈短链状,末端之细胞发芽成新的分生孢子,或形成于分生孢子柄的两侧;疣状瓶霉花瓶状的瓶囊上有成丛的圆形小分生孢子。沙保弱培养基上生长缓慢,常需培养数周,形成丝状型菌落,菌落多呈棕褐色,少数呈灰黑色。

(2)致病性:感染多发于颜面、下肢、臀部等暴露部位的皮肤,使病损部位皮肤呈暗红色或黑色,故称着色真菌病(chromomycosis)。人体主要经伤口感染。早期皮肤感染处发生丘疹,然后增大形成结节,结节融合成疣状或菜花状。随着老病灶愈合、新病灶产生及瘢痕形成,淋巴回流受到影响,导致肢体“象皮肿”。免疫功能低下的患者亦可出现中枢神经系统感染。该病是一种慢性病,可使患者肢体致残,重症者还可危及生命。

(3)微生物学检查:取皮屑或脓液经 10%KOH 溶液处理后镜检,脑脊液标本则取沉淀直接镜检。在显微镜下可见单个或成群的厚壁孢子。将镜检结果与临床表现相结合即可做出初步诊断。必要时做病原菌的分离培养和鉴定。

(4)防治原则:在劳动中如遇皮肤损伤,须及时妥善处理(如外涂碘酊)以预防本病发生。早期病变的皮损可经手术切除,大面积皮损可口服 5-氟胞嘧啶和伊曲康唑等抗真菌药物。

三、深部感染真菌

1.致病性真菌　致病性真菌属于外源性感染,感染有地方性,多出现于南北美洲等某些地区,在我国极为少见。主要经呼吸道吸入或伤口侵入机体而发生感染,大部分感染无症状或仅有轻微症状,少数感染有特定组织或器官的倾向,可危及生命。

2.机会致病性真菌　机会致病性真菌(opportunity pathogenic fungus)又称条件致病性真菌(conditional pathogenic fungus)。这类真菌有的是非致病性或致病性弱的腐生菌,有的是宿主的正常菌群,当机体免疫力下降、菌群失调或寄生部位改变时,可通过外源性或内源性途径感染机体深部组织、内脏和全身致病。

（1）白假丝酵母菌（*Candida albicans*）：俗称白色念珠菌,属假丝酵母属（*Candida*）。

1）生物学特性：菌体呈圆形或卵圆形,直径 3~6μm,革兰染色阳性,着色不匀。以出芽方式繁殖。

2）致病性：白假丝酵母通常存在于人的皮肤、口腔、上呼吸道、阴道及肠道黏膜上。感染多发生于抵抗力低下者和菌群失调者,感染类型可从无症状的表面感染至威胁生命的深部感染。临床常见：①皮肤黏膜感染,感染好发于皮肤皱褶处、潮湿的部位,如腋窝、乳房下、腹股沟、会阴部及指（趾）间处,易与湿疹混淆。常见的黏膜感染有鹅口疮（thrush）、口角炎、外阴与阴道炎。②内脏及中枢神经系统感染,机体抵抗力低下者,可有肺炎、支气管炎、肠胃炎、、肾盂肾炎、心内膜炎、脑膜炎、脑炎等。③过敏性疾病,对本菌过敏者,可表现为类似皮肤癣疹或湿疹的皮疹、哮喘、胃肠炎等症状。

3）微生物学检查：脓、痰标本可直接涂片、革兰染色后镜检,若见到革兰阳性、圆形或卵圆形的菌体及芽生孢子,并有假菌丝,结合临床表现即可诊断。标本接种于沙保弱培养基,根据菌落特征、菌体、芽生孢子及假菌丝进行判断；或将分离的菌种接种于玉米培养基中检测厚膜孢子。

4）防治原则：预防主要是注意个人清洁卫生,增强机体抵抗力、合理使用抗生素、激素等。对皮肤黏膜感染的治疗可局部使用制霉菌素、酮康唑等。对深部感染的治疗可用两性霉素 B、5-氟胞嘧啶等。

（2）新生隐球菌（*C.neo formans*）：属于隐球菌属（*Cryptococcus*）。自然界中分布广泛,尤其在鸽粪中大量存在。

菌体为圆形的酵母样细胞,直径 4~12μm。外周有一层肥厚的胶质样荚膜。一般染色法不易发现。用印度墨汁负染后镜检,可见在黑色的背景中有圆形、卵圆形或正在出芽的透亮菌体。本菌以芽生方式繁殖,不生成假菌丝。

致病物质主要包括荚膜多糖和酚氧化酶。荚膜多糖具有抗吞噬、诱使动物免疫无反应性、降低机体抵抗力等作用。酚氧化酶能将酚类化合物转变为黑色素,后者可与一些抗真菌药物结合,使其失去杀菌作用。人主要通过呼吸道吸入而受染。初发病灶多为肺部,患者多无症状或轻微流感样症状,一般预后良好。消耗性疾病及免疫功能低下者如艾滋病,新生隐球菌可向全身播散,主要侵犯中枢神经系统,引起脑膜炎、脑炎等,此外可侵入皮肤黏膜、骨骼、肌肉、淋巴结引起慢性炎症和脓肿。

（3）曲霉（*Aspergillus*）：菌丝为分枝状多细胞性有隔菌丝。菌丝在接触培养基的部分分化出厚壁而膨大的足细胞,足细胞向上生长出分生孢子梗。孢子梗顶端膨大呈椭圆形或半球形的顶囊。顶囊表面长满一层或两层辐射状小梗,小梗顶端形成一串分生孢子。分生孢子呈球形或柱状,并形成菊花样的分生孢子头。

一般曲霉对人体无致病性,但机体抵抗力降低时,如使用免疫抑制剂等,曲霉能侵犯机体许多部位而致病,其所致疾病统称为曲霉病（aspergillosis）。

（4）毛霉（*Mucor*）：广泛存在于自然界中,常污染食物引起霉变。通常在机体抵抗力极度低下时可引起机体感染致病,称为毛霉病（mucormycosis）。

（5）卡氏肺孢菌（*Pneumocystis*）：过去被称为孢子虫,归属于原虫,现将其归属于真菌范畴。本菌为单细胞型,兼具原虫和酵母的特点。发育经历滋养体—囊前期—孢子囊阶段。卡氏肺孢菌分布于自然界及人和多种哺乳动物肺内。当因营养不良和身体虚弱、使用免疫抑制剂、先天性免疫缺陷等原因导致机体免疫力下降时引起感染,出现卡氏肺孢菌肺炎。目前该病已成为艾滋病患者最常见、最严重的并发症之一,死亡率高达 70%~100%。

第十六章　寄生虫学概述

寄生于人体的寄生虫种类繁多,对人们的身体健康造成极大危害。据有关史学家考证:三国时期著名的赤壁之战,除刘备联合孙权抗曹外,还因曹军下江南,大量士兵感染血吸虫病丧失战斗力而战败,使曹操统一天下的梦想化为泡影,长期形成魏、蜀、吴三足鼎立的战乱局面。据 WHO 统计报道:1975—1995 年的 20 年间,全世界疟疾感染人数达 4 亿~5 亿,每年死亡人数在 220 万~250 万;全世界 76 个国家有血吸虫流行,受感染者达 1.5 亿,其中以埃及血吸虫病发病率最高。社会经济发展水平愈滞后,寄生虫病流行愈猖獗,不仅给患者带来巨大的痛苦和沉重经济负担,而且严重影响社会经济的发展和人类历史发展的进程。

第一节　寄生关系、寄生虫与宿主

一、寄生关系、寄生生活

在自然界中,各种生物的生活方式千差万别,由于外界环境的变迁,生活条件的变化,某些生物为了生存以及种群的延续,逐渐适应在其他动物体内或体表作一时性或长久性居留,既可得到居留场所又可获得食物,彼此依存共同生活。两种生物共同生活,一方得利,另一方不受益也不受害称共栖,如结肠内阿米巴可在人肠腔内生存。两种生物共同生活,双方相互依赖,彼此受益称互利共生,如寄生于白蚁肠道内的超鞭毛虫。两种生物共同生活,一方得利,另一方受害称寄生,营这种生活方式称寄生生活,如日本血吸虫。

二、寄生虫与宿主

凡营寄生生活的低等动物称为寄生虫(parasite)。寄生于人体的寄生虫称为人体寄生虫或医学寄生虫。寄生于宿主体表的寄生虫,称为体外寄生虫(ectoparasite),如虱、蚤。寄生于宿主体内的寄生虫,称为体内寄生虫(endoparasite),如蛔虫、疟原虫。

被寄生虫寄生并遭受其损害的动物或人称为宿主(host)。如蛔虫寄生于人体的小肠,从肠腔获取食物并损伤机体,蛔虫是寄生虫,人是蛔虫的宿主。

寄生虫经历生长、发育和繁殖的全过程称为寄生虫的生活史,在整个生命周期中有的只需一个宿主,有的还需更换宿主。在寄生虫生活史中,寄生虫成虫或有性生殖阶段所寄生的宿主称终宿主(definitive host)。寄生虫幼虫或无性生殖阶段所寄生的宿主称中间宿主(interreedlate host)。有的寄生虫在发育过程中需要两个中间宿主,按照寄生的先后顺序,依次称为第一、第二中间宿主。有些寄生虫除寄生人体外,还寄生于某些脊椎动物体内,在流行病学上,这类动物可作为人体寄生虫病的传染源,被寄生的这些动物称为贮存宿主或保虫宿主(reservoir host)。例如,华支睾吸虫的终宿主为人,第一中间宿主为沼螺,第二中间宿主为淡水鱼、虾,贮存宿主为猫、犬。有的寄生虫的幼虫侵入非正常宿主,不再继续发育,但可长期生存,以后如有机会进入正常宿主体内,则可以继续发育,此类非正常宿主称为转续宿主(paratenic host)。例如,感染裂头蚴的蛙被蛇、鸟类等非正常宿主食入,裂头蚴不能在它们体内发育为成虫,只有当猫、犬吃了非正常宿主后,裂头蚴才能发育为成虫。

寄生虫生长发育过程中,只有其中某一特定阶段进入人体才能继续生存和发育,这一具有感染力阶段称为感染阶段(infective stage)。例如,日本血吸虫生活周期要经历虫卵、毛蚴、胞蚴、尾蚴及成虫阶段,只有尾蚴与人皮肤接触才能使其感染,故尾蚴是日本血吸虫的感染阶段。

第二节　寄生虫与宿主的相互关系

寄生虫侵入宿主后,两者之间相互作用,其结果取决于两者的强弱。当寄生虫致病力强于宿主抵抗力时,可出现局部或全身性的病理损害并出现临床表现,称寄生虫病(parasitic dis-ease)。当宿主防御功能强于寄生虫时,寄生虫对机体的破坏作用被抑制,虫体被包围、杀死、排出,患者痊愈。当寄生虫与宿主之间的相互关系形成一种平衡状态时,寄生虫可在宿主体内存活,宿主无临床表现,称带虫者(carrier)。

一、寄生虫对宿主的作用

寄生虫寄生于宿主体内,可引起一系列的损害。

1.夺取营养　寄生虫在宿主体内摄夺营养物质,供生长、发育和繁殖所需,导致宿主营养不良,抵抗力下降。例如,肥胖带绦虫、链状带绦虫及蛔虫等。

2.机械性损伤　寄生虫寄生于宿主体内,可引起寄生部位管道阻塞、压迫组织和组织损伤等。如蛔虫阻塞胆管,猪囊尾蚴压迫脑组织,钩虫的钩齿咬伤肠黏膜均可引起组织机械性损伤。

3.毒性作用　寄生虫的分泌物、排泄物及代谢产物对机体具有毒性作用,产生多种病理变化。例如,溶组织内阿米巴分泌溶组织蛋白水解酶,可溶解肠黏膜及黏膜下层组织,形成溃疡。

4.超敏反应　寄生虫虫体及代谢产物对宿主而言具有免疫原性,可引起机体超敏反应。例如,棘球蚴囊液的渗出物,可引起 I 型超敏反应,如荨麻疹、血管神经性水肿,若囊液突然外溢,还可引起过敏性休克,甚至死亡。

在蠕虫感染中,一般 IgE 水平明显升高,血中嗜酸性粒细胞也明显升高。

二、宿主对寄生虫的作用

寄生虫及其代谢产物对宿主而言均为异物,可引起机体一系列的免疫反应。包括非特异性免疫与特异性免疫两方面。

(一)非特异性免疫

非特异性免疫又称先天性免疫,由遗传因素所决定,相对稳定,对各期寄生虫均有一定的抵抗作用,但无特异性,也不十分强烈。表现为宿主对某些寄生虫具有先天不感染性。例如,鼠疟原虫不能感染人,人疟原虫不能感染鼠;消化液的化学杀灭作用;宿主的皮肤、黏膜屏障阻挡作用;单核一巨噬细胞系统的吞噬作用;淋巴结的过滤作用和补体系统的溶解破坏作用。

(二)特异性免疫

寄生虫进入宿主机体后,刺激免疫系统诱发的免疫应答,称特异性免疫,又称获得性免疫。包括体液免疫和细胞免疫,二者协同发挥作用,可清除和杀伤寄生虫,且对同种寄生虫再感染有一定的抵抗力。寄生虫结构复杂,其抗原可分为虫体抗原、代谢抗原(包括分泌抗原及排泄抗原)和表面抗原,同种寄生虫不同的发育阶段,既有共同抗原,又有不同阶段特异性抗原,一个阶段的抗原刺激所产生的免疫效应,不能延伸到另一阶段。例如,疟原虫的子孢子、裂殖子及配子体各自有不同的抗原特性,子孢子所产生的免疫效应,对同种裂殖子及配子体不起作用。共同抗原还存在于寄生虫不同的科、属及种之间,有的能引起宿主对其体内不同种寄生虫的免疫反应,或对再感染产生保护作用,但大多数是不能产生保护性抗体的。例如,吸虫中的各虫种所含有的某些共同抗原。寄生虫抗原刺激机体产生的免疫反应相对复杂、产生迟缓、程度较弱且较难持久,很难完全清除体内寄生虫。特异性免疫反应的类型主要如下。

1.消除性免疫　宿主对寄生虫所产生的免疫应答,既能全部清除体内的寄生虫,又能对再感染具有完全的抵抗力。此类型很少,仅见于热带利什曼原虫引起的皮肤利什曼病痊愈后。

2.非消除性免疫　这是寄生虫感染中最常见的免疫类型。机体感染寄生虫后所产生的免疫力仅对再次感染具有一定的抵抗力,不能完全清除体内的寄生虫。主要表现为带虫免疫和伴随免疫。疟疾患者在临床症状消失后,宿主血内仍保持较低密度的原虫,使机体产生一定的免疫力,能抵抗同种疟原虫的再感染。一旦根治,原虫消失,免疫力也随之消失,此种现象称带虫免疫(premunition)。宿主感染血吸虫后,可产生免疫力,其体内成虫不受免疫效应的作用,但可抵抗下次同种尾蚴的再感染,此种现象称伴随免疫(concomifant immunity)。

第三节　寄生虫病的流行与防治

一、流行基本环节

1.传染源　寄生虫病的患者、带虫者及保虫宿主均为传染源。

2.传播途径　指寄生虫从传染源传播到易感宿主的过程。各种寄生虫以不同的传播途径和感染方式侵入人体。常见的传播途径和方式有:经口感染、经皮肤感染、经昆虫媒介感染、经接触感染及经其他方式的感染。

3.易感人群　指对寄生虫病缺乏免疫力的人群。一般而言,人对寄生虫普遍易感。

二、影响流行的因素

1.自然因素　包括温度、湿度、雨量、地理环境及生物种群等,气候因素影响寄生虫在外界和宿主体内的生长发育,也影响中间宿主或媒介节肢动物的滋生活动与繁殖。因此,自然因素形成了寄生虫病流行的地方性和季节性。如血吸虫病流行于长江以南地区,与钉螺的分布一致;疟疾流行于每年的6～10月份。

2.社会因素　社会制度、经济发展水平,人们的卫生习惯及生活行为,对寄生虫病的流行均具有一定的影响。

三、防治措施

根据寄生虫病的流行环节和影响因素,应采取以下几个方面的措施,阻断寄生虫生活史的完成,以便控制和消灭寄生虫病。

1.控制和消灭传染源　普查普治患者、带虫者,查治和处理保虫宿主。做好流动人口监测,控制流行区传染源的输入和扩散。

2.切断传播途径　加强粪便管理及水源管理,讲究个人卫生,搞好环境卫生,控制和消灭媒介昆虫及中间宿主。

3.保护易感人群　加强卫生知识的宣传教育,加强集体和个人防护,改变不良的饮食习惯,改进生产方法和生产条件。

第十七章　医学原虫

第一节　叶足虫

一、溶组织内阿米巴

溶组织内阿米巴又称痢疾阿米巴,主要寄生于人体结肠,表现为阿米巴痢疾和各种类型的阿米巴病。

1.形态

(1)滋养体:大滋养体(组织型滋养体)大小为 20~60 μm,多形性,内外质分明,外质透明,内质颗粒状,可见吞噬的红细胞。泡状核,核仁小,居中;核膜内缘有核周染色质粒,大小一致,均匀排列;核仁与核膜间有时可见网状核纤丝。小滋养体(肠腔型滋养体)较小,内外质不明显,内质没有红细胞。

(2)包囊:大小为 10~16 μm,可见 1 核、2 核和 4 核包囊(成熟包囊为 4 核)。圆形,核结构与滋养体一致,未成熟包囊的胞质内有短棒状拟染色体和糖原泡。

2.生活史　成熟包囊为感染期,人食入被包囊污染的食物和水而引起感染。包囊经胃和小肠,在回肠末端或结肠的中性或碱性环境中,虫体脱囊而出,随肠蠕动进入结肠,在下行过程中发育成八个滋养体,在结肠上端摄食细菌和二分裂增殖。虫体在肠腔内下移,由于肠内环境改变形成包囊,混于宿主粪便排出。滋养体可侵入肠黏膜下层,吞噬红细胞和组织细胞,并大量繁殖,破坏肠壁,引起肠壁溃疡,也可随血流进入肝、肺、脑等组织或器官,引起肠外阿米巴病。随坏死组织脱落进入肠腔的滋养体,可随粪便排出体外。

3.致病机制与临床表现

(1)致病机制

1)毒力:凝集素介导吸附于宿主细胞;阿米巴穿孔素在宿主细胞形成孔状破坏;半胱氨酸蛋白酶溶解组织。

2)其他因素:肠道共生菌群的协同作用和宿主的免疫力起着重要作用。

(2)临床表现

1)肠阿米巴病:包括无症状带包囊者和阿米巴病性结肠炎(阿米巴痢疾)。阿米巴病性结肠炎临床过程分为急性和慢性。急性阿米巴病,常累及盲肠和升结肠,典型的病理损伤是口小底大的烧瓶样溃疡,一般仅累及黏膜层。临床上以腹痛、腹泻、解奇臭的果酱色大便为特征。慢性阿米巴病,肠壁可因纤维组织增生而增厚变硬,甚至引起肠腔狭窄。有时可因肉芽组织增生过多,而形成局限性包块,称为阿米巴肿。临床表现为长期间歇性腹泻、腹痛、胃肠胀气和体重下降。肠阿米巴病的严重并发症为肠穿孔和继发性细菌性腹膜炎。

2)肠外阿米巴病:病变部位呈无菌性、液化性坏死。阿米巴性肝脓肿最常见,多见年轻患者,累及肝右叶,临床表现为右上腹痛,向右肩放射,肝脏进行性肿大,压痛显著,肝穿刺可见"巧克力酱"

状脓液。多发性肺阿米巴病多发于右下叶,继发于肝脓肿,主要有胸痛、发热、咳嗽和咳"巧克力酱"样痰。还有可能出现脑脓肿,临床症状有头痛、眩晕、呕吐、精神异常等,病死率高。皮肤阿米巴病少见,常由直肠播散到会阴部引起。

4.诊断

(1)病原学诊断

1)粪便检查

a.生理盐水直接涂片法:是诊断急性阿米巴痢疾患者有效的方法之一,在稀便或带有脓血的粪便中滋养体多见。

b.碘液染色法:主要适用于轻度感染、慢性感染及带虫者,成形或略稀稠的粪便中可检出包囊。

2)病灶组织检查:如脓肿穿刺液涂片检查可检测到滋养体;慢性患者或粪检阴性不能确诊的患者,行乙状结肠镜检查,获取组织或分泌物检阿米巴原虫。

3)体外培养:必要时送患者粪便培养痢疾杆菌与痢疾阿米巴原虫。

(2)血清学诊断:如间接血凝试验、ELISA或琼脂扩散法等检测到相应的特异性抗体。

(3)核酸诊断:可探知在脓液、粪便培养物、活检的肠组织、穿刺液、皮肤溃疡、脓血便甚至成形粪便中的虫体DNA,通过对扩增产物进行电泳分析,可区别溶组织内阿米巴和其他阿米巴原虫。

(4)影像学诊断:对肠外阿米巴病适用,如超声波检查、计算机断层扫描(CT)、X线检测、磁共振检查(MRI)等有辅助作用。

5.流行与防治

(1)流行:溶组织内阿米巴病分布遍及全球,据中国1988~1992年调查显示,我国近年的人群感染率在0.7%~2.17%之间,平均感染率为0.949%,感染人数估计为1 069万,主要流行地区在西北、西南和华北。夏秋季发病较多,发病率农村多于城市,男性高于女性,成人高于儿童。近年来,男同性恋者感染溶组织内阿米巴的概率呈上升趋势,欧美、日本为20%~30%,阿米巴病亦为艾滋病的常见并发症。

(2)传染源与传播途径:传染源主要为粪便中持续带包囊者,除可感染人外,犬、猫等均可自然或实验感染。人体感染的主要方式是食用含有包囊的粪便污染的食品、饮水而感染。

(3)防治

1)治疗:甲硝唑(灭滴灵)为目前治疗阿米巴病的首选药物;对于孕妇及儿童,可选用替硝唑、奥硝唑和塞克硝唑。对于包囊携带者,应选用巴龙霉素、喹碘方等。肠外阿米巴病的治疗亦以甲硝唑为主,氯喹也是有效药物。对于阿米巴肝脓肿,同时也可进行穿刺排脓。

2)预防:采取综合措施防止感染包囊。做好粪便无害化处理,保护公共水源,严防粪便污染,消灭苍蝇、蟑螂等传播媒介,讲究饮食卫生及文明的生活方式。

二、其他常见阿米巴

1.结肠内阿米巴 是人体肠道常见的共栖原虫。滋养体直径为15~50 μm,细胞核内含大而偏位的核仁和大小不一、排列不齐的核周染色质粒,胞质内多含细菌但不含红细胞。包囊较大,直径10~35μm,核1~8个,成熟包囊8个核。未成熟包囊内含糖原泡和草束状的拟染色体。生活史和流行情况与溶组织阿米巴相似。成熟包囊经口感染宿主。在结肠内共栖,不侵入组织,无临床症状。粪便检查滋养体或包囊可与溶组织内阿米巴鉴别。

2.致病性自由生活阿米巴 致病性自由生活阿米巴以耐格里属和棘阿米巴属多见。在自然界普遍存在于水体、淤泥、尘土和腐败植物中。耐格里属阿米巴滋养体大小为10~35 μm,虫体一端有伪足,核为泡状核,核仁大而居中。在不适环境中可发展为有2~9根鞭毛的鞭毛型。包囊直径7~10 μm。当人在水中,耐格里属阿米巴可侵入鼻腔和鼻黏膜增殖,沿嗅神经进入颅内。

棘阿米巴属滋养体大小为15~45μm,体表有伪足,核呈泡状,无鞭毛型。包囊圆形。滋养体经破损的皮肤黏膜或角膜侵入人体,寄生在眼、皮肤等部位,血行播散至中枢神经系统。

耐格里属阿米巴可以引起儿童或未成年者的原发性阿米巴性脑膜脑炎。棘阿米巴主要感染抵抗力低下的人群,引起阿米巴性皮肤损害、阿米巴角膜炎和肉芽肿性阿米巴性脑炎。

诊断以询问病史结合病原学检查为主。通过脑脊液或病变组织涂片可见活动的滋养体。

对自由生活阿米巴引起的中枢神经系统感染,用二性霉素B静脉给药或利福平也可治疗患者。戊双脒和磺胺药可治疗肉芽肿性阿米巴性脑炎。阿米巴性角膜炎主要用抗真菌和抗阿米巴的眼药。

第二节　孢子虫

一、疟原虫

寄生于人体的疟原虫共有四种,即间日疟原虫、恶性疟原虫、三日疟原虫和卵形疟原虫。三日疟原虫可感染人及非洲的猿类。此外,以猴类为宿主的诺氏疟原虫,近年来在东南亚地区感染人类的病例报道不断增加,所以这种疟原虫可能是第五种能感染人体的疟原虫。在我国引起疟疾的疟原虫主要是间日疟原虫和恶性疟原虫。

1.形态　疟原虫的形态包括在人体肝细胞、红细胞内和在按蚊体内的各期形态。疟原虫的基本结构包括胞膜、胞质和胞核,以及疟色素(消化分解血红蛋白后的代谢产物)。用瑞氏或吉姆萨染液染色后,寄生在红细胞内的疟原虫胞质为蓝色,胞核呈紫红色,疟色素呈棕黄色、棕褐色或黑褐色。被间日疟原虫和卵形疟原虫寄生的红细胞可以胀大、变形、颜色变浅,细胞膜常有明显的鲜红色薛氏小点;而被恶性疟原虫寄生的红细胞大小正常或略小,有粗大的紫红色茂氏点。

(1)红细胞内发育各期的形态:按在红细胞内的发育顺序一般分为滋养体期(小、大滋养体)、裂殖体期(未成熟、成熟裂殖体)、配子体期(雌、雄配子体)。

1)滋养体:小滋养体(环状体)呈环状,胞质少,中间有空泡,核小,位于环的周缘;随着虫体逐渐长大,胞质增多,变得不规则,有伪足伸出或有大空泡形成,胞质中开始出现疟色素,胞核1个,圆形,称为大滋养体(晚期滋养体)。

2)裂殖体:大滋养体发育成熟,虫体变圆,胞质增多,空泡消失,核分裂为两个或以上,称未成熟裂殖体。之后核继续分裂,胞质随之分裂,每一个核都被已分裂的部分胞质包裹,形成很多的裂殖子,疟色素渐趋集中,含有裂殖子的虫体称为成熟裂殖体。成熟裂殖体最终可胀破红细胞,裂殖子可释放到红细胞外。

3)配子体:经过数次裂体增殖后,疟原虫部分裂殖子侵入红细胞发育为圆形、卵圆形或新月形的配子体。雌配子体虫体较大,核致密而偏向虫体的一侧,疟色素多而粗大;雄配子体虫体较小,核疏松,位于虫体中央,疟色素少而细。

(2)子孢子:在雌性按蚊唾液腺内的子孢子是疟原虫对人的感染阶段。形状细长,11μm×1μm,呈C形或S形,前端稍细,顶端较平,后端钝圆,体表光滑。细胞核1个,长形。

2.生活史

(1)在人体内的发育

1)红细胞外期:子孢子是感染阶段。当带有成熟子孢子的雌性按蚊刺吸人血时,子孢子即随唾液进入人体。约30min后,随血流侵入肝细胞,形成红细胞外期裂殖体。成熟的红外期裂殖体内含有数以万计的裂殖子。裂殖子胀破肝细胞后释出,一部分被巨噬细胞吞噬,其余部分侵入红细胞,开始红细胞内期的发育。间日疟原虫完成红细胞外期发育所需时间约8d,恶性疟原虫约6d,三日疟原虫为 11～12 d,卵形疟原虫为 9 d。

目前认为,间日疟原虫的子孢子具有遗传学上不同的两种类型,即速发型子孢子和迟发型子孢子。速发型子孢子进入肝细胞后,很快完成红外期的裂体增殖过程;而迟发型子孢子,需经过一段或长或短(数月至年余)的休眠期后,才能进行红外期的裂体增殖,又称为休眠子。卵形疟原虫的子孢子遗传类型同间日疟原虫,而恶性疟原虫和三日疟原虫无休眠子。

2)红细胞内期

a.裂体增殖:红外期的裂殖子,进入血液后很快侵入红细胞,发育成环状体。环状体发育为大滋养体、未成熟裂殖体及成熟裂殖体。成熟裂殖体破裂后,裂殖子释出,一部分被巨噬细胞吞噬,其余再侵入其他正常红细胞,重复红细胞内期的裂体增殖过程。完成一代红细胞内期裂体增殖所需要的时间称红内期裂体增殖周期。间日疟原虫约需 48 h,恶性疟原虫需 36～48 h,三日疟原虫为 72 h,卵形疟原虫为 48 h。恶性疟原虫的环状体在外周血中经十几个小时的发育后,逐渐隐匿于内脏和皮下脂肪的毛细血管中,继续发育成大滋养体和裂殖体,故这两个时期在外周血液中一般不易见到。

b.配子体形成:红内期疟原虫经过几代裂体增殖后,部分裂殖子侵入红细胞后不再进行裂体增殖,而是发育为雌、雄配子体。恶性疟原虫的配子体主要在肝、脾、骨髓等器官的血窦或微血管里发育,成熟后始出现于外周血液中,在无性体出现后 7～10 d 才见于外周血液中。

间日疟原虫和卵形疟原虫主要寄生于网织红细胞,恶性疟原虫可寄生于各发育期的红细胞,三日疟原虫多寄生于较衰老的红细胞。

(2)在按蚊体内的发育

1)配子生殖:当雌性按蚊刺吸患者或带虫者时,仅雌、雄配子体能在蚊胃内存活下来并继续发育。在蚊胃腔内,雌配子体发育为雌配子,雄配子体形成雄配子。雄配子钻进雌配子体内,受精后形成合子。之后,合子变为动合子。动合子穿过蚊胃壁上皮细胞或其间隙,在胃壁弹性纤维膜下形成卵囊。

2)孢子增殖:卵囊内的核和胞质反复分裂进行孢子增殖,形成数以万计的子孢子。子孢子随卵囊破裂释出,经血淋巴集中于按蚊的唾液腺,发育为成熟子孢子。当受染按蚊再次刺吸人血时,子孢子即可随唾液进入人体,又开始在人体内的发育。

3.致病机制与临床表现

(1)潜伏期:从疟原虫侵入人体到出现疟疾发作,相隔的这段时间为临床潜伏期。间日疟患者的潜伏期短者一般 11～25 d,长者 6～12 个月;恶性疟潜伏期为 7～27 d;三日疟为 18～35 d;卵形疟为11～16 d。

(2)疟疾发作:典型的疟疾发作表现为周期性的寒战、发热和出汗退热三个连续阶段。疟疾发作的主要原因是由红细胞内期成熟裂殖体体胀破红细胞后,释放出的大量裂殖子、疟原虫的代谢产物、残余变性的血红蛋白及红细胞碎片等进入血流,一部分被巨噬细胞和中性粒细胞吞噬,刺激这些细胞产生内源性热原质,与疟原虫代谢产物共同作用于下丘脑的体温调节中枢引起发热。随着血内刺激物被吞噬和降解,机体通过大量出汗,体温逐渐恢复正常,机体进入发作间歇阶段。发作的周期性与疟原虫红细胞内期裂体增殖周期一致,典型的间日疟和卵形疟为隔天发作一次;恶性疟隔 36～48 h 发作一次;三日疟为隔 2 天(72 h)发作一次。

(3)再燃与复发:患者疟疾初发停止后,也无再感染,仅由于体内少量残存的红内期疟原虫重新大量繁殖起来又引起的疟疾发作,称为疟疾再燃。寄生于人体的 4 种疟原虫都可能发生再燃。疟疾初发后,红细胞内期疟原虫已被消灭,未再经蚊媒传播感染,由于红外期的休眠子在一定条件下结束休眠,经过数周至年余后,又出现疟疾发作,称为疟疾复发。恶性疟原虫和三日疟原虫因无迟发型子孢子不引起复发,而间日疟和卵形疟因有迟发型子孢子可出现复发。

(4)贫血:疟疾发作数次后,可出现贫血症状。尤以恶性疟患者的贫血更为严重。孕妇和儿童最为常见。发生贫血的原因有：

1）直接破坏红细胞。

2）脾脏功能亢进,吞噬大量正常红细胞。

3）免疫病理损害:在疟疾感染的急性期,宿主形成抗原抗体复合物,附着在正常红细胞膜上,使红细胞膜具有自身免疫原性,引起红细胞溶解或被巨噬细胞吞噬。此外可能由于疟原虫寄生于红细胞后,使隐蔽的红细胞抗原暴露,刺激机体产生自身抗体,导致红细胞的破坏。

4）骨髓造血功能受到抑制。

（5）脾肿大:尤以恶性疟患者显著,初发者多在发作3~4 d后,脾脏开始肿大,甚至可达脐水平线以下。主要原因是脾充血与单核吞噬细胞增生。早期经治疗,脾脏可恢复正常大小。但长期不愈或反复感染者患者,由于脾脏高度纤维化,包膜增厚,质地变硬,虽经治疗,脾脏也不能恢复到正常。

（6）凶险型疟疾:指血液中查见疟原虫又排除了其他疾病的可能性而表现出典型临床症状者,如脑型疟、肾衰竭、重症贫血、水电解质失衡、黄疸、高热等称为凶险型疟疾。来势凶猛、病情险恶、病死率高。脑型疟常发生在恶性疟高度地方性流行区的儿童、少年及疟区无免疫力的外来人群。临床表现为剧烈头痛、谵妄、急性神经紊乱、高热、昏迷、惊厥等。昏迷并发感染、呕吐和惊厥是常见的死因。脑型疟的发病机制主要有机械阻塞学说、炎症学说,弥散性血管内凝血学说等。大多数学者支持机械阻塞学说。

4.诊断

（1）病原学诊断:厚、薄血膜染色镜检是目前最常用的方法。从患者周围血液中检出疟原虫,是疟疾确诊的直接依据。一般取受检者耳垂或指尖血,最好在服药以前取血。薄血膜涂片经染色后疟原虫形态结构完整、清晰,可辨认原虫的种类和各发育阶段的形态特征,适用于临床诊断,但因虫数较少容易漏检。厚血膜涂片在处理过程中疟原虫皱缩、变形,鉴别有困难,但原虫较集中,易于发现,可提高检出率,常用于流行病学调查。恶性疟应在发作开始时,间日疟在发作后数小时至十余小时采血。

（2）免疫学诊断

1）循环抗体检测:检测血清中特异性疟原虫抗体可作为临床的辅助诊断手段,但不能反映患者是否有活动性感染,主要用于流行病学调查、防治效果的评估及输血对象的筛选。

2）循环抗原检测:检测血清中疟原虫的抗原能说明受检对象是否有活动性感染,因而具有重要的辅助诊断价值。临床常用的方法有放射免疫实验、酶联免疫吸附实验等。

（3）分子生物学技术:PCR和核酸探针已用于疟疾的诊断,优点是对低原虫血症检出率较高。国内学者采用的套式PCR技术扩增间日疟原虫和恶性疟原虫,现场应用敏感性、特异性较好,结果稳定。

5.流行与防治

（1）流行:疟疾的分布遍及全世界109个国家和地区,间日疟原虫主要在温带地区,散在分布于寒带和热带地区。恶性疟原虫主要分布于热带和亚热带地区,特别是热带的非洲和南美洲。三日疟原虫主要分布在热带的非洲撒哈拉沙漠以南地区,为局部流行。卵形疟原虫主要在热带的非洲西海岸地区。在我国,间日疟流行分布最广,其次是恶性疟,三日疟患者极少见,卵形疟仅发现几例。

（2）传染源与传播途径:传染源指外周血液中含有成熟配子体的现症患者和带虫者。雌性按蚊是疟疾的传播媒介,血液中带红内期疟原虫者可经输血传播给他人。

（3）防治:目前全球疟疾控制规划的目标是:从降低疟疾负担并维持在一个合理的低水平,到在一个确定的地理区域消除疟疾,以及最终在全球范围内根除疟疾。2010年,我国政府印发了《中国消除疟疾行动计划（2010~2020年）》的通知,决定在2010年全面开展消除疟疾工作,到2020年全国实现消除疟疾的目标。

1)治疗:抗疟药种类很多,主要有以下几类。

a.杀灭红细胞外期裂殖体及休眠子:伯氨喹、乙胺嘧啶对疟原虫红外期有一定杀灭作用,且对间日疟有抗复发作用,也称根治药。

b.杀灭红细胞内裂体增殖期:氯喹,奎宁、咯萘啶,喹派,青蒿青及蒿甲醚等,用以控制临床发作。

c.杀灭配子体:伯氨喹用于切断传播。

d.杀灭孢子增殖期:乙胺嘧啶可抑制蚊体内的孢子增殖。

2)预防:包括个体预防和群体预防。个体预防是指对疟区居民或短期进入疟区的个人,为了防蚊叮咬、防止发病或减轻临床症状而采取的防护措施;群体预防是对高疟区、爆发流行区或大批进入疟区长期居住的人群,除包含个体预防的目的外,还要防止传播。预防措施有:蚊媒防治,预防服药或疫苗预防。

二、刚地弓形虫

刚地弓形虫呈世界性分布。人和许多动物都能感染,可寄生于机体除成熟红细胞外的几乎所有有核细胞内,是一种非常重要的机会性致病原虫。

1.形态

(1)滋养体:根据其在中间宿主体内生长发育的速度快慢,分别称为速殖子和缓殖子。游离的滋养体外形呈弓形或新月形,一侧平直,另一侧隆起;一端钝圆,另一端较尖。(4~7)μm×(2~4)μm。经吉姆萨染液染色后可见胞质呈蓝色,胞核呈紫红色,位于虫体中央,有时可见染成浅红色的一个副核位于核与尖端之间。在疾病的急性期,数个至十多个速殖子寄生宿主细胞内,被细胞膜包绕,这种虫体的集合体由于没有自生的囊壁而称为假包囊。

(2)包囊:圆形或椭圆形,直径5~100 μm,具有一层富有弹性的坚韧囊壁,内含数个至数百个滋养体,称缓殖子。其形态与速殖子相似,仅个体较小且增殖缓慢。

(3)卵囊:大小10~12 μm,具两层光滑透明的囊壁。成熟卵囊内含2个孢子囊,每个孢子囊内含4个新月形的子孢子。

(4)裂殖体:成熟的裂殖体内含4~29个裂殖子,呈扇状排列。裂殖子形如新月状,较滋养体小。

(5)配子体:雌配子体发育成熟后为雌配子,雄配子体成熟后形成雄配子。雌雄配子结合受精发育为合子,而后发育成卵囊。

2.生活史

(1)中间宿主体内的发育:当猫粪便内的卵囊或动物肉类中的包囊或假包囊被中间宿主,如人、羊、猪、牛等吞食后,在小肠腔内逸出子孢子、缓殖子或速殖子,随即侵入肠壁经血液或淋巴进入单核巨噬细胞系统的细胞内寄生,并扩散至全身各器官组织,如脑、淋巴结、肝、心、肺、肌肉等,在细胞内发育增殖,直至细胞破裂后,速殖子重新侵入新的组织、细胞。在免疫功能正常的机体内,部分速殖子侵入宿主细胞后,特别是在脑、眼、骨骼肌的虫体繁殖速度减慢,分泌物质形成囊壁而成包囊。当机体免疫功能低下或长期服用免疫抑制剂时,组织内的包囊可破裂,释出缓殖子,进入血流和其他新的组织细胞迅速发育繁殖,活化为速殖子或形成假包囊。

(2)终宿主体内的发育:当中间宿主动物的肌肉或内脏里的包囊或假包囊被猫科动物吞食,或食(饮)入被成熟卵囊污染的食物、水后,缓殖子、速殖子、子孢子在终宿主小肠腔内逸出,侵入小肠上皮细胞内发育繁殖,经3~7 d,上皮细胞内的虫体形成多个核的裂殖体,成熟后释出裂殖子,侵入新的肠上皮细胞形成第二、三代裂殖体,经数代增殖后,部分裂殖子发育为雌雄配子体,后发育为雌雄配子,两者结合为合子,发育为卵囊,从肠上皮细胞逸出进入肠腔,随粪便排出体外。

3.致病机制与临床表现

(1)致病机制:人体感染弓形虫后是否发病或发病的严重程度与虫株的毒力、宿主的免疫状态密切相关。速殖子是急性弓形虫病的主要致病阶段,包囊内的缓殖子是引起慢性或隐形感染的主要形式。

(2)临床表现

1)先天性弓形虫病:多发生于急性感染弓形虫的初孕妇女,经血液、胎盘、子宫、羊水、阴道等多种途径传播给胚胎或胎儿。母体妊娠早期感染的,可致死产、流产、早产、无脑儿、脑积水、小头畸形等;妊娠中、晚期感染,受染胎儿或婴儿多数表现为隐性感染,有的出生后数月甚至数年才出现症状。典型表现为脑积水、大脑钙化灶、视网膜脉络膜炎和运动障碍等。此外还可伴有全身症状,融合性肺炎是常见的死亡原因。

2)获得性弓形虫病:临床上的弓形虫病多无明显的症状和体征。常以淋巴结肿大,尤其颈后与颌下淋巴结肿大是最常见的临床类型。其次常累及脑、眼部或有不规则发热。弓形虫眼病的主要特征以视网膜脉络膜炎为多见,多见双侧性病变,除视力障碍外常伴有全身反应或多器官病损。在免疫功能低下者,常表现为脑炎、脑膜脑炎、癫痫和精神异常。

4.诊断

(1)病原学诊断

1)涂片染色法:取急性期患者的体液、脑脊液、血液、骨髓、羊水、胸腔积液经离心沉淀物涂片,或采用活组织切片或印片,经吉姆萨染色后,镜检弓形虫滋养体或假包囊。此法简便,但阳性率不高,易漏检。

2)动物接种分离法或细胞培养法:查找滋养体。采用敏感的实验动物小鼠,样本接种于腹腔内,一周后剖杀取腹腔液镜检,阴性需盲目传代至少 3 次;样本亦可接种于离体培养的单层有核细胞。动物接种和细胞培养是目前较常用的病原学检查方法。

(2)免疫学诊断:染色试验(DT),间接血凝试验(IHA),间接免疫荧光抗体试验(IFA),酶联免疫吸附试验(ELISA)。

(3)基因诊断:PCR 及 DNA 探针技术更具灵敏、特异、早期诊断的意义。

第三节　鞭毛虫

一、阴道毛滴虫

阴道毛滴虫主要寄生于女性阴道和泌尿道,引起滴虫性阴道炎和尿道炎;也可感染男性泌尿和生殖系统,造成相应部位的炎症病变。

1.形态　仅有滋养体期,活体无色透明,活动力强。固定染色后则呈梨形,体长$(5\sim15)\mu m\times(10\sim15)\mu m$。1 个椭圆形的泡状细胞核位于虫体前端 1/3 处,核上缘有毛基体,由此发出 4 根前鞭毛和 1 根后鞭毛。虫体外侧前 1/2 处有一波动膜,其外缘与向后延伸的后鞭毛相连。虫体借助鞭毛的摆动前进,以波动膜的波动做旋转式运动。1 根纤细透明的轴柱由前向后纵贯虫体并于后端伸出体外。

2.生活史　滋养体主要寄生在女性阴道,尤以后穹窿多见,偶可侵入尿道、膀胱和子宫等器官;男性感染多见于尿道或前列腺,也可侵及睾丸、附睾或包皮下组织。滋养体既是本虫的繁殖阶段,又是感染阶段。通过两性直接性生活或间接接触方式在人群中传播。

3.致病机制与临床表现

(1)致病机制:阴道毛滴虫的致病力与宿主的生理状态、虫体致病力和阴道内菌群生态有关。健康女性阴道内环境,因乳酸杆菌酵解阴道上皮细胞的糖原产生乳酸而呈酸性(pH3.8~4.4),可抑制虫体和(或)其他细菌生长繁殖,此为阴道的自净作用。然而在滴虫寄生时,虫体消耗了阴道内的糖原,妨碍了乳酸杆菌酵解作用,降低了乳酸浓度,使得阴道内 pH 转为中性或碱性,从而破坏了"阴道自净作用",使得滴虫得以大量繁殖并促进继发性细菌感染,造成阴道黏膜发生炎性病变。

(2)临床表现:多数女性感染者并无临床表现或症状不明显;有临床症状者,最常见的为阴道白带增多,外阴瘙痒或烧灼感。阴道内窥镜检查可见分泌物增多,呈灰黄色,泡状,有异味,或呈乳白色的液状分泌物。阴道壁可见弥散性黏膜充血和鲜红色的点状损害,或仅见片状充血或正常黏膜,阴道上皮细胞变性脱落,白细胞浸润。多数病例感染可累及尿道,患者出现尿频、尿急、尿痛等症状。

感染本虫的产妇,在阴道式分娩过程中,可将滴虫传染给婴儿。婴儿的感染主要表现为呼吸道和结膜的炎症病变。男性感染者虽常呈带虫状态,但可导致配偶连续重复感染。当感染累及尿道和前列腺时,可出现尿痛、夜尿,前列腺肿大及触痛和附睾炎等症。有学者认为阴道毛滴虫可吞噬精子,或因感染分泌物增多影响精子活力,而导致男性不育症。

4.诊断

(1)病原学诊断:取阴道后穹隆分泌物、尿液沉淀物或前列腺液,用生理盐水涂片法或涂片染色法镜检,若查得本虫滋养体即可确诊。也可采用培养法。

(2)血清学和核酸诊断:可用市售的检测本虫抗原的免疫学诊断试剂盒诊断,如酶免疫法(EIA)、直接荧光抗体试验(DFA)和乳胶凝集试验(LA)。此外,PCR 技术和 DNA 探针也可用于本虫感染的辅助诊断。

5.流行与防治

(1)流行:阴道毛滴虫呈全球性分布。在美国,每年有 200~300 万妇女感染本虫。在我国的流行也很广泛,各地区感染率不等。

(2)传染源与传播途径:传染源为滴虫性阴道炎患者和无症状带虫者。传播途径包括直接传播和间接传播两种方式。前者主要通过性交传播,为主要的传播方式。后者主要通过使用公共浴池、浴具、马桶传播等。

(3)防治:应及时治疗带虫者和患者以减少和控制传染源。对夫妻或性伴侣,双方应同时进行治疗方可根治。临床上常用的首选口服药物为甲硝唑。局部治疗可用乙酰胂胺(滴维净)或 1:5000 高锰酸钾溶液冲洗阴道。注意个人卫生与经期卫生。不使用公用泳衣裤和浴具。在公共浴室,提倡使用淋浴,慎用公共马桶。

二、其他常见鞭毛虫

1.蓝氏贾第鞭毛虫 蓝氏贾第鞭毛虫是一种全球性分布的寄生性肠道原虫,引起蓝氏贾第鞭毛虫病,简称贾第虫病。贾第虫主要寄生于人和某些哺乳动物的小肠,引起腹泻。本病又称"旅游者腹泻"。本虫生活史简单,包括滋养体和包囊两个阶段。人或动物摄入被四核包囊污染的饮水或食物而被感染,在十二指肠脱囊形成 2 个滋养体,滋养体主要寄生于十二指肠或小肠上段,落入肠腔到达回肠下段或结肠腔后,在外界环境不利时,形成包囊并随粪便排出体外。

急性感染时初起症状有恶心、厌食、上腹及全身不适。此后出现典型表现,突发性腹泻,粪便恶臭水样,便中偶见黏液,极少带血,常伴胃肠胀气、呕吐、呃逆和上中腹部痉挛性疼痛。急性期通常 3~4 d,部分患者即可自行消退,转为无症状带包囊者,有些患者可再次出现短期的急性症状。幼儿患者病程可持续数月,出现脂肪泻和体重减轻。亚急性期表现为间歇性排恶臭味软便或呈粥样便,伴腹胀、腹部痉挛性疼痛。慢性期患者比较多见,表现为周期性腹泻,稀便,量少有恶臭,病程可达数年而不愈。粪便检查滋养体或包囊,十二指肠引流液镜检也可查出滋养体。常用治疗药物有甲硝唑、呋喃唑酮等;中药苦参、白头翁等有一定疗效。感染本虫的孕妇可用巴龙霉素进行治疗。

2.杜氏利什曼原虫 杜氏利什曼原虫为内脏利什曼病的病原体,该虫的无鞭毛体主要寄生于人或动物宿主肝、脾、骨髓、淋巴结等组织器官的巨噬细胞内,引起全身症状;在印度,患者皮肤常有暗的色素沉着,并有发热,故称黑热病。当雌性白蛉叮刺患者或受感染的动物宿主时,血液或皮肤内含无鞭毛体的巨噬细胞被吸入胃内,发育为前鞭毛体,大量聚集在口腔及喙。当白蛉叮刺人体时,前鞭毛体随白蛉唾液进入人体。一部分被多型核白细胞吞噬消灭;一部分则进入巨噬细胞,形成无鞭毛体。无鞭毛体在巨噬细胞内存活并进行分裂繁殖,导致巨噬细胞破裂。游离的无鞭毛体可被携带到身体其他部位,又进入其他巨噬细胞,重复上述增殖过程。

临床上分为以下几种类型。

(1)内脏利什曼病:人体感染杜氏利什曼原虫后,经过3~5个月或更长的潜伏期,患者出现长期不规则发热,并出现脾、肝、淋巴结肿大、白蛋白/球蛋白比例倒置、贫血、蛋白尿和血尿等全身症状。

(2)皮肤利什曼病:部分黑热病患者在治疗过程中或在治愈后数年甚至十余年后可发生,患者在面部、颈部、四肢或躯干等部位出现许多含有利什曼原虫的皮肤结节,结节呈大小不等的肉芽肿,或呈暗色丘疹状,常见于面部及颈部。

(3)淋巴结型利什曼病:临床表现主要是全身多处局部淋巴结肿大,肿大的淋巴结以腹股沟和股部最多见,常大小不一,部位较表浅,无明显压痛或红肿。

通过骨髓穿刺、淋巴结穿刺或皮肤活组织检查等查出病原体可确诊。治疗患者的常用药物有五价锑剂葡萄糖酸锑钠,国产制剂为葡萄糖酸锑钠(斯锑黑克);少数经锑剂反复治疗无效的患者可用戊烷脒或二脒替等芳香双脒剂或和五价锑合并使用,效果更佳。

第十八章　医学蠕虫

第一节　吸　虫

一、华支睾吸虫

华支睾吸虫成虫寄生于人体的肝内胆管,可引起肝胆系统疾病,俗称肝吸虫。

1.形态

(1)成虫:虫体背腹扁平,前端较窄,后端钝圆,似葵花籽状,体长(10~25)mm×(3~5)mm。其活时淡红色,半透明,固定后灰白色。口吸盘位于虫体前端,腹吸盘位于虫体前端近1/5处。口吸盘略大于腹吸盘。消化道简单,有口、咽、食管、两支肠管,末端为盲肠。雄性生殖系统有两个分支状的睾丸前后排列于虫体后1/3处(故称支睾吸虫)。雌性生殖系统有卵巢,细小分支状,位于睾丸之前。充满虫卵的子宫从卵巢开始盘绕向上,开口于腹吸盘前缘的生殖腔。

(2)虫卵:黄褐色,芝麻状,平均29μm岬×17μm,在人体寄生的虫卵中最小。前端较窄有明显的卵盖,其周围卵壳增厚形成肩峰,另一端常见疣状突起,卵内含成熟毛蚴。

2.生活史　成虫寄生于人或哺乳动物的肝胆管内。虫卵随胆汁进入肠腔混于粪便一起排出体外。在水中被第一中间宿主沼螺、豆螺等吞食后,在消化道内孵出毛蚴,在螺体内经胞蚴和雷蚴阶段发育成尾蚴。成熟的尾蚴逸出螺体,在水中遇到第二中间宿主淡水鱼或淡水虾,则侵入其皮下、肌肉等处发育为囊蚴。终宿主因食入含有活囊蚴的淡水鱼、虾而被感染。囊蚴在十二指肠内脱囊,脱囊后的童虫逆胆汁流出的方向移行,经胆总管至肝胆管,在感染后1个月左右,发育为成虫,在粪便中可检获到虫卵。

3.致病机制与临床表现

(1)致病机制:肝吸虫成虫寄生的肝胆管的病变程度与感染的轻重和寄生时间长短有关。病变以肝内次级胆管为主,与虫体产生机械阻塞与损伤、毒性作用与刺激有关。虫体对胆道上皮的机械性刺激及其代谢产物诱发的变态反应可引起胆管内膜上皮细胞脱落、增生,胆管壁周围炎性细胞浸润、纤维增生,导致管壁增厚、管腔狭窄。大量虫体寄生可阻塞胆管导致胆汁的淤积,出现阻塞性黄疸。细菌伴随虫体进入胆道可引起化脓性胆管炎、胆囊炎,甚至继发肝脓肿。虫卵和死亡的虫体及其碎片可成为胆石核心,形成胆管或胆囊内胆色素结石。随着病变进展可引起肝细胞坏死、萎缩、脂肪变性、肝纤维化。WHO认为肝吸虫感染是原发性肝癌的I类生物学危险因子,可引起胆管上皮细胞癌。肝吸虫感染还可引起营养不良和代谢紊乱,脑垂体功能受损,影响人体尤其是儿童的生长发育。

(2)临床表现:肝吸虫病病情轻重与感染程度、病程长短、机体的免疫状态、有无继发感染等因素有关。

1)急性肝吸虫病:一次经口大量感染肝吸虫囊蚴可引起急性肝吸虫病,起病急,潜伏期7~40 d。首发症状是上腹部疼痛,腹泻,随后出现寒战、高热、肝肿大,部分患者可有黄疸。实验室检查:嗜酸性粒细胞增多、血清氨基转移酶升高。

2)慢性肝吸虫病:反复多次感染或急性感染未及时治疗均可表现为慢性感染症状。临床以慢性肝吸虫病多见。轻度感染可无明显症状,有症状者以食欲缺乏、腹胀、腹痛、腹泻等消化道症状为主。重度感染者可出现肝肿大、胆囊炎、胆管炎、营养不良、血浆蛋白降低、贫血等。晚期患者出现严重的肝、脾肿大,肝硬化,腹水,并发消化道出血或肝性脑病等可致死。儿童、少年慢性感染可影响其生长发育而出现侏儒症。

4.诊断

(1)病原学诊断:粪便或十二指肠引流液中检出虫卵是确诊的主要依据。直接涂片法操作简便,但检出率不高,建议选用改良加藤厚涂片法或醛醚沉淀法,检出率较高。肝吸虫排卵量少,虫卵小,排卵量波动大,多次粪检可提高检出率。对粪检虫卵阴性的疑似患者可采用十二指肠引流液直接涂片法检查虫卵,检出率可高达100%。

(2)免疫学诊断:是重要的辅助诊断方法,方法有皮内试验、间接血凝试验(IHA)、酶联免疫吸附试验(ELISA)、间接荧光抗体试验等。其中 ELISA 试验应用较多,既能检测抗体又能检测循环抗原,具有快速、简便、敏感、特异等优点。

(3)影像学诊断:B 型超声波和计算机断层扫描(CT)检查有助于肝吸虫病的早期诊断。

5.流行与防治

(1)流行:肝吸虫病主要分布于东亚与东南亚地区,包括中国、日本、朝鲜、韩国等。国内有25个省、市、自治区及台湾和香港地区有不同程度的感染或流行。感染率较高的省份及自治区有广东、广西、台湾地区、江西、黑龙江等。

(2)传染源与传播途径:传染源除人外,还有猫、犬、猪、鼠、貂、狐狸等保虫宿主。肝吸虫对中间宿主选择性不严格,第一中间宿主是淡水螺,包括纹沼螺、中华沼螺、赤豆螺、长角涵螺等。第二中间宿主是淡水鱼和虾,鱼有 12 科 39 属 68 种,主要是鲤科鱼类,如草鱼、青鱼、鲢鱼、鲤鱼等;虾主要为米虾和沼虾。居民生食或半生食淡水鱼、虾的习惯是感染肝吸虫的主要途径。此外,生、熟砧板不分,囊蚴污染食物经口感染常常是非流行区人群的感染途径。

(3)防治:加强卫生宣传教育,不吃生的或半生的鱼、虾,加强粪便管理,禁止用人粪喂鱼,防止粪便污染水源,从而切断传播途径。查治感染者和犬、猫等保虫宿主,治疗药物常用吡喹酮或阿苯达唑。

二、卫氏并殖吸虫

卫氏并殖吸虫成虫主要寄生于人体肺部,俗称肺吸虫,可引起肺吸虫病。

1.形态

(1)成虫:虫体肥厚,腹面扁平,背面隆起,似半粒花生米,长 7.5~12 mm。活时红褐色、半透明,固定后灰白色。口、腹吸盘大小相近,腹吸盘位于体中线之前。消化系统包括口、咽、食管和分 2 支弯曲的肠管。卵巢分 5、6 叶,呈佛手状,与子宫并列于腹吸盘之后。睾丸分支,左右并列于虫体后 1/3 处。因雌雄生殖器官左右并列故称并殖吸虫。

(2)虫卵:虫卵椭圆形,金黄色,大小为(80~118)μm×(48~60)μm。卵盖大,卵壳厚薄不均,后端增厚。卵内含 1 个卵细胞及 10 余个卵黄细胞。

2.生活史 成虫主要寄生在人和多种食肉类猫科动物肺部,虫卵经气管随痰或吞咽后随粪便排出体外。虫卵入水后,在适宜温度(26℃~30℃)下,约 3 周发育成熟并孵出毛蚴。毛蚴在水中如遇第一中间宿主川卷螺,则侵入螺体内,经胞蚴、母雷蚴、子雷蚴的发育和无性增殖,形成大量尾蚴。成熟的尾蚴从螺体逸出,主动侵入或随螺体一起被第二中间宿主溪蟹或蝲蛄食入,在其体内(主要是肌肉中)形成囊蚴。人或其他终宿主因食入含活囊蚴的溪蟹或蝲蛄而感染。囊蚴在终宿主消化液的作用下脱囊,发育为童虫。童虫穿过肠壁进入腹腔,游走于器官之间或侵入邻近组织或腹壁,经1~3周穿膈肌经胸腔入肺,在肺内发育成熟,形成虫囊,一般在囊内含有2个成虫。童虫还可移行至皮下、肌肉、肝、脑、脊髓等处异位寄生。从感染囊蚴至成虫发育成熟并产卵需2~3个月。

3.致病机制与临床表现

(1)致病机制:卫氏并殖吸虫的致病主要是童虫或成虫移行、寄居造成的机械性损伤及其代谢产物的刺激引起的免疫病理反应。根据病变的发展过程,可分为急性期和慢性期。

1)急性期:主要由童虫移行引起。脱囊后的童虫穿过肠壁引起肠壁出血。在腹腔、腹壁徘徊穿行,尤其是大多数童虫从肝表面移行或从肝组织穿过,引起局部出血、坏死。症状出现于食入囊蚴数天至1个月左右,重度感染者在第二天即可出现症状。轻者仅有食欲缺乏、乏力、低热等症状。重者起病急,症状明显,如高热、腹痛、腹泻等。血常规检查白细胞数目增多,可高达(20~30)×10⁹/L,嗜酸性粒细胞明显增多,一般为0.2%~0.3%。高者可达0.8以上。

2)慢性期:童虫进入肺后引起的病变,大致可分为三期:

a.脓肿期:主要因虫体移行引起的组织破坏和出血,病灶处呈窟穴状或隧道状,内有血液,有时可见童虫。继而出现以中性粒细胞和嗜酸性粒细胞为主的炎性渗出。病灶周围产生肉芽组织形成薄的脓肿壁,此期为脓肿期。X线可见边界模糊不清的浸润性阴影。

b.囊肿期:由于炎症渗出,大量细胞浸润、聚集、坏死、液化,囊内为赤褐色黏稠性液体,内含夏科雷登氏结晶和大量虫卵。囊壁因肉芽组织增生而变厚,形成结节状虫囊。X线显示出边界清楚的结节状阴影,有时见液平面。若虫体离开原有虫囊移行至附近形成新的虫囊,这些虫囊可互相沟通,X线显示多房性囊状阴影。

c.纤维瘢痕期:囊肿内的虫体死亡或转移,囊肿内容物经支气管排出或吸收,肉芽组织填充,最后病灶纤维化形成瘢痕。x线可见硬结性或条索状阴影。以上三期病变常可同时见于同一器官内。

(2)临床表现

1)急性肺吸虫病:潜伏期短,症状出现于感染后数天至1个月。轻者表现为食欲缺乏、乏力、消瘦、低热等,易误诊为肺结核;重者发病急,毒血症状明显,高热,伴有胸痛、咳嗽、腹痛、腹泻、肝大、腹水等。血常规检查嗜酸性粒细胞增多。

2)慢性肺吸虫病:多数感染者早期症状不明显,发现时已进入慢性期。虫体除寄生于肺部,童虫还可异位寄生于皮下、肝、脑、脊髓和眼等部位引起致病。根据寄生部位将肺吸虫病分为以下常见类型:①胸肺型最常见,患者有咳嗽、胸痛、咳血痰或铁锈色痰等症状;②腹型约占患者的30%,患者有腹痛、腹泻及血便等症状;③肝型常见于儿童,约占儿童病例的30%,患者表现为肝肿大、肝区疼痛、肝功能紊乱等;④皮下包块型约占患者的10%,患者可见皮下游走性包块或结节;⑤脑型约占患者的10%~20%,可出现阵发性剧烈头痛、癫痫、瘫痪、视力障碍等症状。有些患者常多型并发。

4.诊断

(1)病原学诊断:在痰液或粪便中检获肺吸虫卵即可确诊,痰检虫卵的检出率高于粪检法。皮下结节或包块活组织检查发现童虫也可确诊。

(2)免疫学诊断:方法有皮内试验、酶联免疫吸附试验,检测抗体或循环抗原。其中酶联免疫吸附试验检测血清中循环抗原的阳性率高,可用于早期诊断和疗效考核。

(3)影像学诊断:B型超声、X线、计算机断层扫描(CT)、磁共振成像(MIR)等方法均有助辅助诊断。检查可见肺部炎性浸润、囊肿及胸腔积液等。

5.流行与防治 肺吸虫分布广泛,主要流行于日本、朝鲜、俄罗斯、菲律宾、马来西亚、印度、泰国等亚洲国家,非洲、南美洲也有报道。在我国大陆地区,除西藏、新疆、内蒙古、青海、宁夏未见报道外,其他27个省、市、自治区均有分布。

肺吸虫病是人兽共患寄生虫病,具有自然疫源性,传染源包括患者和多种食肉类保虫宿主,包括家养的猫、狗和野生的虎、豹、狼、狐狸、大灵猫等。第一、第二中间宿主的存在是本病传播流行不可缺少的环节。肺吸虫病多流行于山区和丘陵地带。其感染方式与居民生食或半生食溪蟹或蝲蛄的习惯有关,如在一些山区吃蟹有生、腌、醉等方式。此外,活囊蚴污染炊具、水源也可导致感染。

加强宣传教育,积极查治患者,不生吃蝲蛄和溪蟹及不喝生水可有效预防肺吸虫感染。目前治疗患者首选吡喹酮,阿苯达唑也有较好的疗效。

三、日本血吸虫

日本血吸虫寄生于人体门脉—肠系膜静脉系统,引起血吸虫病。

1.形态

(1)成虫:雌雄异体。雄虫较粗短,乳白色,长 10~20 mm,有发达的口、腹吸盘,自腹吸盘向后虫体形成抱雌沟,雌虫常居留于抱雌沟内,以雌雄合抱状态寄生于静脉血管内。雌虫较雄虫细长,圆柱形,前细后粗,深褐色,体长 12~26 mm。

(2)虫卵:椭圆形,淡黄色,大小约 89μm×67μm。卵壳薄而均匀,无卵盖,一侧有一小棘,称侧棘,卵壳表面常附有宿主组织残留物,内含一个毛蚴。

(3)毛蚴:梨形,全身被有纤毛,平均大小 99μm×35μm,前端有一锥形顶突,有顶腺和头腺的开口。

(4)尾蚴:血吸虫尾蚴是叉尾型,体长 280~360μm。由体部和尾部组成,尾部又分为尾干和尾叉。

2.生活史　日本血吸虫生活史包括虫卵、毛蚴、母胞蚴、子胞蚴、尾蚴、童虫和成虫 7 个发育阶段。在人体主要寄生于人门脉—肠系膜静脉系统。童虫在门静脉发育成熟后常以雌雄合抱的状态逆血流移行至肠系膜下静脉的黏膜下层的小静脉内寄生、产卵。一部分虫卵沉积于肠壁的小静脉中,另一部分虫卵随血流经门静脉进入肝脏。肝、肠组织内的虫卵约经 11 d 发育成熟,形成毛蚴并释放毛蚴分泌物(可溶性虫卵抗原,SEA),引起虫卵周围组织炎症、坏死,形成急性虫卵肉芽肿。在腹内压和血管内压的作用下,使坏死组织向肠腔溃破,部分虫卵随坏死组织进入肠腔随粪便排出体外。含虫卵的粪便污染水源,在 25~30℃适宜的温度下,卵内毛蚴孵出,在水中直线运动,有向光性、向清性和向组织性特点,毛蚴在水中能存活 1~3 d。如遇到中间宿主钉螺,毛蚴主动侵入螺体,经母胞蚴、子胞蚴发育形成大量尾蚴。成熟尾蚴从螺体逸出。尾蚴在水中遇到人或哺乳动物时,快速钻入宿主皮肤或黏膜,形成童虫。

童虫在局部短暂停留,随后进入小血管或淋巴管,随血流经右心到肺,经肺循环至左心人体循环,经肠系膜上、下动脉,穿过毛细血管进入肝内门静脉寄生、发育、雌雄分化,逆血移行至肠系膜下静脉内寄生、交配、产卵。从尾蚴感染至成虫开始产卵需 30~40 d。

3.致病机制与临床表现

(1)致病机制:日本血吸虫生活史中的尾蚴、童虫、成虫和虫卵等发育阶段对终宿主均可产生不同程度的病理损害和复杂的免疫病理反应。其中虫卵是最主要的致病因子,虫卵沉积于肝、肠等组织诱发的虫卵肉芽肿是血吸虫病的主要病理基础。

1)尾蚴所致损害:尾蚴经皮肤感染引起局部炎症,称之尾蚴性皮炎。是由尾蚴分泌/排泄物等引起的免疫病理反应,包括Ⅰ型(速发型)和Ⅳ型(迟发型)超敏反应。表现为人侵局部瘙痒和丘疹。

2)童虫所致损害:童虫在宿主体内移行可引起所经脏器的病变,以肺部病变较为明显,肺部组织炎症和点状出血,患者可出现咳嗽、咯血、发热、嗜酸性粒细胞增多等症状。

3)成虫所致损害:成虫在静脉内寄生,一般无明显症状。少数可因机械损伤引起静脉内膜炎及静脉周围炎等,一般无明显症状。

4)虫卵所致损害:虫卵沉着于终宿主的肝、肠组织,周围出现细胞浸润,形成虫卵肉芽肿及相继发生的纤维化是血吸虫的主要病变。

肉芽肿的形成和发展与虫卵的发育有密切关系。虫卵尚未成熟时，其周围宿主组织无反应或反应轻微。当卵内毛蚴成熟后，其分泌的可溶性抗原（SEA）经卵壳微孔释放至周围组织中，经抗原呈递细胞（APC）如巨噬细胞吞噬处理后呈递给辅助性T细胞（Th细胞），当致敏的Th细胞再次受同种抗原刺激后产生多种淋巴因子，引起淋巴细胞、巨噬细胞、嗜酸性粒细胞、中性粒细胞及浆细胞、纤维生成因子等聚集于虫卵周围，形成虫卵肉芽肿（IV型超敏反应），又称虫卵结节。虫卵肉芽肿的形成是宿主对致病因子的一种免疫应答，其有利于隔离虫卵所分泌的可溶性抗原中的肝毒抗原对邻近肝细胞的损害，避免局部或全身免疫疾病的发生或加剧，与此同时，沉积在宿主肝、肠组织中的虫卵引起的肉芽肿又可不断破坏肝、肠的组织结构，引起慢性血吸虫病。

（5）免疫复合物所致损害：寄生在静脉血管内的童虫、成虫及其虫卵的代谢产物、分泌或排泄物等形成血液中的循环抗原与特异性抗体结合，形成的循环免疫复合物，可引起III型（免疫复合物型）超敏反应，造成组织损伤和血吸虫性肾。肾病。

（2）临床表现：血吸虫病的临床表现可分为急性血吸虫病、慢性血吸虫病和晚期血吸虫病。

1）急性血吸虫病：多见于对血吸虫无免疫力、初次重度感染的青壮年和儿童。潜伏期长短不一，多数感染后5~8周，出现以发热为主的急性症状，体温可达38~40℃，同时有黏液血便、咳嗽、肝肿大、轻度脾肿大、白细胞与嗜酸性粒细胞增多等症状。急性期大量感染，虫卵常异位寄生于脑、肺、胃、皮肤，也可寄生于甲状腺、心包、肾等脏器引起异位血吸虫病。

2）慢性血吸虫病：多为急性期患者未及时治疗或反复多次感染而获得免疫力的感染者。在流行区90%的患者为慢性血吸虫病，患者多无明显症状（隐匿型），部分患者出现有腹痛、腹泻、黏液血便、肝脾肿大、贫血和消瘦等症状和体征。

3）晚期血吸虫病：可分为巨脾型、腹水型和侏儒型。患者常有肝脾肿大、腹水、门脉高压、食管下端及胃底静脉曲张，可并发上消化道出血、肝昏迷和感染败血症致死。

4.诊断

（1）病原学诊断：在急性期患者的黏液血便中常可检获虫卵。直接涂片法检出率低，改良加藤厚涂片法可提高检出率。毛蚴孵化法检出率较高，尼龙袋集卵法也可提高粪检效果。慢性期及晚期血吸虫患者，肠壁组织增厚，排卵受阻，粪便中不易查获虫卵，可做直肠黏膜活组织检查检，根据检获虫卵的死活判断是否为现症感染。

（2）免疫学诊断：是临床诊断的重要辅助手段，常用方法有皮内试验（IDT）、环卵沉淀试验（COPT）、酶联免疫吸附试验（ELISA）和单克隆抗体酶联免疫吸附试验等。常选用两种或两种以上方法联合检测。–

5.流行与防治　本病流行于亚洲。国内分布在长江流域及长江以南的湖南、湖北等13个省（市、自治区）。目前，上海、福建、广东、广西和浙江五个省市、自治区达到基本消灭血吸虫病标准。

传染源是感染的人及多种哺乳动物保虫宿主，如黄牛、水牛、猪、狗、猫、羊、兔、鹿、鼠类、猴等；虫卵污染水源，水中有钉螺孳生；易感者接触疫水，这就构成了血吸虫病传播流行的三个重要环节。

查治感染者和保虫宿主，控制传染源，常用治疗药物是吡喹酮；查螺、灭螺，加强粪水管理，防止虫卵污染水源，切断传播途径；加强宣传教育，做好个人防护，避免接触疫水，保护易感染人群。

第二节　绦　虫

一、链状带绦虫

链状带绦虫又称猪带绦虫，成虫寄生于人体小肠，引起猪带绦虫病，幼虫寄生于人体皮下、肌肉、脑、眼等部位,引起囊尾蚴病,又称囊虫病。

1.形态

(1)成虫:乳白色,长带状,体长 2~4 m。头节细小,近球形,直径 0.6 mm,有四个吸盘,顶部中央隆起为顶突,其上有 25~50 个小钩,交错排列成两圈。颈节纤细,不分节,链体由 700~1 000 个节片组成,近头端的幼节扁方形,其内的生殖器官尚未成熟;中段的成节正方形,内含成熟的雌雄生殖器官各一套。雄性生殖器官有睾丸,滤泡状,150~200 个,分布于节片背面两侧。雌性生殖器官有卵巢,分 3 叶,位于节片后 1/3 的中央,左右侧叶较大,中央叶较小。末端的孕节较大,竖长方形,有充满虫卵的子宫,子宫向两侧分支,形成侧支囊,每侧 7~13 支。内含 3 万~5 万个虫卵。

(2)虫卵:近圆形,卵壳很薄,无色透明,易破碎。自孕节散出后虫壳已脱落,大小为 31~43 μm,外层胚膜较厚,棕黄色,有放射状条纹,新鲜虫卵可见胚膜内有含 3 对小钩的幼虫六钩蚴,在形态学上与肥胖带绦虫卵难以区别,统称带绦虫卵。

(3)幼虫:称猪囊尾蚴,俗称猪囊虫。囊泡状,乳白色,半透明,10 mm×5 mm 大小,囊壁较薄,囊内充满囊液,内有一向内翻卷的白色头节。因其在胆汁液刺激下头节翻出,囊拖于尾部而得名。

2.生活史　猪带绦虫发育过程中需要两个中间宿主。成虫寄生在人的小肠,人是最主要的终宿主。猪和野猪是主要的中间宿主。幼虫也可以寄生在人体,人也是中间宿主。

成虫寄生在人的小肠,以头节上的吸盘和小钩固着在小肠的肠壁上。虫体发育成熟后,孕节单节或 5~6 节脱落随粪便排出。猪食人孕节或虫卵,在小肠内消化液作用下,六钩蚴孵出,钻入肠壁,随血液、淋巴进入血循环,到达猪的肌肉和其他组织器官,经 60~70 d 发育为猪囊尾蚴。感染囊尾蚴的猪肉俗称为"米猪肉"或"豆猪肉"。猪囊尾蚴在猪体可存活数年。

人生食或半生食含活囊尾蚴的猪肉后,囊尾蚴在小肠消化液的作用下,头节翻出,以吸盘和小钩固着肠壁寄生,经 2~3 个月发育成虫。成虫在人体内可存活 25 年以上。人若误食虫卵或孕节,六钩蚴也可在人体发育为囊尾蚴引起致病,但不能发育为成虫。

3.致病机制与临床表现　猪带绦虫的成虫和囊尾蚴均可寄生在人体,成虫寄生肠道引起猪带绦虫病,囊尾蚴可在多部位寄生引起猪囊尾蚴病,简称囊虫病。

(1)猪带绦虫病:成虫寄生于人体小肠,头节上的顶突和小钩可对肠黏膜造成损伤。寄生人体的虫数常为一条,重度感染时也可有多条寄生。成虫寄生时常无明显症状。感染者常因发现有节片从肛门排出,就医诊断为猪带绦虫病。患者可有腹部不适、消化不良、腹胀、腹痛、腹泻和消瘦等症状。偶可发生肠穿孔、肠梗阻或阑尾炎。

(2)猪囊尾蚴致病:人因食入虫卵而引起猪囊尾蚴病,其危害比成虫引起的绦虫病更为严重。人体感染囊尾蚴的方式有:①异体感染,经口感染他人排出的虫卵;②自体外感染,体内有成虫寄生,误食入自己排出的虫卵;③自体内感染,体内有成虫寄生,因肠管逆行蠕动,孕节或卵反流入胃而感染。依据囊尾蚴的主要寄生部位将人体囊尾蚴病分为以下三类。

1)皮下及肌肉囊尾蚴病:囊尾蚴寄生于皮下、黏膜下或肌肉中。可形成直径为 0.5~1.5 cm 的皮下结节,数目可由 1 个至数千个不等。结节多为椭圆形,触摸时与周围组织无粘连、无压痛、可移动,硬如软骨结节,多见于头部和躯干部,常分批出现,可自行消失。感染轻时,无症状。重度感染时,可感到肌肉酸痛无力、发胀、麻木或呈现假性肌肥大。

2)脑囊尾蚴病:由于虫体寄生的部位、数量和机体对变态反应的反应性,临床表现复杂多样。可无任何症状,也可突然猝死。癫痫发作、颅内压增高和精神症状是脑囊尾蚴病的三大主要症状,以癫痫发作最为常见。患者可出现头痛、恶心、呕吐、神志不清、失语等。

3)眼囊尾蚴病:囊尾蚴可寄生在眼的任何部位,以眼球玻璃体和视网膜下最为常见。患者可有视力障碍和眼内虫体蠕动感,眼底检查可见视神经乳头水肿或视神经萎缩,严重者致视网膜剥离、白内障、青光眼等,最终导致失明。

4.诊断

(1)猪带绦虫病的诊断:询问患者有无食"米猪肉"或排节片史对诊断猪带绦虫病有重要意义。可将患者提供的节片经生理盐水浸泡后,用两张载玻片对压,观察子宫一侧分支数以鉴定虫种。粪检虫卵检出率低,肛门拭子法(棉拭子肛拭法或透明胶纸肛拭法)可提高虫卵检出率。

(2)猪囊尾蚴病的诊断:皮下肌肉囊尾蚴病,可做皮下结节活组织检查,注意囊尾蚴与脂肪瘤和纤维瘤鉴别诊断;眼囊尾蚴病,用眼底镜检查可见活动的囊尾蚴;脑囊尾蚴病,可做 CT、MRT 等影像学检查,如结合免疫学检测对临床诊断有重要意义。常用免疫学检测方法有 ELISA、IHA 和 McAb 技术等。询问患者有无排节片史和皮下结节有助于脑囊尾蚴病的诊断。

5.流行与防治

(1)流行:世界各地均有散在病例,尤以发展中国家较多。我国猪带绦虫病分布较广,东北、华北、广西、云南等少数地区感染率较高。

(2)传染源与传播途径:感染的人和猪是重要的传染源。本病的传播与猪的饲养方式和居民的生活习惯有关。猪的感染与"仔猪散养"、居民随地排便或人厕与畜圈共建等造成猪的感染机会增加。人的感染与居民的饮食习惯有关,广西、云南等少数民族有生食或半生食猪肉的习俗,如白族的"生皮"、傣族的"剎生",云南的"过桥米线"等。而其他地区居民的感染与过吃火锅、煮肉块或炒肉片未熟,肉中的囊尾蚴未被杀死或在猪肉加工时,刀、板生熟不分造成囊尾蚴污染熟食而经口感染。

(3)防治:查治感染者,控制传染源。早期发现和治疗感染者不仅可以有效控制传染源,还避免自体内并发囊尾蚴病,常用治疗药物有吡喹酮、阿苯达唑和甲苯达唑。中药槟榔与南瓜子联合疗法也有较好疗效,并能驱出完整虫体以鉴定虫种。脑囊尾蚴病驱虫治疗时易出现急性颅内压升高,应住院治疗观察,及时降低颅压。眼囊尾蚴病的治疗,宜先手术摘除囊尾蚴再行服药驱虫。加强粪便管理,改进养猪方法,提倡圈养。严格肉类检查,加强卫生宣传,注意个人卫生和饮食卫生,改善饮食习惯,不吃生的或未煮熟的猪肉,饭前便后洗手,保护易感染人群。

二、肥胖带绦虫

肥胖带绦虫又称牛带绦虫,仅成虫寄生人体小肠,引起牛带绦虫病。本虫与链状带绦虫同属于带科、带属,两者的形态和生活史相似。

1.形态　肥胖带绦虫与链状带绦虫生活史各期形态鉴别要点见表18-1。

表18-1　链状带绦虫与肥胖带绦虫形态鉴别

内容	虫种	
	链状带绦虫	肥胖带绦虫
体长	2~4m	4~8m 或更长
节片	700~1000 节,节片较薄而透明	1000~2000 节,节片较肥厚而不透明
头节	球形,直径约 1 mm,有顶突及 2 圈小钩,25~50 个	略呈方形,直径 1.5~2.0 mm,无顶突及小钩
成节	卵巢分左右两叶及中央小叶;睾丸数目 375~575	卵巢分两叶,无中央小叶;睾丸数目 800~1200
孕节	子宫树枝状分支,每侧 7~13 支	子宫分支较整齐,每侧 15~30 支
囊尾蚴	头端有小钩,可寄生人体	头端无小钩,不寄生人体
虫卵	圆形,卵壳薄而易破,直径约 40 μm,胚膜内含一六钩蚴	与前者相似,统称带绦虫卵

2.生活史　成虫寄生人体小肠,人是唯一的终宿主。成虫发育成熟后,孕节常逐节自链体脱落,随宿主粪便排出或主动从肛门逸出。脱落的孕节仍有较强的活动力,蠕动时将虫卵从子宫前端排

出,或由孕节破裂散出虫卵。当中间宿主牛吞食虫卵或孕节后,卵内六钩蚴在其小肠内孵出,钻入肠壁,随血循环至牛的周身,尤其是运动多的股、肩、心、舌和颈部等肌肉内,经 60~70 d 发育为牛囊尾蚴。除牛以外,美洲驼、骆驼、狍、羊、长颈鹿、羚羊等也可被牛囊尾蚴寄生。

人食入含有囊尾蚴的生牛肉或未煮熟的牛肉,在小肠消化液的作用下,囊尾蚴头节翻出并吸附于肠壁,经 2~3 个月发育为成虫。成虫寿命可达 20~30 年。牛囊尾蚴一般不寄生于人体。

3.致病机制与临床表现

(1)致病机制:牛带绦虫成虫寄生人体小肠可引起牛带绦虫病。由于成虫头节吸盘及体表的微毛等结构对宿主肠黏膜的机械损伤及虫的代谢产物和刺激,可引起肠黏膜的炎症反应。产生消化、吸收功能障碍。此外,成虫寄生小肠,大量夺取宿主的营养。

(2)临床表现:寄生人体的牛带绦虫一般为 1 条,多者 7~8 条,最多可达 31 条。感染轻者一般无明显症状。有症状者常表现为腹部不适、饥饿痛、消化不良、腹痛、腹泻和体重下降等。多数感染者自觉肛门有节片排出并伴有肛门瘙痒症状。偶尔可引起阑尾炎、肠梗阻等并发症。

4.诊断　病原学诊断:检获虫卵或孕节是确诊牛带绦虫病的依据,方法参见链状带绦虫相关章节。

5.流行与防治

(1)流行:牛带绦虫呈世界性分布,尤其在有生食或半生食牛肉习惯的地区和民族中流行广泛,其他地区可有散病例。我国 20 多个省有散在分布的牛带绦虫病例。在少数民族地区和牧区如新疆、内蒙古、西藏、宁夏和云南等地区存在地方性流行。

(2)流行因素:主要是含有虫卵或孕节的人粪污染牧草和水源,当牛群放牧或饮水时被感染。如苗族、侗族人喜欢吃"红肉"、"腌肉",傣族人喜欢吃"剁生"等,都是将生牛肉切碎后稍加佐料即食。藏族人喜将牛肉稍风干即生食,或在篝火上烤食未熟的大块牛肉。这些食肉习惯易造成人群感染。非流行地区无食生牛肉的习惯,但可因牛肉未煮熟或刀、砧板加工生熟不分造成牛囊尾蚴污染而感染。

(3)防治:肥胖带绦虫仅成虫寄生人体引起牛带绦虫病,其防治原则参见第十二章第二节链状带绦虫相关内容。

第三节　线　虫

一、十二指肠钩口线虫和美洲板口线虫

钩虫寄生于人体小肠,引起钩虫病。寄生于人体的钩虫主要有十二指肠钩口线虫(简称十二指肠钩虫)和美洲板口线虫(简称美洲钩虫)。

1.形态

(1)成虫:体长约 1 cm,活时肉红色,半透明,死后呈灰白色。虫体前端有一角质口囊,是附着于宿主肠壁的器官。口囊两侧有 1 对头感器与 1 对头腺相连,开口于口囊的齿部,能分泌抗凝素,具抗凝血作用。咽管壁内有 3 个咽腺,能分泌多种酶和化学物质。雄虫尾端膨大形成交合伞,有 2 根交合刺从泄殖腔孔伸出。雌虫尾端尖直,呈圆锥状。

(2)虫卵:两种钩虫虫卵形态相似,统称钩虫卵。椭圆形,大小为 $(56\sim76)\ \mu m \times (36\sim40)\ \mu m$,卵壳薄,无色透明,随粪便排离人体时卵内含有 2~4 个卵细胞,卵壳与卵细胞间有明显的空隙。卵内细胞在适宜的条件下可继续分裂为多细胞。

2.生活史　十二指肠钩虫与美洲钩虫的生活史基本相似。成虫寄生于宿主小肠上段,借助口

囊内钩齿(或板齿)咬附在肠黏膜上,以宿主的血液、淋巴液、肠黏膜和脱落上皮细胞为食。雌虫交配后产受精卵。每条十二指肠钩虫雌虫平均每天产卵1万~3万个,美洲钩虫为5000~10000个。

虫卵随宿主粪便排至外界,在适宜的温度(25~30℃)和湿度(相对湿度60%~80%)下,在荫蔽、含氧充分的疏松土壤中,24 h即可孵出第一期杆状蚴。其以土壤中的细菌和有机物为食,营自由生活。48 h后,蜕皮为第二期杆状蚴,再经5~6 d,第二次蜕皮,发育为感染期丝状蚴。丝状蚴多生活在距地面约1.3 cm的表层土壤中,在自然环境下一般可存活3~4周。

感染期幼虫(丝状蚴)以经皮肤感染为主要途径,十二指肠钩虫尚可经口腔黏膜感染。丝状蚴具有向温性和向组织性。当其与人体皮肤或黏膜接触时,借助机械和酶的作用经毛囊、汗腺、皮肤破损处钻入皮肤,在皮下组织中移行,数小时后进入毛细血管或淋巴管,随血流经右心至肺部。大部分幼虫可穿破肺部微血管进入肺泡,借支气管、气管壁上皮细胞的纤毛运动上行达会厌,随宿主吞咽经食管、胃到达小肠。幼虫在小肠中定居,蜕皮2次发育为成虫。自幼虫侵入至成虫交配产卵,一般需5~7周。

3.致病机制与临床表现 两种钩虫的致病机制相似,十二指肠钩虫引起的皮炎和贫血较美洲钩虫严重,是婴儿钩虫病的主要致病虫种,故十二指肠钩虫对人体危害更大。

(1)幼虫致病及症状

1)钩蚴性皮炎:俗称"粪毒"。丝状蚴钻入皮肤,数十分钟内局部有烧灼、针刺、奇痒感,出现充血斑点或丘疹,1~2 d内出现红肿及水疱,继发感染形成脓疱,3~4 d后结痂、脱皮自愈。皮炎常见于足趾、手指间,也可见于手、足背部。

2)呼吸道症状:感染后1周左右,钩蚴移行到肺部,引起局部出血和炎症反应。患者出现咽喉发痒、咳嗽、痰中带血、畏寒、低热等全身症状。X线显示肺纹理增粗,两肺可闻及啰音或哮鸣音。血液检查嗜酸性粒细胞增多,一般十余天症状自行消失。

(2)成虫致病及症状

1)消化道症状:成虫以口囊咬附肠黏膜,造成散在性出血点和小溃疡,甚至形成片状出血性瘀斑。患者早期表现为上腹不适或隐痛、恶心、呕吐、腹泻、大便隐血等,常被误诊为消化性溃疡或慢性胃炎。少数患者出现异嗜症,喜吃生米、生豆、煤渣、破布等,可能与铁质缺乏出现的神经精神变态反应有关,服铁剂后症状可消失。

2)贫血:钩虫的主要危害是成虫吸血,使患者长期处于慢性失血状态。铁和蛋白质不断耗损,从而导致低色素小细胞型贫血。患者表现皮肤蜡黄、黏膜苍白、头晕、乏力,严重者可出现心慌、气短、面部及全身水肿等贫血性心脏病的症状。

钩虫引起患者长期慢性失血的原因:①虫体自身的吸血及血液迅速经其消化道排出;②钩虫吸血时头腺可分泌抗凝素,阻止血液凝固,造成黏膜伤口渗血;③虫体经常更换咬附部位,使原叮咬处继续渗血,其渗血量与吸血量相当;④失血量与钩虫寄生生存的时间呈正比。

3)婴儿钩虫病:婴儿感染钩虫的途径主要是使用被钩蚴污染的尿布、内衣、内裤等经皮肤感染。有学者认为钩蚴可能经胎盘使胎儿先天感染,也可经母乳喂养造成感染。患儿常见症状是食欲减退、腹泻、柏油样黑便。体征为皮肤黏膜苍白,贫血严重,肝、脾肿大,血红蛋白减少,嗜酸性粒细胞明显增多,并发症多,病死率较高。

4.诊断 病原学诊断:从感染者粪便中检获虫卵或幼虫是确诊的依据。常用方法有粪便直接涂片法、饱和盐水浮聚法,后者的检出率较前者高5~6倍,是诊断钩虫病的首选方法。钩蚴培养法检出率较高,并可鉴别虫种,常用于流行病学调查,但需培养5~6 d才能观察结果。

5.流行及防治

(1)分布与流行:钩虫感染呈世界性分布,主要流行于热带和亚热带发展中国家。我国除少数气候干燥、寒冷地区外,其他各省均有钩虫感染。北方以十二指肠钩虫为主,南方以美洲钩虫为主,多属混合感染。流行因素:钩虫病的流行与自然因素、农作物种植、生产方式及生活条件等多种因素有关。钩虫病的传播与气温、雨量、土质、荫蔽条件密切相关。感染季节因地而异。最易感染的时间一般在施肥后不久,久雨初晴或久晴初雨时。

(2)传染源与传播途径:钩虫病患者及带虫者是唯一的传染源。虫卵随着粪便排出体外,在适宜的环境下孵出幼虫。人们主要是通过生产劳动等方式接触污染的土壤而受感染,特别是赤脚用新鲜人粪施肥的蔬菜、玉米、红薯、桑树、棉花、甘蔗等更易感染。经口感染多与吃生菜的习惯有关。

(3)防治

1)查治感染者:是防治钩虫病的主要措施。

2)对症治疗:钩虫患者出现贫血、消化道出血、营养不良或异嗜症者,应首先采取对症治疗,给予支持疗法,适当纠正贫血等症状后,再行驱虫治疗。

3)病原治疗:钩蚴性皮炎的治疗,可用15%噻苯咪唑软膏局部涂敷,或采用透热疗法,将受染部位浸入约53℃热水中,20~30 min,可杀死局部组织中的幼虫。驱虫治疗药物较多,包括阿苯达唑、甲苯达唑、三苯双脒、噻嘧啶和伊维菌素等,有报道小剂量联合用药可提高疗效。

4)加强粪便管理:不随地大便,不用新鲜粪便施肥,提倡将粪便无害化处理,杀灭虫卵后再行施肥。

5)加强个人防护:是预防感染的关键。不赤脚下地耕作,尽可能减少手、足与土壤接触,尽量使用机械作业取代手工操作,以减少感染的机会。用15%噻苯咪唑软膏涂搽皮肤,对预防感染有一定作用。

二、似蚓蛔线虫

似蚓蛔线虫简称蛔虫。成虫寄生于人体小肠可引起蛔虫病。

1.形态

(1)成虫:虫体长圆柱形,两端稍细,头端更尖细,形似蚯蚓,活时淡红色或微黄色,死后灰白色。其体表有细横纹,两侧有明显侧线。头顶端有三叉形口孔,周围有3个唇瓣,呈品字形排列。唇瓣内缘有细齿,外缘有乳突。雌虫长20~35 cm,直径为3~6 mm,尾端尖直。雄虫长15~31 cm,直径为2~4 mm,尾部向腹面卷曲,有交合刺1对,呈镰刀状。

(2)虫卵:人体排出的蛔虫卵包括受精卵和未受精卵两种。受精卵呈宽椭圆形,大小为(45~73)μm×(35~50)μm。卵壳表面有一层凹凸不平的蛋白质膜,被胆汁染成棕黄色。卵壳厚。早期卵壳内含有一个大而圆的受精卵细胞,在卵细胞两端与卵壳之间形成新月形空隙,随着卵细胞的分裂发育,空隙消失。未受精卵呈长椭圆形,大小为(88~94)μm×(39~44)μm。卵壳与蛋白质膜均较受精卵薄,卵壳内充满大小不等的屈光颗粒。

2.生活史 受精蛔虫卵在温暖(21~30℃)、潮湿、荫蔽、氧充足的土壤中,约2周后卵细胞发育形成幼虫。再经1周,幼虫在卵内蜕皮1次,成为第二期幼虫。含二期幼虫的虫卵即感染性虫卵。人体食入感染期虫卵,虫卵在小肠内孵出幼虫,侵入肠黏膜和黏膜下层的静脉或淋巴管,进入门静脉,经肝、右心到达肺泡。幼虫在肺内蜕皮2次,并停留一段时间。第四期幼虫沿支气管、气管移行至咽部,随宿主吞咽经食道、胃进入小肠。在小肠内完成第四次蜕皮,经数周逐渐发育为成虫。从人体感染到雌虫产卵需60~75 d。每条雌虫每天产卵可达24.5万个。成虫寿命一般为1年左右,感染者有自然排虫现象。

3.致病机制与临床表现

(1)幼虫致病及症状:幼虫移行过程对小肠、肝脏和肺组织都有不同程度的损害,可导致局部出血、炎症反应,亦可形成由嗜酸性粒细胞、中性粒细胞和巨噬细胞浸润包围的幼虫肉芽肿。患者出现咳嗽、哮喘、呼吸困难、有黏液痰或血痰,肺部炎性浸润和血中嗜酸性粒细胞增多,临床称为蛔蚴性肺炎(Loeffler 综合征)。多数患者在发病后 1~2 周自愈。大量感染者,其幼虫可通过肺毛细血管、胰腺、肾、脑和脊髓等,引起异位病变。

（2）成虫致病及症状

1）夺取营养及消化道症状:蛔虫以小肠内半消化物为食物,不但夺取大量营养,而且损伤肠黏膜,造成消化和吸收功能障碍,影响蛋白质、脂肪、碳水化合物及维生素 A、维生素 B_2、维生素 C 的吸收,导致营养不良。患者常有食欲缺乏、恶心、呕吐、腹泻或便秘及间歇性脐周腹痛等症状。重度感染的儿童可出现发育障碍或智力迟钝。

2）毒素作用与变态反应:虫体的代谢产物或死后分解产物可引起荨麻疹、皮肤瘙痒、血管神经性水肿、结膜炎等过敏反应,也可出现失眠、磨牙、惊厥等神经症状。

3）钻孔习性与常见并发症:成虫有窜扰钻孔的习性,当人体发热、食入辛辣食物或某些药物及饮酒后,常可刺激虫体钻入开口于肠壁的管道,引起多种并发症。常见的并发症有胆道蛔虫症、蛔虫性肠梗阻、蛔虫性阑尾炎,严重的可引起肠坏死、肠穿孔和急性腹膜炎等。

4.诊断　病原学诊断:检获患者粪便中的虫卵,或吐出、排出蛔虫均可确诊。常用的粪便检查方法有粪便直接涂片法、定量透明法和饱和盐水浮聚法。由于蛔虫产卵量大,直接涂片法 1 张涂片镜查的检出率为 80%,3 张涂片的检出率可达 95%。雄虫单性寄生粪便中无虫卵排出。粪检虫卵阴性,而临床疑似蛔虫病者,可做诊断性驱虫,根据驱出的虫体鉴定再作确诊。

5.流行及防治

（1）流行:蛔虫呈世界性分布,尤其在温暖、潮湿和卫生条件差的热带和亚热带地区,人群感染较为普遍。蛔虫感染的人群分布为农村高于城市、女性高于男性、儿童高于成人。

蛔虫卵对外界不良因素的抵抗力很强,在荫蔽的土壤中或蔬菜上,可活数月至 1 年之久。食醋、酱油或腌菜、泡菜的盐水不能杀死虫卵。10%的硫酸、盐酸、硝酸和磷酸均不影响虫卵的发育。

蛔虫生活史简单,雌虫产卵量大,虫卵抵抗力强,存活时间长,易感染者有不良的生活习惯和饮食习惯,有经口食入感染性虫卵的机会,是造成蛔虫病流行的主要因素。人群感染蛔虫的季节与当地气候、生产活动等因素有关,一般以春夏季为主。

（2）防治:查治感染者,控制传染源,常用驱虫药有阿苯达唑、甲苯达唑和噻嘧啶等;加强粪便管理,切断传播途径.力口强宣传教育,提高防病意识,注意饮食卫生和个人卫生,做到饭前、便后洗手,不生食未洗净的蔬菜及瓜果,不饮生水,消灭苍蝇、蟑螂,减少传播和感染机会。

第十九章　医学节肢动物

医学节肢动物以寄生和传播病原体的方式危害人类健康,可引起危害极大的传染病,如由蚊传播的疟疾、丝虫病、病毒性乙型脑炎及蚤传播的鼠疫。我们已经知道,疟疾在全球各地流行较广,对人类的健康危害较大,它是由带有疟原虫子孢子的按蚊传给人的。最早发现传播疟疾的媒介昆虫是英国微生物学家罗斯(Ronald Ross)。罗斯花了7年时间,通过大量的实验,并深入疟疾猖獗的西非丛林地区实地考察,证实了按蚊就是疟疾的传播媒介。罗斯的重大发现,为防治疟疾奠定了坚实的基础,他也是因研究疟疾而获得1902年诺贝尔生理学或医学奖的首位科学家。

第一节　概　　述

节肢动物属于动物界节肢动物门,种类繁多,分布广泛。其中包括通过寄生、吸血、螫刺及传播病原体等与人和动物健康有关的一大类节肢动物叫医学节肢动物。研究医学节肢动物的形态、生活史、生态习性、对人类社会的危害及防治的科学称为医学节肢动物学(medical arthropodology)。

一、形态结构与分类

(一)形态结构

节肢动物的主要特点是:①虫体左右对称,体壁由坚硬的外骨骼组成;②躯体与附肢(足、触角、触须)均分支;③开放式循环系统,体腔亦称血腔,内有无色或不同颜色的血液循环于各器官和组织间;④大多雌雄异体,繁殖方式多样,如卵生、卵胎生等;胚后期发育通常都有蜕皮与变态。

(二)分类

节肢动物门中与医学有关的有6个纲。①甲壳纲 多水栖,用鳃呼吸,头胸融合成为一个头胸部,有触角两对,如石蟹、剑水蚤等;②倍足纲体长形,头部有触角一对,以气门呼吸,如马陆;③蠕形纲体长形,呈蠕虫样,口器简单,两侧各有两个具钩的爪,如舌形虫;④唇虫纲体长而扁形、多节,可分头与躯体两部分,头部有触角1对,有腿1对,第一体节上的附肢成为毒爪,如钱串子、蜈蚣;⑤蛛形纲虫体分头胸部及腹部,头胸部具6对附肢,如蜘蛛、蝎、蜱、螨;⑥昆虫纲 虫体分头、胸、腹3部,头部具眼、触角及口器,胸部3节,腹面有腿3对。节肢动物种类繁多,约70余万种,其中昆虫纲和蛛形纲最重要。

二、医学节肢动物的发育与变态

节肢动物的发育过程包括卵、幼虫、成虫,各期的形态、结构及生活习性等均发生变化,称为变态(metamorphosis)。

1.完全变态　节肢动物从卵、幼虫、蛹到成虫的4个发育期中,各期的形态、生理及生活习性完全不同,如蚊、蝇。

2.不完全变态　也称半变态。其生活史分为卵、幼虫、若虫和成虫4个发育期,其中幼虫、若虫和成虫的形态及生活习性基本相似,如虱、蜚蠊。

三、医学节肢动物对人类的危害

节肢动物对人体危害包括直接与间接危害。

(一)直接危害

1.寄生　寄居在人体组织或器官造成损害,如疥螨、蠕形螨。

2.骚扰　吸血活动造成骚扰,如蚊、蛉等。

3.毒害　以毒腺或毒毛对人造成损害,如毒蜘蛛、蝎、松毛虫。

4.超敏反应　虫体及代谢物致人过敏,如尘螨。

(二)间接危害

节肢动物携带或储存病原体而传播疾病称间接危害。传播方式按其同病原体结合的方式不同分为两大类。

1.生物性传播　某些昆虫充当了病原体的必然宿主,病原体在昆虫体内经过繁殖发育成为感染阶段,再通过昆虫作用传给人体。分为4种不同形式。

(1)发育繁殖式　病原体在昆虫体内既有形态的变化,又有数量的增加。如疟原虫在雌性按蚊体内的发育。

(2)发育式　病原体在昆虫体内仅有形态的变化,没有数量的增加。如丝虫微丝蚴在蚊体内的发育。

(3)繁殖式　病原体在昆虫体内仅有数量的增加。如鼠疫耶尔森菌在蚤体内的繁殖。

(4)经卵传递式　病原体在昆虫体内繁殖,由昆虫母体经卵传递至下一代而传播病原体。如全沟蜱传播森林脑炎病毒。

2.机械性传播　病原体在昆虫体表附着或被吞人体内,既无生活史变化又无繁殖过程,昆虫只机械性携带而传播病原体。如苍蝇体表携带痢疾志贺菌等污染食物而传播病原体。

第二节　昆虫纲

一、概述

昆虫纲(insecta)是节肢动物门中最大的纲,与医学关系也最为密切,有些昆虫能传播许多疾病。因此,该纲也是医学节肢动物中最重要的一纲。

成虫分头、胸、腹3部分。

(一)头部

头部有复眼、单眼、触角和口器等。

(二)胸部

胸部由3节组成,分前、中、后胸3部分,各具足1对。

(三)腹部

腹部由11节组成,由于高等昆虫前1~2节趋于退化,所以只有9~10节,最后2节变为生殖器官。外生殖器官是鉴定虫种的重要依据(图19-1)。

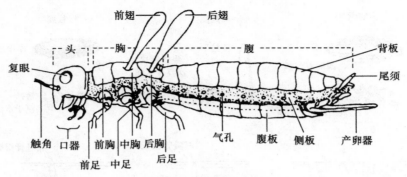

图 19-1　昆虫外部形态

二、蚊

蚊(mosquito)属于双翅目,蚊科,种类多,分布广,能传播多种疾病,是最重要的一类医学昆虫。危害人类健康的蚊种主要是按蚊属(*Anopheles*)、库蚊属(*Culex*)和伊蚊属(*Aedes*)。

(一)形态

蚊属小型昆虫,喙长,翅狭长,体披有鳞片和细毛,呈灰褐色、棕色或黑色,虫体分头、胸、腹 3 部分(图 19-2)。

1.头部　似半球形,具复眼,触角及触须各 1 对。在前下方有一前伸的刺吸口器(亦称喙),末端有 1 对唇瓣。复眼发达,在头部两侧,由许多小眼面构成。

2.胸部　分前胸、中胸和后胸 3 节,各具足 1 对,仅中胸发达。

3.腹部　由 10 节组成,各节间可伸缩,末端 3 节形成外生殖器官。

(二)生活史及生态

蚊的生活史分卵、幼虫、蛹和成虫 4 个时期,发育为完全变态。前 3 期生活于水中,后一期生活于陆地。在 30℃时卵期 2 天,幼虫期 5~7 天,蛹期 2 天,成虫期雄蚊 1~3 周,雌蚊 1~2 个月,完成一代生活史一般需 7~15 天,一年可繁殖 7~8 代(图 19-3)。

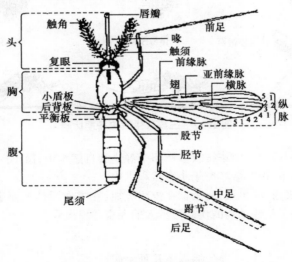

图 19-2　成蚊外部形态

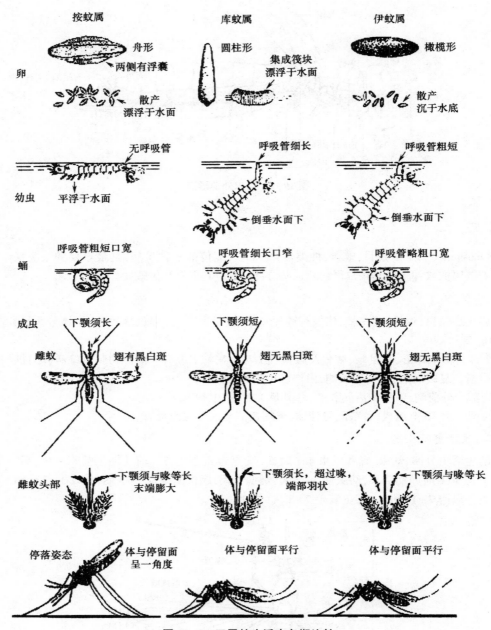

图 19-3　三属蚊生活史各期比较

　　孳生地多随蚊种不同而异。中华按蚊多产卵于静止和自然水中,微小按蚊多产卵于流动的自然水中,库蚊多产卵于污水中,伊蚊多产卵于小容器积水中。

　　雌蚊在羽化后开始吸血,除伊蚊外,大都在夜间吸血,在嗜血习性上要求并不严格,一般均吸动物和人血,因此也就造成了某些动物的疾病传给人的人畜共患疾病。

　　(三)所传播疾病

　　蚊除叮咬吸血、骚扰人体外,主要传播以下几种疾病。

　　1.疟疾　人疟均以按蚊为媒介,在雌蚊叮刺人体时,其唾腺内的疟原虫子孢子经唾液注入人体致病。

2.丝虫病　班氏丝虫病以淡色库蚊、致倦库蚊、中华按蚊为媒介,马来丝虫以中华按蚊为媒介。

3.流行性乙型脑炎　传播媒介为三带喙库蚊和白色伊蚊,可经蚊卵传播。

4.登革热　传播媒介为埃及伊蚊和白色伊蚊,可经蚊卵传递。

（四）防治

蚊的防治多采用综合性措施。

1.环境防治　改善环境卫生,清除孳生地。

2.物理防治　安装纱门纱窗、挂蚊帐、灯光诱杀等。

3.化学防治　使用杀虫剂,如敌敌畏、双硫磷、杀螟松等,采用滞留喷洒、熏蒸熏杀等方法消灭蚊虫。

4.生物防治　在稻田、池塘中养鱼养鸭捕食蚊幼虫;利用微生物制剂,如苏云金杆菌表达的特异性杀幼虫蛋白杀灭蚊幼虫。

三、蝇

蝇(fly)的种类多、分布广。蝇能传播多种疾病,幼虫寄生人体引起蝇蛆病,对人类有危害作用的蝇类主要有蝇科、丽蝇科、麻蝇科和狂蝇科。

（一）形态

成蝇一般长 6~14 mm。体色呈暗灰、黑、黄褐、暗褐,许多种类带有绿、蓝、紫、青蓝色的金属光泽,全身覆有鬃毛(图 19-4)。

1.头部　近似半球形,两侧各有 1 个大复眼,两眼间距为雌宽雄窄。颅顶中央单眼 3 个,排列呈三角形。颜面正中有 1 对触角。头部下方为吮舐式口器,少数吸血蝇类的口器为刺吸式。

2.胸部　前胸和后胸退化,中胸特别发达。翅一对着生于中胸背板两侧,腿 3 对,覆有很多鬃毛,跗节分 5 节,末端有爪及爪垫各 1 对。爪垫上有细毛并可分泌黏液(可携带病原体)。

3.腹部　圆筒状,由 10 节组成,一般仅可见 5 节,其余均变为外生殖器。雌性外生殖器常截于腹部内,产卵时伸出。

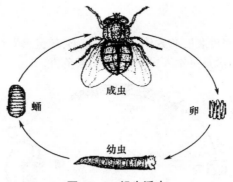

图 19-4　蝇生活史

（二）生活史及生态

蝇的发育过程为完全变态,分为卵、幼虫、蛹和成虫 4 期(图 19-4),但也有直接产出幼虫的,如麻蝇。在适宜条件下,卵期 1 天,幼虫期 4~8 天,蛹期 3~6 天,只要 8~10 天即可完成一代,一年可有 10~12 代。

蝇多孳生于有机物积贮较多的地方,嗜食香甜食物和腐臭食物、动物的分泌与排泄物,且边食、边吐和边排泄习性。其吐滴和粪便可携带病原体而污染食物。

（三）所传播疾病

1.机械性传播　主要传病方式,传播可引起消化系统、呼吸系统、神经系统、皮肤和眼等疾病的病原体,如伤寒、痢疾、脊髓灰质炎和肺结核等。

2.生物性传播　某些蝇类可作为某些寄生虫的中间宿主。如变色纵眼果蝇传播吸吮线虫病,舌蝇可传播锥虫病。

3.蝇蛆病　蝇类的幼虫寄生于动物或人体的组织和器官而引起的疾病。临床可见胃肠蝇蛆病,眼蝇蛆病,口腔、耳、鼻蝇蛆病,尿道蝇蛆病和创伤蝇蛆病等。

（四）防治原则

1.环境防治　加强环境治理,消除孳生场所。

2.物理防治　采用纱门、纱窗防蝇及粘、捕、诱等方法杀灭蝇类。

3.化学防治　采用美曲膦酯、菊酯类杀虫剂喷洒及毒饵诱杀。

4.生物防治　运用蝇天敌杀灭蝇蛹或幼虫。

四、蚤

蚤（Flee）为哺乳动物和鸟类的体表寄生虫,体小无翅,极善跳跃,可传播多种人畜共患疾病。

（一）形态

蚤呈深褐色,体侧扁,体表具毛、鬃、刺,有的腹侧边缘还具栉。蚤体分为头、胸、腹3部分。头部较小,似三角形,有触角1对。口器为刺吸式。胸部分前、中、后胸3节,每节有足1对,第3对足很发达、善跳跃。

（二）生活史

蚤为完全变态。卵椭圆形,乳白色,表面光洁无黏性,一般产于宿主毛内或巢穴内,适宜温度、湿度时5天左右孵出幼虫。幼虫体细长无附肢,靠体节鬃毛行动,在适宜条件下,经2~3周,脱皮两次即成熟,并由唾腺分泌的丝作茧化蛹。蛹期一般为1~2周。在适宜条件下,由卵发育至成虫约需1个月（图19-5）。

（三）危害与疾病

1.叮刺吸血、骚扰　蚤类因侵袭叮刺人体,引起痒痛感,甚至感染致溃疡。

2.皮下寄生　潜蚤属及钻潜蚤可钻入皮下寄生,引起危害。

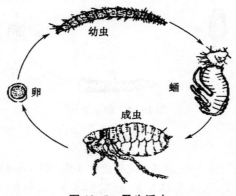

图19-5　蚤生活史

3.传播疾病蚤类可传播鼠疫、地方性斑疹伤寒和数种寄生虫病。

（四）防治原则

防治原则要从防蚤灭蚤着手,消除蚤的孳生地;注意个人和环境卫生,注重对宠物的管理;防鼠、灭鼠和清除鼠窝。

第三节　蛛形纲

蛛形纲(Arachnida)的成虫期具 4 对足,无翅,无触角,仅具单眼。体分为头胸部和腹部。在节肢动物中,蛛形纲与人类关系仅次于昆虫纲,其中蜱螨亚纲与人类关系最为密切。

一、蜱

蜱(tick)分硬蜱和软蜱,皆营寄生生活,是多种人畜共患病的传播媒介和储存宿主。

（一）形态

蜱的体形呈长圆体或圆形,背腹扁平,虫体呈灰色、黄色、褐色,体长 2 ~ 13 mm,吸饱血后胀大如蓖麻籽,体长可达 30 mm。

1.硬蜱　硬蜱为蜱螨类中体型最大的一类,躯体背面有一坚硬的盾板。蜱体有明显的前端颚体和后部的躯体两部分。硬蜱的主要种类有全沟硬蜱、草原硬蜱、草原血蜱和森林革蜱等。

2.软蜱　躯体背面无盾板,雌雄两性虫体不易区别,革质的躯体表面多呈颗粒状小疣,或有皱纹、盘状凹陷。颚体小且隐于躯体腹面前方,其两侧有须肢,呈长杆状,各节可活动。

（二）生活史

软、硬蜱生活史相似,分卵、幼虫、若虫和成虫 4 期。硬蜱多栖息于森林、牧场、草原,多在白天侵袭宿主,寿命数月至 1 年。软蜱多栖息于家畜的圈舍、洞穴等隐蔽场所,常在夜间侵袭宿主,寿命数年或更长。蜱的活动范围一般不大,宿主的活动与迁移对蜱的散播起作用(图 19-6)。

（三）危害与疾病

1.直接危害　蜱叮刺吸血时可致局部充血、水肿、炎症或继发感染,有些蜱唾液中含有神经毒素,使人瘫痪甚至死亡。

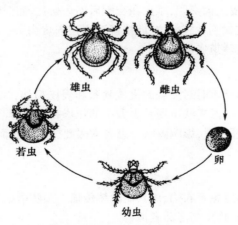

图 19-6　蜱生活史

2.传播疾病　蜱传疾病主要有:森林脑炎、Q 热、布鲁病和蜱媒回归热等。

（四）防治原则

防治原则是减少或清除孳生地,药物杀螨和个人防护。

二、人疥螨

疥螨(*Sarcoptes scabiei*)是永久性体外寄生虫,寄生于宿主的皮肤表皮层内,可引起剧烈瘙痒的顽固性皮肤病,即疥疮,寄生在人体的为人疥螨。

（一）形态

成虫背面隆起,长 0.3~0.5 mm,乳黄色,无眼,无气门,体表有大量波状皮纹,背面有成列的圆锥形皮棘,成对的粗刺、刚毛和长鬃。颚体短小,基部陷入躯体内。

（二）生活史

发育过程分卵、幼虫、前若虫、后若虫和成虫 5 期(图 19-7)。雌螨产卵于宿主皮内的隧道中,3~4 天可孵出幼虫,经 3~4 天幼虫蜕皮为前若虫,再经 3~4 天又蜕皮为后若虫,最后发育为成虫。完成生活史需 8~17 天。

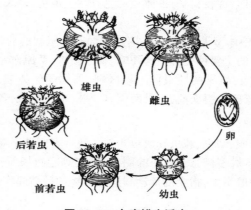

图 19-7　人疥螨生活史

人疥螨宿生于人皮肤薄嫩处,以角质组织和淋巴液为食,虫体在皮下开凿一条与其体平行的隧道。雄虫与雌性后若虫在表皮上面交配,雄虫在交配后不久死亡,而受精后的雌螨非常活跃,此时也最易感染新宿主,在宿主表皮找到适宜部位,即挖掘隧道钻入皮内,蜕皮为成虫,2~3 天后即开始在隧道中产卵,卵产完后便死在隧道底部。

（三）危害与疾病

主要致病作用:一是挖掘隧道时对皮肤的机械刺激和表皮损伤,二是代谢产物与死亡裂解虫体可引起超敏反应。感染初期,局部皮肤出现针尖大小的丘疹和小疱疹。疥疮最突出的症状是剧烈瘙痒,尤以夜间睡眠时为甚,奇痒难忍,影响睡眠。患者常因此抓破皮肤而继发细菌感染,形成脓疱疮、毛囊炎等。

（四）防治原则

疥螨多直接传播,也可通过患者衣物、用具而间接传播。预防措施主要是加强个人卫生,避免同患者直接或间接接触。患者衣物要高温蒸煮消毒。

疥疮治疗常用 5%~10%的硫黄软膏、10%苯甲酸苄酯擦剂、疥宁霜等,均有效果。用药前需先用温水清洗患处,除去脓痂,干后用药涂擦。

参考文献

1. 龚卫娟 . 病原生物学与免疫学[M]. 北京:科学出版社,2015.

2. 王承明,王松丽 . 病原生物学与免疫学[M]. 北京:高等教育出版社,2015.

3. 马新博,宫汝飞 . 病原生物学与免疫学[M]. 北京:西安交通大学出版社,2016.

4. 王小荣,黄静芳 . 病原生物学与免疫学基础[M]. 北京:化学工业出版社,2014.

5. 黎硕 . 病原生物学与免疫学[M]. 西安:第四军医大学出版社,2011.

6. 吕瑞芳 . 病原生物学与免疫学基础[M]. 修订版 . 北京:高等教育出版社,2010.